Lisa Fehrenbach

Die Geburt

AUS DER HEBAMMEN-PRAXIS

Lisa Fehrenbach

Die Geburt

Mit einem Vorwort von Magdalene Weiß, Präsidentin des Bundes Deutscher Hebammen

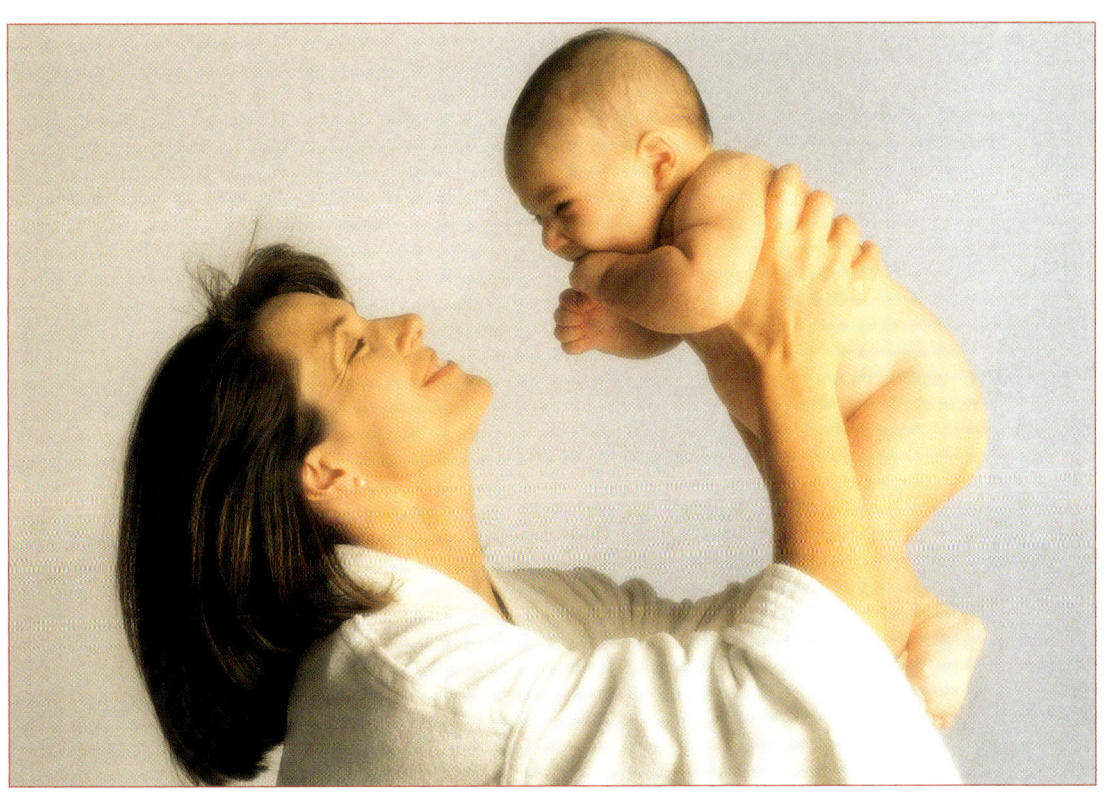

Urania-Ravensburger

Die Autorin: Lisa Fehrenbach betreut als Hebamme in Berlin seit über 20 Jahren Frauen und Paare rund um die Geburt. Sie ist Atemtherapeutin und wirkt als Supervisorin an der Aus- und Fortbildung von Hebammen mit.

Bei Urania-Ravensburger zum Thema erschienen:
Dr. Magda Antonic: Schwangerschaft und Geburt. Mit CD.
ISBN 3-332-01063-8
Dr. Miriam Stoppard. Empfängnis, Schwangerschaft und Geburt.
ISBN 3-332-00844-7
Dr. Miriam Stoppard: Gesunde Geburt. ISBN 3-332-00710-6
Gertrud Teusen/Iris Goze-Hänel: Wie Mutter und Kind sich vor der Geburt
verständigen. ISBN 3-332-00535-9
Martina Eckert: Wenn wir Eltern werden. ISBN 3-332-01032-8
Helmut W. Mallmann: Schwangerschafts-Ratgeber für Männer.
ISBN 3-332-00871-4

© 2000 Urania-Ravensburger in der Dornier Medienholding GmbH, Berlin
Umschlaggestaltung: Behrend & Buchholz, Hamburg
Titelfoto: Tony Stone, Dennis O'Clair
Fotos: Adobe Image Library (1); Digital Stock (7); Digital Vision (2); Anita Dr. Helbing GmbH (1); John Foxx (1); Kretz Technik (2); Photo Alto (1); Photo Disc (6);
Werner Waldmann (60)
Layout und DTP: Karolina Stuhec Meglic
Illustrationen: Dr. Katrin Beyer (17),
Katharina Schumacher (1), Christiane von Solodkoff (13)
Korrektur: Andrew Leslie
Redaktion: Dr. Magda Antonic
Eine Buchproduktion von MediText, Stuttgart
Druck: Appl aprinta Wemding
Printed in Germany

ISBN 3-332-01129-4

04 03 02 01 00 5 4 3 2 1

Gedruckt auf alterungsbeständigem Papier mit chlorfrei gebleichtem Zellstoff

Adresse der Autorin:
Lisa Fehrenbach
Egerstraße 12
14193 Berlin
LocEmotion© heißt locker in Bewegung kommen und ist
ein Video zur Rückbildungsgymnastik
von LISA FEHRENBACH.
Sie erhalten es direkt bei der Autorin. Rufen Sie an, senden
Sie ein Fax oder eine E-Mail.
Telefon 0 30/8 31 36 56, Telefax 0 30/89 72 85 62
E-Mail: info@locemotion.de – Internet: www.locemotion.de

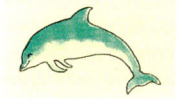

Ein wunderbares Buch! Geschrieben von Lisa Fehrenbach, einer Hebamme mit einem reichen Erfahrungsschatz und großem Wissen, für schwangere Frauen, werdende Eltern und alle, die sich für die geheimnisvolle, herausfordernde Zeit der Schwangerschaft, der Geburt und des Wochenbettes interessieren, mehr darüber wissen wollen.

Diesem Buch – und im Übrigen auch der Arbeit von Hebammen – liegt das Verständnis zugrunde, dass Schwangerschaft und Geburt zunächst einmal ein völlig normaler Lebensprozess von Frauen ist. Eine Frau wird zur Mutter und ein Embryo wächst zum Kind heran, körperliche, seelische und soziale Veränderungen sind in diesem Prozess gleichermaßen eingeschlossen. Das Risiko ist die Ausnahme, eine Möglichkeit, aber nie die Grundannahme.

Wie ein roter Faden zieht sich durch das ganze Buch, dass Hebammen sich in erster Linie am Befinden der Frauen orientieren, ohne die medizinischen Aspekte der Schwangerschaft und Geburt zu ignorieren. Das macht sie zu wertvollen Begleiterinnen auf diesem langen Weg.

Mit dem Anliegen, die Eigenverantwortlichkeit der schwangeren Frauen in ihrer Selbstwahrnehmung zu unterstützen, wird ihnen ermöglicht, ihre eigene Kraft zu (er)leben als tragende Erfahrung für ihr ganzes Leben.

Dieses Buch möchte – wie die Hebamme, die dahinter steht – das Vertrauen von schwangeren Frauen in ihre eigene Kraft und Intuition stärken, indem es z. B. wertvolles Wissen liefert, das Frauen unabhängig macht, um während ihrer Schwangerschaft, während der Geburt und während des Wochenbettes möglichst frei Entscheidungen treffen zu können. Von denen gibt es mehr als genug! Wie bereite ich mich auf die Geburt vor? Muss ich mich aufs Stillen vorbereiten? Wer macht bei mir die Schwangerenvorsorge? Wo gebäre ich mein Kind? Um nur einige zu nennen. Natürlich finden sich auch für die Situationen, wo sich Störungen einstellen, nicht alles so läuft, wie es soll, das Risiko sich dazugesellt, Kapitel in diesem Buch, die erklären, aufklären, Ängste nehmen.

Im Dschungel der medizinischen Überversorgung und Übertechnisierung ist das Wissen dieses Buches eine wertvolle Hilfe, um vertrauensvoll den eigenen Weg zu gehen und klare Antworten zu finden auf die vielen Angebote von allen Seiten. Vor einer Hebamme geschrieben, weist das Buch seinen Leser/innen auch den Weg zur Hebammenbegleitung während der kreativsten Zeit im Leben von Frauen. Eine kontinuierliche Betreuung von einer Hebamme ist die ideale Umsetzung dieses Buches.

In diesem Sinne wünsche ich diesem Buch viele begeisterte Leser/innen und den schwangeren Frauen unter den Leserinnen eine kompetente fachliche Begleitung durch eine Hebamme mit Herz!

Magdalene Weiß
Präsidentin des Bundes Deutscher Hebammen

Inhalt

Die Begleitpersonen 92

Medikamente und Technik während der Geburt 98

Wenn nicht alles nach Plan geht 108

In manchen chinesischen Restaurants steht eine übermäßig beleibte Buddha-
figur. Diese Porzellanfigur, die – manchmal belagert von winzig kleinen Kindern
– immer den Eindruck bester Laune vermittelt, faszinierte mich. Warum sieht der
Buddha so hochschwanger aus?, fragte ich mich und fand im Laufe der Jahre,
in denen ich mich mit Frauen und Paaren in der Zeit um die Geburt beschäftig-
te, schließlich die Antwort. Der große Bauch des Buddha ist ein Symbol für
mühelose Kreativität – Kreativität, die einfach etwas wachsen und entstehen
lassen kann, die keiner Aktivität bedarf. Das ist die gleiche Kreativität, die ein
Kind hervorbringt. Kreativität, die keiner Aktivität bedarf. Ohne dass sie sich
anstrengt oder etwas Besonderes leistet, wächst ein Kind im Bauch einer Frau
heran. Ja, man kann sagen, dass Leistungsdenken und Ehrgeiz dem Prozess der
Schwangerschaft und Geburt im Wege stehen. Die lustvolle, lachende
Gelassenheit, die der Buddha ausstrahlt, zeigt am besten, wie diese Art von
müheloser Kreativität wirkt.

Dieses Buch widme ich allen Männern und Frauen, die dies zu schätzen,
zu würdigen und zu genießen wissen, allen Müttern und Vätern und allen
werdenden Müttern und Vätern. Ich wünsche Ihnen gute Begleitung,
viel Unterstützung, Mut und Gelassenheit für dieses Abenteuer, ein Kind zu
bekommen.

Lisa Fehrenbach

Wie bereite ich mich auf die Geburt vor?

Je näher die Geburt rückt, desto konkreter werden die Fragen, die sich rund um dieses Ereignis auftun. Oftmals werden alle medizinischen Maßnahmen, die eigentlich als ein Angebot gemeint sind, unkritisch angenommen oder gar als Verpflichtung angesehen, als ob ein Kind erst durch diese Maßnahmen gesund wachsen würde. Die Medizin wird hier zum magischen Ritual, dessen genaue Befolgung mit der Hoffnung auf ein gesundes Baby befolgt wird. Viel wichtiger ist es jedoch, neben diesen medizinischen Anforderungen das Gefühl für den eigenen Körper zu stärken, denn das ist das Wichtigste für die Vorbereitung auf die Geburt.

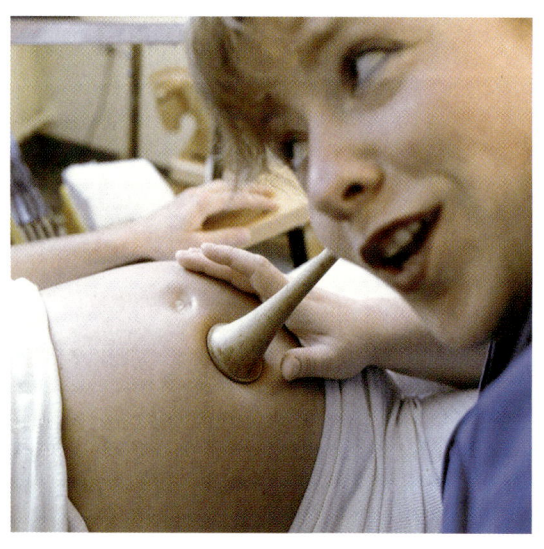
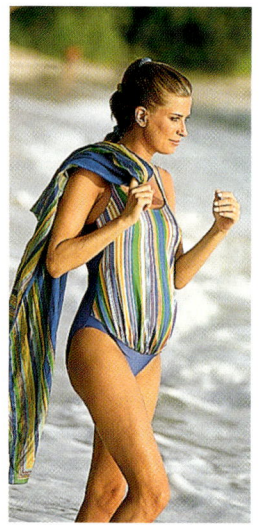
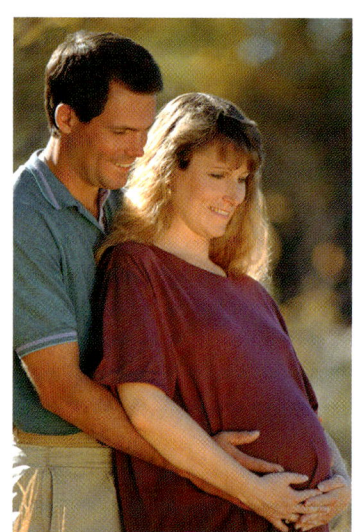

Wann muss ich mir eine Hebamme suchen?

Zu welchem Zeitpunkt Sie sich eine Hebamme suchen, hängt davon ab, wie viel Betreuung Sie in Anspruch nehmen wollen. Wenn Sie eine Hausgeburt, eine Geburt in einem Geburtshaus, einer Hebammenpraxis oder mit einer Beleghebamme erwägen, dann ist es sinnvoll, im dritten oder vierten Monat der Schwangerschaft Kontakt aufzunehmen. Diese Hebammen betreuen nur wenige Frauen und sind manchmal lange im Voraus ausgebucht. Sie können aber auch schon in der Schwangerschaft von einer Hebamme betreut werden. Wenn alles in Ordnung ist, macht sie auch die Vorsorgeuntersuchungen und trägt sie in den Mutterpass ein. Viele Frauen gehen für die Vorsorgeuntersuchungen abwechselnd zum Arzt und zur Hebamme.

Sollten Sie einen Geburtsvorbereitungskurs bei einer Hebamme planen, so ist es sinnvoll, sich zwischen der 20. und 28. Woche anzumelden. Wenn Sie ungefähr in der 30. Woche mit dem Kurs beginnen, haben Sie gute Chancen, bis zum Ende teilzunehmen, selbst wenn das Baby ein wenig früher kommt.

Auch wenn Sie eine Hebammenbetreuung im Wochenbett suchen, ist es sinnvoll, die Hebamme vorher kennen zu lernen und sie noch während der Schwangerschaft ein paar Mal zu treffen. Schließlich ist es wichtig, Vertrauen in ihre Arbeitsweise zu haben. Für einen Rückbildungskurs bei einer Hebamme können Sie sich nach der Geburt anmelden.

Was kann die Hebamme für mich tun?

In unserem Gesundheitssystem sind Hebammen für die normal verlaufende Schwangerschaft, die Geburt und das Wochenbett zuständig. Viele Frauen genießen die Vorsorgeuntersuchungen bei der Hebamme, weil sie auf ihre spezielle Lebenssituation eingehen kann. Sie unterstützt und bestärkt sie in ihrem Empfinden. Bei vielen kleinen Problemen hat sie einen Tipp, denn sie ist eine Expertin für diese spezielle Lebensphase. Wenn etwas nicht in Ordnung ist, zieht die Hebamme einen Arzt hinzu. Umgekehrt muss der Arzt für die Begleitung einer Geburt immer eine Hebamme hinzuziehen. Ärzte haben eine andere Herangehensweise an Vorsorgeuntersuchungen und Schwangerenbetreuung, denn sie müssen sich darauf konzentrieren, das zu erkennen, was medizinisch nicht in Ordnung ist.

Die gesetzlichen Krankenkassen zahlen folgende Tätigkeiten der Hebamme: Beratung, Vorsorgeuntersuchungen, Betreuung während der Schwangerschaft, Hausbesuche bei Schwangerschaftsbeschwerden und vorzeitigen Wehen sowie Geburtsvorbereitungskurse. Die Geburtshilfe ist sicher das typischste Arbeitsgebiet von Hebammen. Ob Hausgeburt, Klinik- oder Praxisgeburt, eine Hebamme wird immer dabei sein. Im Wochenbett gibt es dann die Möglichkeit, dass Sie eine Hebamme in den ersten zehn Tagen nach der Geburt besucht. Bei Bedarf kann sie sogar zweimal täglich kommen. Danach kann sie, wenn es nötig ist, weitere acht Besuche bis zur 8. Woche nach der Geburt mit der Krankenkasse abrechnen. Darüber hinaus können Sie, solange Sie stillen, ihren Rat in Anspruch nehmen.

Die Krankenkasse übernimmt keine Gebühren für die Teilnahme des Partners am Geburtsvorbereitungskurs und auch nicht die Bereitschaftspauschale, die Beleghebammen oder Hausgeburtshebammen in Rechnung stellen, wenn sie vier Wochen vor bis zwei Wochen nach dem errechneten Termin für Sie in Bereitschaft sind. Sie zahlt keine Babymassage- oder PEKiP Kurse (PEKiP, das Prager Eltern-Kind-Programm, in dem die Kinder durch Spielen, Singen und Berührungen angeregt werden und Sie Tipps für einen spielerischen und liebevollen Umgang mit Ihrem Baby bekommen).

Wenn Sie privat versichert sind, ist es sinnvoll, sich genau zu erkundigen, welche Hebammenleistungen durch Ihren Versicherungsvertrag abgedeckt sind.

Was steht im Mutterpass?

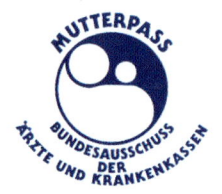

In den Mutterschaftsrichtlinien, die die ärztlichen Berufsorganisationen in Zusammenarbeit mit den Krankenkassen erarbeitet haben, sind Art und Anzahl der Vorsorgeuntersuchungen in der Schwangerschaft festgelegt. Und so werden im Mutterpass alle Befunde und Untersuchungsergebnisse dokumentiert.

Einen Mutterpass erhalten Sie von der Hebamme oder dem Frauenarzt. Wenn Sie ins Krankenhaus gehen, kann jeder Arzt und jede Hebamme auf einen Blick die wichtigsten Informationen über den Verlauf Ihrer Schwangerschaft dem Mutterpass entnehmen.

Wenn Sie den Pass aufschlagen, finden Sie auf den Seiten 2 und 3 verschiedene serologische Untersuchungen. Serologische Untersuchungen werden im Serum, dem flüssigen Anteil des Blutes, vorgenommen und sollen im Folgenden erklärt werden.

Blutgruppenzugehörigkeit

Die Blutgruppe ist nicht nur wichtig für den Fall, dass Sie eine Blutübertragung brauchen, sondern vor allem, weil manche Blutgruppen sich nicht vertragen. Das betrifft besonders den Rhesusfaktor. Wenn Sie zum Beispiel rhesusnegativ sind und das Baby rhesuspositiv, können Sie Antikörper gegen das kindliche Blut entwickeln. Dafür muss Ihr Blut mit kindlichem Blut in Kontakt kommen. Das passiert normalerweise nicht, da dieser Blutfaktor die Plazentaschranke nicht durchbricht. Aber schon eine frühere Bluttransfusion, ein Schwangerschaftsabbruch, eine Fehlgeburt, eine Chorionzottenbiopsie, eine Amnioszentese, sogar eine äußere Wendung bei Beckenendlagen können dazu führen, dass ein paar rhesuspositive Blutkörperchen in den mütterlichen Kreislauf gelangen und die Bildung von Antikörpern provozieren. Diese können dann die Plazenta passieren und die roten Blutkörperchen im Blut des Babys zerstören.

Wenn Sie rhesusnegativ sind, wird ein Antikörper-Suchtest gemacht. Damit Ihr Körper keine Antikörper bildet, erhalten Sie immer, wenn Sie Kontakt zu rhesuspositivem Blut gehabt haben oder wenn Antikörper nachgewiesen werden, eine Gabe Anti-D-Globulin. Das verhindert die Bildung von Antikörpern.

Inzwischen erhalten rhesusnegative Frauen schon im Verlauf der Schwangerschaft, zwischen der 28. und 30. Woche, prophylaktisch eine Gabe Anti-D-Globulin. Wenn Sie wissen, dass der Vater des Kindes auch rhesusnegativ ist, kann man darauf verzichten. Wenn Sie rhesuspositiv sind bzw. wenn Sie und das Baby die gleiche Blutgruppe haben, entwickeln Sie keine Antikörper. Nach der Geburt wird untersucht, welche Blutgruppe das Baby hat. Wenn es rhesuspositiv ist, bekommen Sie innerhalb von 72 Stunden Anti-D-Globulin vom Arzt oder von der Hebamme injiziert. So ist das rhesuspositive Baby vor der Attacke Ihrer Antikörper geschützt. Wenn Sie keine Antikörper im Blut haben, kann man nach der Geburt die Nabelschnur ohne Gefahr auspulsieren lassen. Nur wenn Sie Antikörper im Blut haben, die sich gegen die roten Blutkörperchen des Babys richten, sollte man die Nabelschnur nach der Geburt gleich durchtrennen.

Antikörper-Suchtest
Dieser Test wird mindestens zweimal in der Schwangerschaft durchgeführt, um eine Blutgruppenunverträglichkeit auszuschließen. Der erste Test wird am besten bei der ersten Untersuchung gemacht, der zweite Test zwischen der 24. und 27. Woche. Als Titer bezeichnet man die Konzentration der Antikörper im Blut. Bei einem Antikörper-Titer von 1:8 bis 1:32 wird die Kontrolle wiederholt.

Röteln-HAH-Test
Hier wird untersucht, ob Sie schon Röteln hatten und ob Ihr Antikörper-Titer anzeigt, dass Sie immun sind. Wenn Sie sich nicht erinnern, ob Sie als Kind Röteln hatten, schafft der Röteln-HAH-Test Klarheit. 1:32 spricht für eine durchgemachte Infektion. Bei einem Titer von 1:16 sind weitere Kontrollen angesagt. Ebenso bei einem hohen Titer von 1:256, der für eine frische Infektion spricht. Wenn Sie nicht immun sind, lassen Sie sich im Wochenbett impfen, damit Sie für die nächste Schwangerschaft geschützt sind.

Chlamydia trachomatis (Antigen aus der Zervix)
Chlamydien sind Bakterien. 1 bis 8 % aller Schwangeren sind mit Chlamydien infiziert. Sie werden im Abstrich aus der Zervix, das heißt aus dem Gebärmutterhals, nachgewiesen und mit Antibiotika therapiert.

Lues-Such-Reaktion (LSR)
Bei der LSR wird untersucht, ob Sie an Syphilis erkrankt sind. Syphilis ist eine Geschlechtskrankheit, deren Folgen, wenn sie unbehandelt bleibt, erst Jahre nach der Infektion zum Vorschein kommen. Eine frühe Infektion des Babys kann tödlich sein. Das Baby kann sich durch die Plazenta infizieren oder bei der Geburt. 4 von 1000 Schwangeren sind mit Syphilis infiziert. Die Krankheit wird mit Penicillin geheilt.

Nachweis von Hepatitis-B-Antigen aus dem Serum (32.–40. Schwangerschaftswoche)
Eine Infektion mit Hepatitis B kann chronisch werden und langfristig zu Leberzirrhose und Leberkrebs führen. Hepatitis B ist hochinfektiös und wird

durch Blut und sexuelle Kontakte übertragen. Das Baby steckt sich durch die Plazenta an. Da es aber gleichzeitig die von der Mutter produzierten Antikörper erhält, ist es in der Schwangerschaft relativ geschützt. Dieser Test wird deshalb erst gegen Ende der Schwangerschaft gemacht, damit das Baby nach der Geburt – im Falle einer Infektion – mit Hepatitis-B-Immunglobulin und Hepatitis-B-Impfstoff behandelt werden kann.

Human Immunodeficiency Virus (HIV)

Ein HIV-Test in der Schwangerschaft ist bei diesen Routineuntersuchungen nicht vorgesehen, wird aber empfohlen. Eine HIV-Infektion kann erst drei Monate nach der Ansteckung nachgewiesen werden. Deshalb sollte man den Test in der Schwangerschaft eventuell wiederholen.

Terminbestimmung

Die beste Möglichkeit zur exakten Terminbestimmung der Geburt haben Sie, wenn Sie wissen, wann Sie schwanger wurden; das ist der Konzeptionstermin. Von da an gerechnet ist der Geburtstermin 267 Tage später.

Meistens wissen Sie aber den Konzeptionstermin nicht genau. Deshalb wird in diesem Fall der erste Tag der letzten Periode zugrunde gelegt und dann rechnet man plus sieben Tage minus drei Monate. Die Ergebnisse der beiden Berechnungsmethoden liegen um 2 bis 3 Tage auseinander.

Wenn Ihr Zyklus kürzer oder länger als 28 Tage war, ziehen Sie entsprechend viele Tage ab oder rechnen Sie dazu. Wenn Sie nicht wissen, wann Sie schwanger wurden und einen unregelmäßigen Zyklus hatten oder wenn Sie in den ersten Monaten der Schwangerschaft noch Ihre Periode hatten, muss man den Termin aus Ultraschallbefunden errechnen. Hierbei werden andere Kriterien zurate gezogen, wie das Größenwachstum der Gebärmutter, die ersten Kindsbewegungen und der Zeitpunkt der Senkwehen. Man benötigt zwei bis drei Ultraschallbefunde im Abstand von 6 bis 8 Wochen. Je früher der erste Befund erhoben wurde, desto genauer kann man den Termin abschätzen.

Gravidogramm

Anhand dieser Liste wird der Verlauf der Schwangerschaft dokumentiert.

Fundus

Fundus bezeichnet den oberen Rand der Gebärmutter. Seine Höhe ist ein zusätzlicher Maßstab dafür, dass der Bauch richtig wächst. Normalerweise befindet er sich in der 20. Schwangerschaftswoche (SSW) zwischen Nabel und Symphyse, in der 24. SSW in Nabelhöhe, in der 36. Woche am Rippenrand und in der 40. Woche ein bis zwei Querfinger unter dem Rippenrand.

Symphysen-Fundus-Abstand

Damit kontrolliert man die Bestimmung des Größenwachstums der Gebärmutter mit dem Zentimetermaß. Einmal im Monat wird die Länge der Gebärmutter von der Oberkante des Schambeins bis zum höchsten Punkt der Gebärmutter gemessen. Wenn die Messung in regelmäßigen Abständen durch-

Der Geburtstermin Ihres Kindes

Januar	1 2 3 4 5 6 7 8 9 10 11 12 13 14 15 16 17 18 19 20 21 22 23 24 25 26 27 28 29 30 31
Okt./Nov.	8 9 10 11 12 13 14 15 16 17 18 19 20 21 22 23 24 25 26 27 28 29 30 31 1 2 3 4 5 6 7
Februar	1 2 3 4 5 6 7 8 9 10 11 12 13 14 15 16 17 18 19 20 21 22 23 24 25 26 27 28
Nov./Dez.	8 9 10 11 12 13 14 15 16 17 18 19 20 21 22 23 24 25 26 27 28 29 30 1 2 3 4 5
März	1 2 3 4 5 6 7 8 9 10 11 12 13 14 15 16 17 18 19 20 21 22 23 24 25 26 27 28 29 30 31
Dez./Jan.	6 7 8 9 10 11 12 13 14 15 16 17 18 19 20 21 22 23 24 25 26 27 28 29 30 31 1 2 3 4 5
April	1 2 3 4 5 6 7 8 9 10 11 12 13 14 15 16 17 18 19 20 21 22 23 24 25 26 27 28 29 30
Jan./Febr.	6 7 8 9 10 11 12 13 14 15 16 17 18 19 20 21 22 23 24 25 26 27 28 29 30 31 1 2 3 4
Mai	1 2 3 4 5 6 7 8 9 10 11 12 13 14 15 16 17 18 19 20 21 22 23 24 25 26 27 28 29 30 31
Febr./März	5 6 7 8 9 10 11 12 13 14 15 16 17 18 19 20 21 22 23 24 25 26 27 28 1 2 3 4 5 6 7
Juni	1 2 3 4 5 6 7 8 9 10 11 12 13 14 15 16 17 18 19 20 21 22 23 24 25 26 27 28 29 30
März/April	8 9 10 11 12 13 14 15 16 17 18 19 20 21 22 23 24 25 26 27 28 29 30 31 1 2 3 4 5 6
Juli	1 2 3 4 5 6 7 8 9 10 11 12 13 14 15 16 17 18 19 20 21 22 23 24 25 26 27 28 29 30 31
April/Mai	7 8 9 10 11 12 13 14 15 16 17 18 19 20 21 22 23 24 25 26 27 28 29 30 1 2 3 4 5 6 7
August	1 2 3 4 5 6 7 8 9 10 11 12 13 14 15 16 17 18 19 20 21 22 23 24 25 26 27 28 29 30 31
Mai/Juni	8 9 10 11 12 13 14 15 16 17 18 19 20 21 22 23 24 25 26 27 28 29 30 31 1 2 3 4 5 6 7
September	1 2 3 4 5 6 7 8 9 10 11 12 13 14 15 16 17 18 19 20 21 22 23 24 25 26 27 28 29 30
Juni/Juli	8 9 10 11 12 13 14 15 16 17 18 19 20 21 22 23 24 25 26 27 28 29 30 1 2 3 4 5 6 7
Oktober	1 2 3 4 5 6 7 8 9 10 11 12 13 14 15 16 17 18 19 20 21 22 23 24 25 26 27 28 29 30 31
Juli/Aug.	8 9 10 11 12 13 14 15 16 17 18 19 20 21 22 23 24 25 26 27 28 29 30 31 1 2 3 4 5 6 7
November	1 2 3 4 5 6 7 8 9 10 11 12 13 14 15 16 17 18 19 20 21 22 23 24 25 26 27 28 29 30
Aug./Sept.	8 9 10 11 12 13 14 15 16 17 18 19 20 21 22 23 24 25 26 27 28 29 30 31 1 2 3 4 5 6
Dezember	1 2 3 4 5 6 7 8 9 10 11 12 13 14 15 16 17 18 19 20 21 22 23 24 25 26 27 28 29 30 31
Sept./Okt.	7 8 9 10 11 12 13 14 15 16 17 18 19 20 21 22 23 24 25 26 27 28 29 30 1 2 3 4 5 6 7

geführt wird, gibt sie den genauen Verlauf des Größenwachstums der Gebärmutter an.

Kindslage

Eigentlich spielt es bis zur 36. Woche keine große Rolle, wie das Baby liegt. Wenn es bis dahin noch nicht in Schädellage (SL), also mit dem Kopf nach unten liegt, sondern in Beckenendlage mit dem Po nach unten (BEL) oder in Querlage (QL), kann man darüber nachdenken, was man tun könnte, damit es sich doch noch dreht, bzw. was beachtet werden muss, wenn es sich nicht mehr dreht.

Herztöne

Ein Kreuz in dieser Liste bedeutet, dass der Arzt die Herztöne gehört hat. Oder aber er schreibt auf, wie viele Herzschläge das Baby in der Minute hat. Die

Herztöne bewegen sich normalerweise um 140 Schläge pro Minute. In der Spalte „Kindsbewegungen" macht er ein Kreuz für „positiv", wenn Sie bereits Kindsbewegungen gespürt haben.

Der Zeitpunkt dieser ersten Bewegung kann ein zusätzliches Kriterium zur Bestimmung des Geburtstermins sein. In der ersten Schwangerschaft spürt man das Baby meist gegen Ende der 20. SSW. Wenn Sie schon ein Kind haben, spüren Sie die Kindsbewegungen normalerweise schon in der 18. Woche.

Verzeichnung der Gewichtszunahme

Lassen Sie sich nicht verunsichern, wenn Sie mehr oder weniger als üblich zunehmen. Wenn Sie vor der Schwangerschaft untergewichtig waren, müssen Sie jetzt Ernährungsdefizite ausgleichen. Besonders sehr schlanke Frauen brauchen Polster, um den Strapazen der Schwangerschaft und der ersten Monate nach der Geburt besser gewachsen zu sein. Sehr übergewichtige Frauen nehmen manchmal sogar ab, sollten jedoch nicht mehr als 6 bis 8 kg zunehmen. Das heißt, die Gewichtsveränderung durch die Schwangerschaft beträgt normalerweise zwischen minus einigen Kilo bis zu plus 25 kg. Orientieren Sie sich aber nicht an Richtwerten.

An dieser Stelle ist nur wichtig, dass Sie nicht sprunghaft zunehmen. Wenn Sie innerhalb einer Woche zwei Kilo mehr wiegen, ist es wichtig auszuschließen, dass Sie plötzlich viel Wasser eingelagert haben. Das deutet auf eine Überlastung des Organismus hin und kann in Zusammenhang mit einem in der Schwangerschaft auftretenden hohen Blutdruck ein Symptom für eine Präeklampsie sein.

Blutdruck (RR)

Der Blutdruck zeigt an, mit welcher Kraft das Blut durch die Arterien gepumpt wird. Der obere Wert zeigt den Zustand in dem Moment, wenn das Herz sich zusammenzieht, der untere Wert zeigt den Zustand der Entspannung. 120/80 ist ein normaler Blutdruck. Wenn der Blutdruck höher ist, bedeutet das eine erhöhte Strapaze für die Gefäße, die Nieren und die Plazenta. Besonders der untere Wert sollte nicht höher als 90 sein, weil die Gefäße sonst nicht die nötige Erholung haben. Ein erhöhter Blutdruck kann, wie Ödeme auch, ein Zeichen für Präeklampsie sein.

Vielleicht sind Sie aber auch nur aufgeregt und sollten den Blutdruck lieber in einer entspannten Situation kontrollieren. In medizinischen Fachbüchern spricht man dann von einer so genannten „Weißkittel-Hypertonie". Entspannungsübungen können hier helfen. Sagen Sie sich selbst: „Ich bin ganz ruhig und meine Gefäße sind weit und entspannt."

Ein niedriger Blutdruck in der Schwangerschaft entsteht oft dadurch, dass durch die Schwangerschaftshormone das Gewebe ein bisschen weicher wird. Die Ursache kann auch in einer Venenschwäche liegen. Die Venenmuskeln sind zu schlapp, um den Kreislauf in Gang zu halten. Hier helfen kalte Güsse, Trockenbürsten, Bewegung und Rosmarin als Bademilch oder als Tee. Erhöhen Sie Ihre Trinkmenge auf 2 bis 2,5 Liter am Tag. Auch Stützstrümpfe, die der Arzt verschreibt, haben manchmal eine wunderbare Wirkung.

Ödeme (Wasseransammlung im Gewebe)

Wenn Sie testen möchten, ob Sie Ödeme haben, können Sie einfach fest gegen den Schienbeinknochen drücken und beobachten, ob eine Delle zurückbleibt, die nur langsam verschwindet. Das ist ein Zeichen für Ödeme. In der Schwangerschaft erhöht sich die Körperflüssigkeit auf 6 bis 7 Liter. Das ist notwendig, um die Versorgung des Babys sicherzustellen. In Maßen sind Ödeme normal und haben ihre Ursache im weicher werdenden Gewebe und in der Zunahme der Körperflüssigkeiten. Ohne dieses Weicherwerden der Gewebe könnte der Körper sich niemals so stark ausdehnen, wie er es in der Schwangerschaft tut. Ödeme in den Beinen sind oft Zeichen für eine Venenschwäche. Die Venen arbeiten nicht richtig und lassen Flüssigkeit durch. Hier helfen Stützstrümpfe. Früher empfahl man Entwässerung, salzarme Kost und Reis- oder Kartoffeldiät. Das ist gar nicht gut, wie man inzwischen festgestellt hat. Der Organismus ist schon genug im Stress und soll jetzt nicht noch auf Diät gesetzt werden, denn das vergrößert Mangelerscheinungen. Inzwischen empfehlen Experten, gut zu salzen, viel zu trinken und ausreichend Kohlehydrate und Eiweiß mit einer abwechslungs- und vitaminreichen, normalen Ernährung zu sich zu nehmen. Eine Trinkmenge von zwei bis drei Liter Flüssigkeit am Tag ist empfehlenswert. Ödeme können auch ein Zeichen für Überanstrengung sein. Gönnen Sie sich dann einen Tag im Bett oder gewöhnen Sie sich einen Mittagsschlaf an. Sie können es auch mit kleinen Pausen von einigen Minuten versuchen, in denen Sie sich auf den Boden legen und die Füße auf einen Stuhl legen, sodass Unterschenkel, Oberschenkel und Körper rechte Winkel bilden. Eine Krankschreibung oder die Verschreibung einer Haushaltshilfe kann Ihnen außerdem helfen, Ihre Kräfte auf die Schwangerschaft zu konzentrieren. Bei stärkeren und plötzlich auftretenden Ödemen muss man klären, ob Sie an einer Gestose oder einem HELLP-Syndrom erkrankt sind.

Varikosis

Krampfadern sind durch das weicher werdende Gewebe und die Gewichtszunahme in der Schwangerschaft häufig. 30 bis 50 % der schwangeren Frauen leiden daran. Oft gibt es eine Veranlagung zur Bindegewebsschwäche, verbunden mit sitzender Lebensweise und Bewegungsmangel. Den Venenmuskeln fehlt die Kraft, das Blut zurück zum Herzen zu pumpen, und so erschlaffen sie. Krampfadern können sich blau und gekringelt (manchmal schmerzhaft) unter der Haut abzeichnen. In manchen Fällen bilden sie sich auch in den Schamlippen oder als Hämorrhoiden am After. Auch wenn sie Besorgnis erregend aussehen, sind sie für die Geburt kein Problem. Nach der Geburt verschwinden sie zum Glück weitgehend.

Hämoglobin (Hb) und Erythrozyten (Erys)

Mit Hb bezeichnet man den Farbstoff der roten Blutkörperchen, der eiweiß- und eisenhaltig und für den Transport von Sauerstoff aus der Lunge in die Zellen verantwortlich ist.

Erythrozyten sind die roten Blutkörperchen, an die das Hämoglobin gebunden ist.

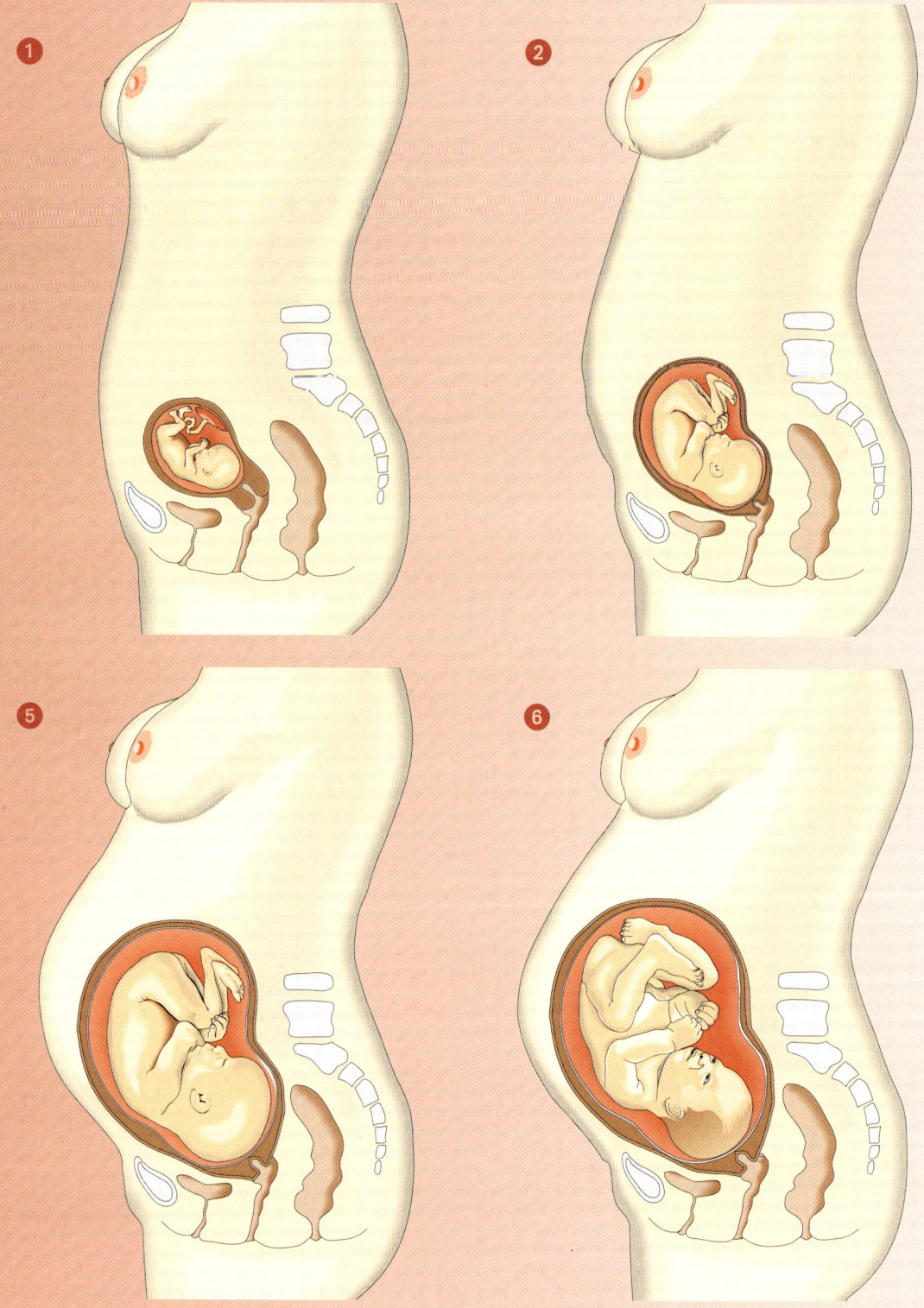

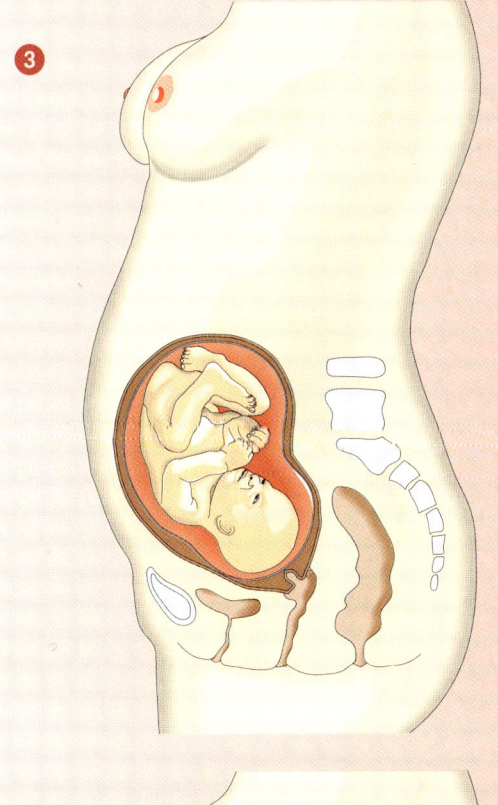

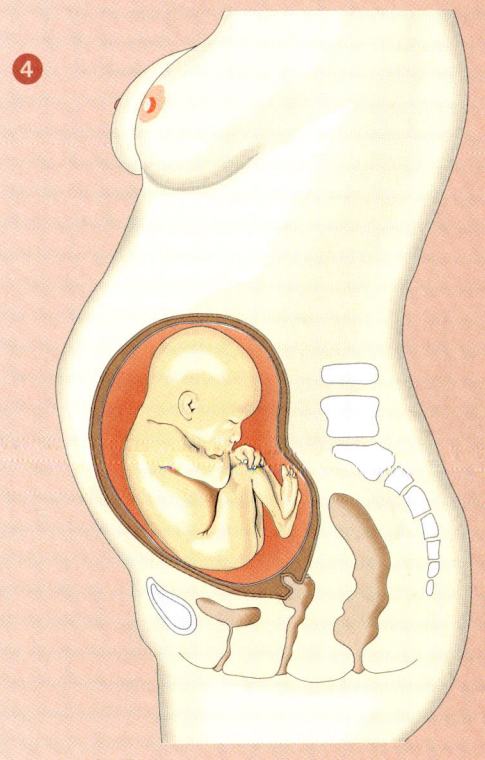

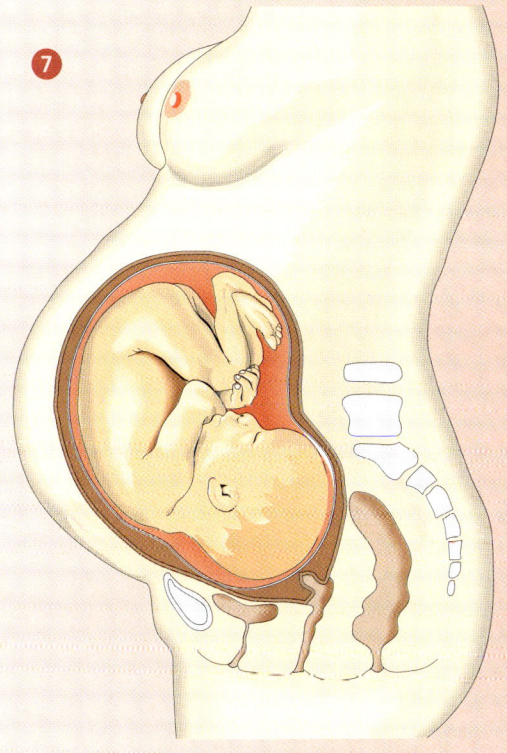

Die Zeichnungen zeigen eine Schwangere und ihr Baby:

Abb. 1 in der 12. Schwangerschaftswoche

Abb. 2 in der 16. Schwangerschaftswoche

Abb. 3 in der 20. Schwangerschaftswoche

Abb. 4 in der 24. Schwangerschaftswoche

Abb. 5 in der 28. Schwangerschaftswoche

Abb. 6 in der 32. Schwangerschaftswoche

Abb. 7 in der 36. Schwangerschaftswoche

In der Schwangerschaft steigt das Blutvolumen um ein bis zwei Liter an. Die Zahl der Erys vermehrt sich aber nicht im gleichen Maße. Dadurch kommt es zu einer Verdünnung des Blutes und einem scheinbaren Absinken des Hb.

Inzwischen ist eine routinemäßige Einnahme von Eisenpräparaten umstritten. Die Natur hat sich etwas dabei gedacht, dass das Blut dünner wird und so die kleinen Plazentagefäße leichter passieren kann. Ein Abfall der Ery-Zahl auf bis zu 3,5 Mio./µl bedarf keiner Behandlung. Der Hb darf bis auf 10,0 g/100 ml sinken.

Urinuntersuchungen

Bei jeder Vorsorgeuntersuchung wird der Urin mit einem Teststäbchen auf Spuren von Eiweiß, Zucker, Blut und Nitrit untersucht. Etwas Eiweiß und Zucker im Urin kann in der Schwangerschaft normal sein, weil die Nieren durchlässiger sind. Bei einer Präeklampsie steigt die Eiweißausscheidung verbunden mit einem hohen Blutdruck stark an. Zucker kann ein Zeichen für einen Schwangerschaftsdiabetes sein. Der Körper baut Zucker langsamer ab oder scheidet ihn im Urin aus. Das kann eine vorübergehende Begleiterscheinung der Schwangerschaft sein. Viele Ärzte versuchen weitere Messergebnisse durch einen Glucosetoleranztest zu erzielen. Der Test besteht darin, dass Sie ein Glas zuckersüße Flüssigkeit zu sich nehmen und Ihnen nach einer, zwei und drei Stunden Blut abgenommen wird, um zu kontrollieren, wie weit der Zucker abgebaut wurde. Bei 2 bis 5 % der Schwangerschaften entwickelt sich ein behandlungsbedürftiger Diabetes. Ein deutliches Symptom dafür ist ein starkes Durstgefühl. In den meisten Fällen reichen eine kohlehydratarme Diät und mehr Bewegung aus, um den Zuckerspiegel auszugleichen. Nach der Schwangerschaft verschwindet der Diabetes. Bei 40 % der Frauen, die an Schwangerschaftdiabetes leiden, tritt in den nächsten 20 Jahren wieder eine Diabeteserkrankung auf.

Eiweiß, Blut und Nitrit im Urin sind Verdachtsmomente für eine oft unbemerkte Blasen- oder Nierenentzündung. Wenn dies durch weitere Untersuchungen bestätigt wird, bekommen Sie Antibiotika.

Vaginale Untersuchung

Durch die Scheide ertastet der Arzt oder die Hebamme den Muttermund. Normalerweise ist der Gebärmutterhals 3 bis 4 cm lang, der Muttermund ist geschlossen und fest. Wenn der Gebärmutterhals sich verkürzt oder der Muttermund weich wird und sich öffnet, wird der Arzt oder die Hebamme regelmäßig kontrollieren, ob die Änderung weiter fortschreitet. Eine Verkürzung des Muttermundes kann ein Hinweis auf eine Frühgeburt sein. Um die genaue Länge des Gebärmutterhalses zu messen, setzt man vaginalen Ultraschall ein.

Sonstige Befunde

Hier wird alles vermerkt, was noch untersucht wird. Zum Beispiel ein Abstrich, mit dem eine Soor-Infektion festgestellt wird, oder die Bestimmung des pH-Wertes der Scheidenflora. Die Scheidenflora ist normalerweise sauer. Wenn sie sich zum Basischen hin verändert, deutet das auf eine Infektion hin. Dies vergrößert die Gefahr einer Frühgeburt.

Cardiotokografische Befunde

Die Herztöne des Babys und die Muskelarbeit der Gebärmutter werden bei dieser Untersuchung auf einem Papierstreifen festgehalten. Das macht man nur, wenn Frauen vorzeitige Wehen haben oder wenn der Muttermund sich verkürzt hat, und gegen Ende der Schwangerschaft.

Ultraschalluntersuchung

Ultraschalluntersuchungen in der Schwangerschaft haben sich in den letzten 20 Jahren in Deutschland überall durchgesetzt. Ultraschall wird eingesetzt, um zu sehen, ob das Baby wächst und sich richtig entwickelt. Immer genauere Ultraschallgeräte können die Blutversorgung des Babys und Anzeichen für Fehlbildungen und Erkrankungen sichtbar machen. Das könnte den positiven Effekt haben, dass invasive Untersuchungen wie Amniozentese und Nabelschnurpunktion seltener gemacht werden müssen. Andererseits ist wenig über die Langzeitfolgen von häufigen Ultraschalluntersuchungen bekannt. Gleichzeitig ist mit dem Einsatz von Ultraschall die ganze Problematik des Wissens um schwerwiegende Erkrankungen und Missbildungen beim Kind

Die Abkürzungen bedeuten

APD	Abdominaler-anteriorer-posteriorer Durchmesser = Durchmesser des Bauches von vorn nach hinten
AQ	Abdomendurchmesser quer
ATD	Abdominaler-transversaler Durchmesser = Durchmesser des Bauches von einer Seite zur anderen
AU	Abdomenumfang = Bauchumfang
Berechnetes Gewicht	Aus allen diesen Maßen wird das Gewicht geschätzt. Diesen Wert sollte man mit Vorsicht betrachten. Da dieser Wert aus statistischen Mitteln errechnet wird, sind Abweichungen von 10 bis 25 % möglich.
BPD	Biparietaler Durchmesser = Kopfdurchmesser von Schläfe zu Schläfe
BPD/FL	Verhältnis von BPD zu FL
BPD/FOD	Verhältnis von BPD zu FOD
CM	Cisterna magna = mit Hirnwasser gefüllter Raum zwischen Kleinhirn und verlängertem Rückenmark; kann Hinweise auf bestimmte Gendefekte und Fehlbildungen geben
FL	Femurlänge = Länge des Oberschenkels
FOD	Fronto-occipitaler Durchmesser = Kopfdurchmesser vom Hinterkopf zur Stirn
FS	Fruchtsack
HL	Humeruslänge = Länge des Oberarms
Konsiliaruntersuchung	Ein zweiter Arzt wird zur Überprüfung der Ergebnisse hinzugezogen
KU	Kopfumfang
Plazentalok	Plazentalokalisation = Stelle, an der die Plazenta sitzt
SSL	Steiß-Scheitel Länge
TCD	Transcerebellarer Durchmesser = Durchmesser des Gehirns
V. a. Mehrlinge	Verdacht auf Mehrlinge

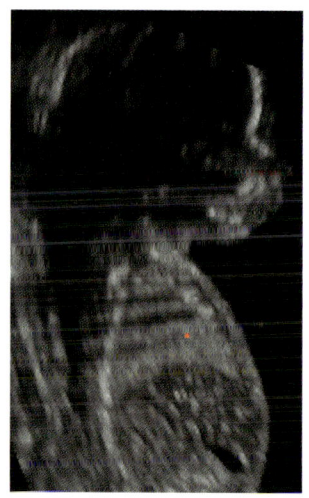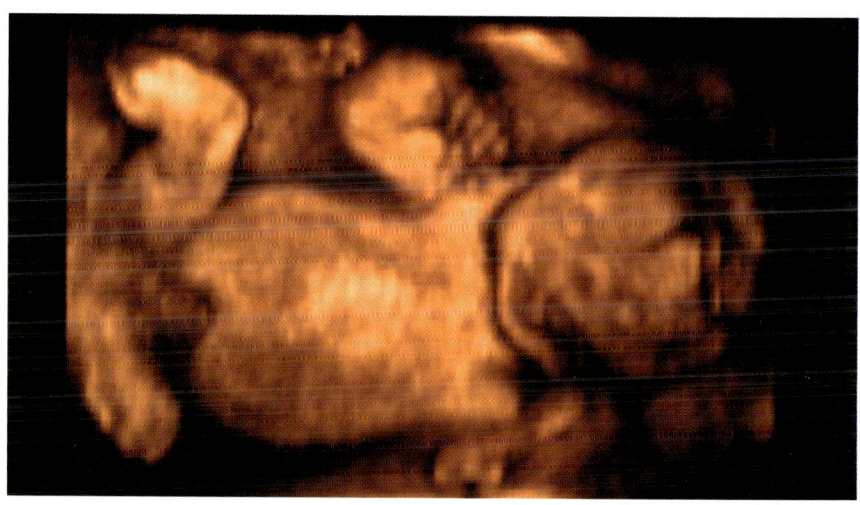

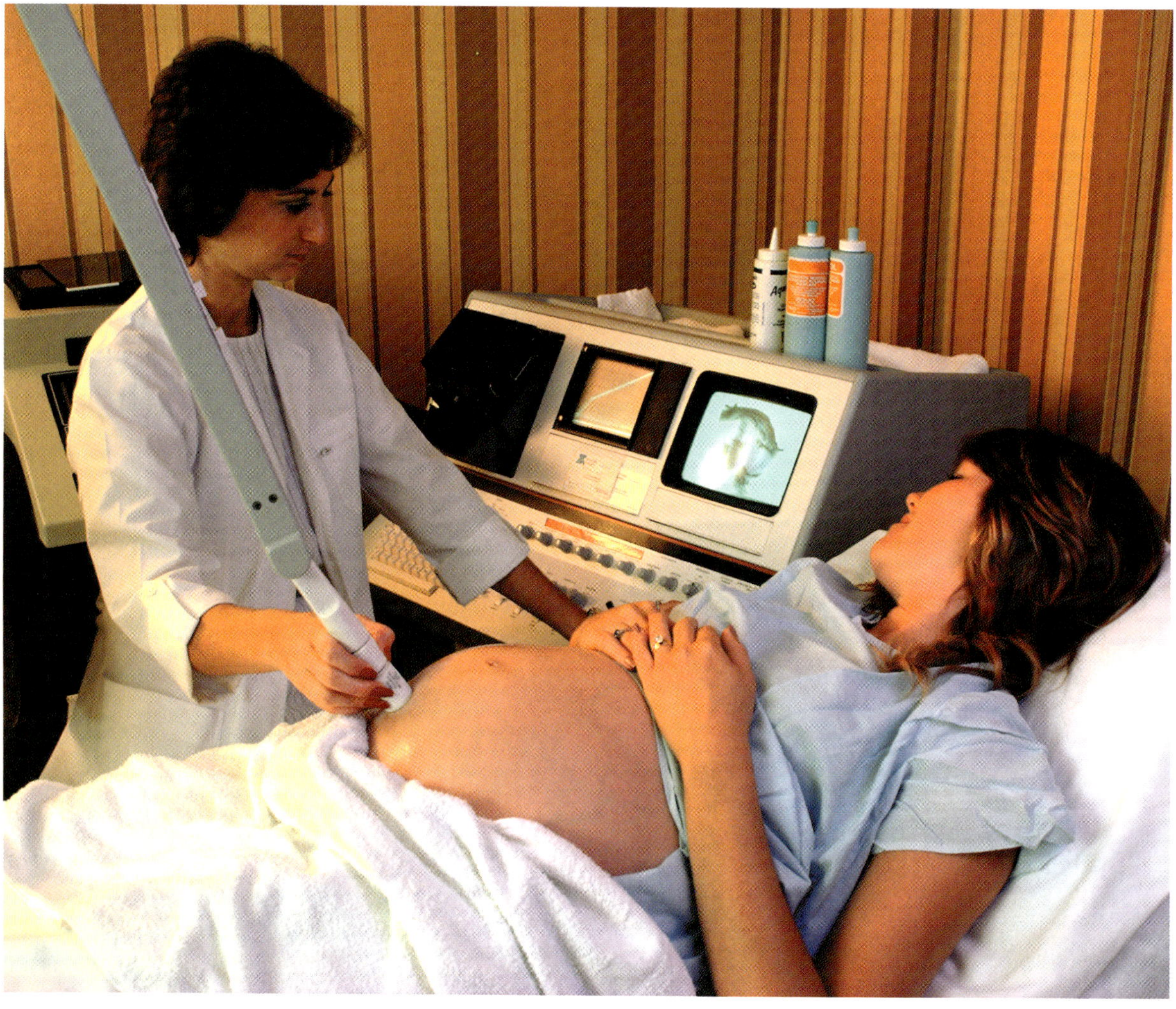

Abb. links oben:
Konventionelles Ultraschall-
bild eines Babys;
Abb. rechts oben:
ein 3-D-Ultraschallbild;
Abb. unten:
Schwangere bei der Ultra-
schalluntersuchung

gekoppelt. Was tut man mit dem, was man sieht? Oft bleibt Frauen nicht die Zeit, Ruhe und nötige Beratung, um sich wirklich ein Bild zu machen von dem, was auf sie zukommt, wenn ihr Kind irgendwie von der Norm abweicht. Für diesen Fall gibt es auch unabhängige Beratungsstellen, wie z. B. Cara (siehe Anhang).

In den Mutterschaftsrichtlinien sind drei Ultraschalluntersuchungen vorgesehen, die im Mutterpass dokumentiert werden. Die erste Ultraschalluntersuchung wird in der 9. bis 12. SSW durchgeführt. Hier versucht man festzustellen, ob es vielleicht mehr als ein Baby gibt, ob das Baby richtig eingenistet ist und ob sein Herz schlägt. Außerdem wird seine Länge gemessen und der errechnete Geburtstermin bestätigt.

Bei der zweiten Untersuchung zwischen der 19. und 22. Woche wird geschaut, ob das Baby gesund ist. Anzeichen für Fehlbildungen werden gesucht. Die Größe des Babys wird detailliert gemessen, der Sitz und die Struktur der Plazenta kontrolllert.

Bei der dritten Untersuchung zwischen der 29. und 32. Woche wird das Kind noch einmal gemessen, alle Messdaten werden überprüft und gegebenenfalls im Mutterpass korrigiert.

Epikrise (Abschlussuntersuchung)

Mit Epikrise bezeichnet man den zusammenfassenden Abschlussbericht. Hier werden von der Hebamme oder dem Arzt, die die Geburt betreut haben, die Daten der Schwangerschaft und der Geburt eingetragen. Das Wochenbett wird dann von der Hebamme oder dem Arzt auf der Wochenbettstation dokumentiert.

Der direkte Coombstest wird bei Blutgruppenunverträglichkeit gemacht und untersucht die Antikörperbildung im Blut des Kindes. Dafür wird gleich nach der Geburt Blut aus der Nabelschnur in ein Röhrchen abgefüllt.

Fremdwörter und Abkürzungen in der Abschlussuntersuchung

Ante partum	Vor der Geburt
Geburtsmodus	Mit welcher Methode das Kind zur Welt gekommen ist
Sp = spontan	Es kam von alleine, ohne Zange, Saugglocke oder Kaiserschnitt
S – Sectio	Kaiserschnitt
Vag. Op.	Vaginale Operation = Saugglocke oder Zange
Apgar-Zahl 5'/10'	Höhe des Apgar-Wertes fünf und zehn Minuten nach der Geburt
pH-Wert (Nabelarterie)	Sauerstoffgehalt des Blutes in der Nabelschnurarterie
Nabelschnurarterie	Es gibt zwei Nabelschnurarterien, das sind die Blutgefäße, die sauerstoffreiches Blut von der Plazenta zum Kind transportieren
Epi, Episiotomie	Dammschnitt
Laterale Epi	Seitlicher Dammschnitt
Mediane Epi	Mittiger Dammschnitt
Mediolaterale Epi	Dammschnitt von der Mitte zur Seite hin

23

Die letzte Untersuchung findet 6 bis 8 Wochen nach der Geburt bei Ihrem Gynäkologen statt. Bis dahin hat sich die Gebärmutter zurückgebildet, der Wochenfluss ist versiegt und alles ist wieder an seinem Platz. Der Hb wird noch einmal bestimmt. Wenn etwas genäht wurde, wird festgestellt, ob es gut verheilt ist. Der Arzt fühlt, ob die Gebärmutter nicht nach unten drückt und die Beckenbodenmuskeln genug Spannkraft haben. Er bespricht mit Ihnen Ihre weitere Familienplanung und wie Sie in den nächsten Wochen verhüten können.

Wie kann ich den Damm auf die Geburt vorbereiten?

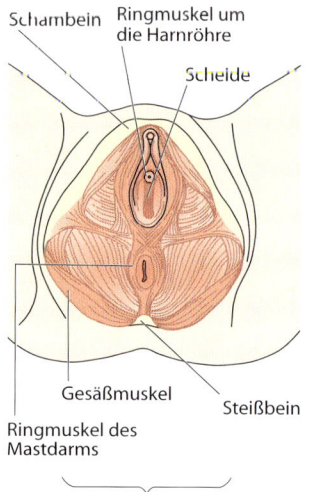

Schambein
Ringmuskel um die Harnröhre
Scheide
Gesäßmuskel
Steißbein
Ringmuskel des Mastdarms
Beckenbodenmuskulatur

Damit der Beckenboden sich gut dehnt, ist es wichtig, dass er möglichst entspannt und wenig muskulös ist. In der Schwangerschaft sollte man auf Muskeltraining für diesen Bereich verzichten. Geben Sie Ihrem Beckenboden die Möglichkeit, sich zu dehnen und zu entspannen. Sitzen Sie im Schneidersitz oder breitbeinig auf einem Stuhl. In den letzten vier bis sechs Wochen können Sie den Damm (den Bereich zwischen Scheidenausgang und After) mit Massage auf die Geburt vorbereiten. Die Massage macht das Muskelgewebe um den Scheidenausgang herum weicher und dehnt es. Dadurch sind Sie auf den Moment vorbereitet, wenn das Köpfchen des Babys bei seiner Geburt diesen Bereich dehnt. Mithilfe der Massage gewöhnen Sie sich an eine so intensive Berührung. Sie können erproben, wie der Atem Ihnen hilft, mit dieser Spannung umzugehen und sich zu entspannen. So gelingt es Ihnen, im entscheidenden Moment besser zu entspannen und Ihr Kind durchzulassen. Tägliche Massage von etwa fünf bis zehn Minuten ist sinnvoll.

Vor der Massage ist es gut, zu duschen, zu baden oder ein 10- bis 15-minütiges Dampfbad zu nehmen, mit Wasser oder mit einem Heublumenaufguss:

Eine Hand voll Heublumen mit einem Liter kochendem Wasser übergießen, abkühlen lassen, sodass es nicht zu heiß ist, die Schüssel in das Toilettenbecken stellen und sich darauf setzen. Die heißen Dämpfe machen den Beckenboden ganz warm, weich und gut durchblutet.

Massage

Sie können sich entweder selbst massieren oder sich auch von Ihrem Partner massieren lassen. Das kann für Sie noch entspannender sein.

Verschiedene Mittel für die Massage:
- *Weizenkeimöl, Olivenöl oder jedes andere Öl, das Ihnen angenehm ist*
- *Spezielles Dammmassageöl (Johanniskraut- und Weizenkeimöl mit Muskatellersalbei und Rosenöl)*
- *Bodygel (Gleitmittel)*

Sie massieren sich selbst:

▶ Saubere Hände und kurze Fingernägel!
▶ Schaffen Sie eine schöne und entspannte Atmosphäre.
▶ Lehnen Sie sich entspannt halb sitzend zurück und betrachten Sie die Lage des Dammes und der Vagina in einem Spiegel.
▶ Nehmen Sie etwas Öl oder Körpergel und führen Sie Ihre beiden Daumen 2 bis 4 cm tief in die Scheide ein. Drücken Sie mit den Daumen nach unten in Richtung After. Dehnen Sie das Dammgewebe nach unten und zu den Seiten, bis Sie ein intensives Ziehen oder Brennen spüren.

- Halten Sie die Spannung und versuchen Sie sich so zu entspannen. Atmen Sie regelmäßig. Probieren Sie aus, wie Töne Ihnen helfen können loszulassen.
- Frühere Risse oder Dammnähte sollten besonders gut behandelt werden. Immer nur nach unten dehnen, nicht den Bereich der Harnröhre, der ist zu empfindlich und muss sich auch nicht so sehr dehnen wie der Damm.

Das Ganze kann auch im Stehen durchgeführt werden. Dazu stellen Sie einen Fuß auf einen Stuhl und führen Ihre Finger von hinten in die Vagina ein und dehnen das Gewebe kräftig Richtung After.

Ihr Partner massiert Sie:
- Saubere Hände und kurze Fingernägel!
- Dass Ihr Partner Sie massiert, setzt voraus, dass zwischen Ihnen eine gute und offene Atmosphäre besteht. Es ist hilfreich, dem Partner während der Massage immer wieder eine Rückmeldung zu geben und genau zu sagen, wie stark die Massage sein kann, damit Sie gut mitgehen können.
- Ihr Partner dehnt den Damm zuerst mit beiden Zeigefingern nach unten, Richtung Schließmuskel, und nach außen. So nimmt er die Bewegung, die das Köpfchen des Babys bei der Geburt macht, vorweg.
- Er geht so weit, bis Sie ein intensives Ziehen und ein leichtes Brennen spüren. Er hält die Spannung eine Weile und Sie atmen gut aus, vielleicht mit einem Ton, so als wollten Sie die Spannung mit dem Atem loslassen.
- Lassen Sie das Becken fallen und entspannen Sie sich völlig.

Andere Möglichkeiten der Massage:
- Die Finger in der Vagina ununterbrochen von einer Seite zur anderen bewegen und dabei konstanten Druck ausüben.
- Beginnen Sie in der Mitte des Dammes und bewegen Sie die Finger gleichmäßig in entgegengesetzte Richtungen nach beiden Seiten. Üben Sie dabei konstanten Druck aus.
- Dehnen Sie zuerst in die eine, dann in die andere Richtung.
- Massieren Sie alte Narben, indem Sie Zeige- und Mittelfinger einführen und von außen mit dem Daumen massieren.

Was lerne ich im Geburtsvorbereitungskurs?

Hebammen, Geburtsvorbereiterinnen, Krankengymnastinnen, Atemtherapeutinnen und Yogalehrerinnen bieten Kurse zur Geburtsvorbereitung mit unterschiedlichen Schwerpunkten an. Grundsätzlich gibt Ihnen ein Kurs die Möglichkeit, andere Frauen und Paare in der gleichen Situation kennen zu lernen. Das beruhigende Gefühl, dass Sie nicht die Einzige sind, die Schwangerschaftsbeschwerden, vorzeitige Wehen oder andere Probleme hat, kann sehr hilfreich und wohltuend sein. Oft entstehen aus diesen Kursen weiterführende Kontakte oder Still- und Krabbelgruppen. Im Kurs steht Ihnen eine kompetente Person zur Verfügung, die Ihre Fragen mit viel Erfahrung und Wissen beantwor-

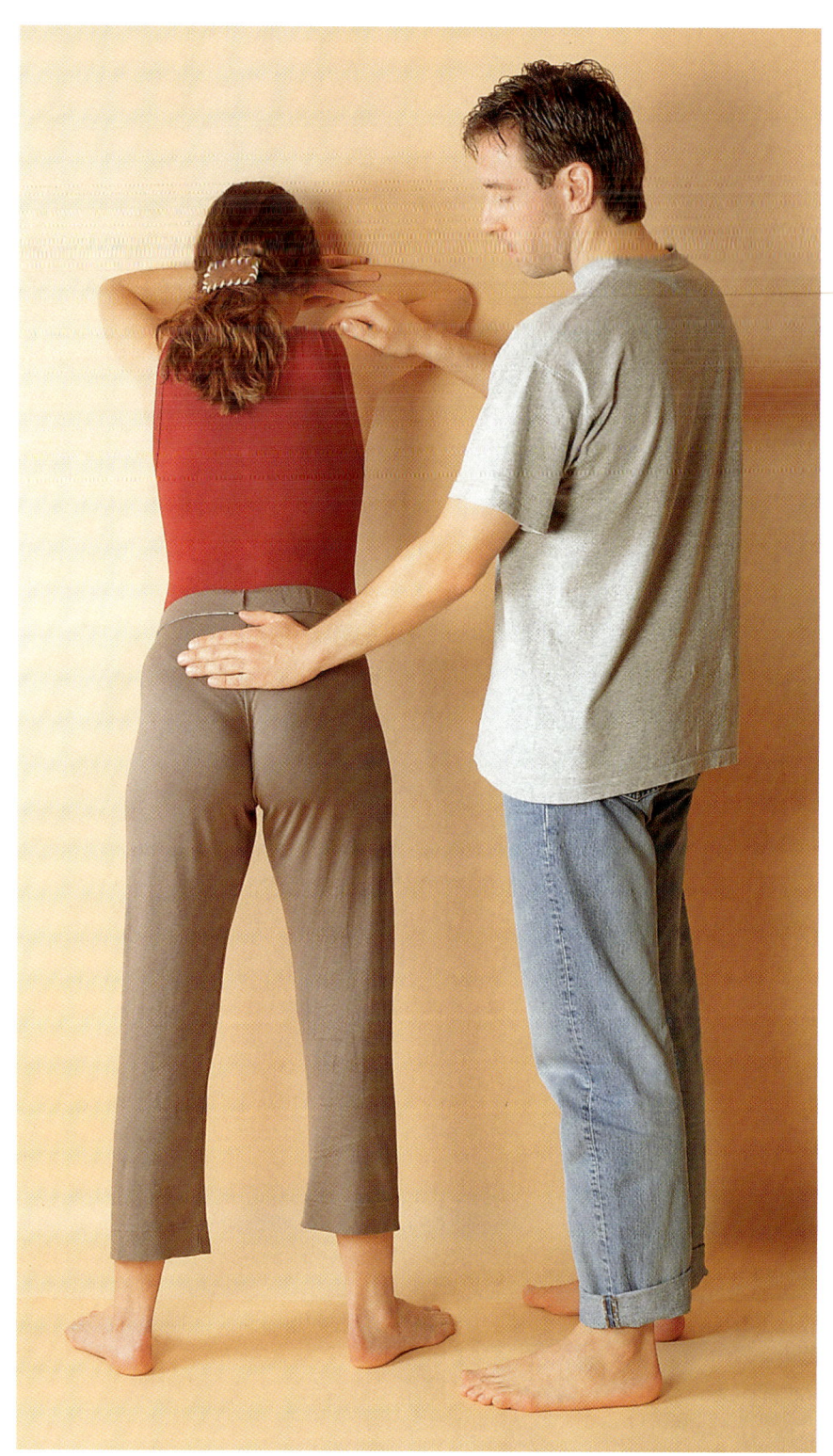

*In Geburtsvorbereitungs-
kursen lernen die Partner
auch, wie sie die werdenden
Mütter bei der Geburt unterstützen können.*

tet. In den meisten Kursen erfahren Sie alles über den Geburtsablauf, das Atmen bei den Wehen und die Zeit nach der Geburt. Sie lernen Massagen und Entspannungsübungen kennen, die Sie nicht nur während der Geburtsvorbereitung, sondern für das ganze Leben nutzen können. Kurse werden von Hebammenpraxen, Geburtshäusern, Krankenhäusern und Familienbildungsstätten angeboten. Hebammen können mit den gesetzlichen Krankenkassen 14 Stunden Geburtsvorbereitung abrechnen. Die Partner müssen den Kurs selbst bezahlen. Erkundigen Sie sich, ob Säuglingspflege und Stillen im Geburtsvorbereitungskurs besprochen oder ob dafür spezielle Kurse angeboten werden.

G. D. Read, ein Arzt, der in den 50er-Jahren eine der ersten geburtsvorbereitenden Methoden entwickelte, erzählt in seinem Buch „Mutterwerden ohne Schmerz", wie er auf die Idee der Geburtsvorbereitung kam: Er betreute eine Frau bei der Geburt, die offensichtlich keinerlei Schmerzen empfand. Schließlich fragte er sie, ob sie denn keine Schmerzen habe, und sie antwortete: „Wieso? Sollte ich?" Er war so verwundert über diese Antwort, dass er in der Folge darüber nachzudenken begann, ob Schmerz bei der Geburt vielleicht kulturell bedingt sei. Weil seit biblischen Zeiten Frauen unter Schmerzen gebären, weil alle es so schildern und diese Auffassung verstärken, wirkt sie wie eine sich selbst erfüllende Prophezeiung. Vielleicht sind wir Opfer einer kollektiven Hypnose?

So beschloss er, diesen Teufelskreis aus Aberglauben und Unwissenheit zu durchbrechen, und entwickelte eine Geburtsvorbereitung, die den Frauen durch Aufklärung und Information, Atem- und Bewegungsschulung sowie unterstützende Gymnastik die Angst vor der Geburt nehmen sollte. Er wusste aber, dass das Versprechen einer schmerzlosen Geburt utopisch ist. Im Original heißt sein Buch „Childbirth without Fear", was übersetzt bedeutet „Geburt ohne Angst". Auch das ist ein sehr hohes Ziel.

Ich denke, dass Angst oder, vorsichtiger ausgedrückt, Respekt vor diesem großen Ereignis gut und wichtig ist. Wenn Sie Ihr erstes Kind bekommen, können Sie nicht wissen, wie es sein wird, und niemand kann Ihnen sagen, wie Sie sich in der Situation fühlen und verhalten werden. Jede Geburt ist anders und so geben selbst eigene frühere Geburtserlebnisse nur ein begrenztes Gefühl von Sicherheit und Know-how.

Ziel der Geburtsvorbereitung ist nicht, dass Sie eine ideale Wunschgeburt erleben, sondern dass Sie mit Ihrer Geburt, so wie sie ist, umgehen können. Die Schwangerschaft ist eine gute Zeit, um den Atem und die Fähigkeit, sich zu entspannen, zu schulen. Beides sind Fähigkeiten, die erlernbar sind und im Körpergedächtnis verankert werden. Das bedeutet, dass Sie während der Geburt nicht mehr über Atemtechniken oder Loslassen nachdenken müssen, sondern dass Sie einfach atmen und loslassen können.

Genau so, wie jeder Mensch Erfahrung im Umgang mit Schmerzen hat, hat auch jeder Mensch Strategien, sich zu entspannen und Stress abzubauen. Finden Sie heraus, was Ihnen gut tut, wenn Sie gestresst sind. Vielleicht gibt es etwas, das Sie für die Geburt nutzen können.

Verschiedene Ansätze zur Geburtsvorbereitung

Yoga ist eine gute Vorbereitung auf die Geburt und wirkt vielen Schwangerschaftsbeschwerden entgegen. Kundalini-Yoga und Hatha-Yoga bieten viele Übungen, die die Konzentration, den Atem und die Fähigkeit, sich zu entspannen, schulen. Die Muskeln und Sehnen im Körper werden gedehnt und Sie lernen, mit dem Atmen loszulassen. Die Hormondrüsen werden angeregt und arbeiten besser. Auch wenn Sie bisher noch nie Yoga gemacht haben, können Sie in einen Kurs für Schwangere gehen. Yoga kann eine gute Ergänzung zu dem oft mehr informativen Geburtsvorbereitungskurs bei einer Hebamme sein.

Auch Bauchtanz ist eine schöne und sinnvolle Form der körperlichen Vorbereitung auf die Geburt. Er entwickelte sich als Kunstform aus Geburts- und Fruchtbarkeitstänzen im arabischen und nordafrikanischen Raum. Die runden und weichen Beckenbewegungen zu Musik wirken gegen Rückenbeschwerden und Dehnungsschmerzen in den Mutterbändern. Das Körpergefühl und das Selbstbewusstsein werden durch Bauchtanz verbessert, der Beckenboden und alle Beckenmuskeln geschmeidig und beweglich. Bauchtanz kann bis zum Ende der Schwangerschaft geübt werden. Er wirkt entspannend und fördernd auf die Geburt und ist als Rückbildungsgymnastik bestens geeignet.

Autogenes Training in der Schwangerschaft

Autogenes Training ist eine ausgezeichnete Methode, die Entspannung, Atmung und Konzentration fördert. Wer autogenes Training beherrscht, hat damit einen Schlüssel zum vegetativen Nervensystem. Es funktioniert so, dass man sich selbst Suggestionen zuflüstert, die der Körper (bei genügend Übung mit der Methode) sofort umsetzt. Zum Beispiel sagt man zu sich selber: „Mein rechter Arm ist warm und schwer." Sofort wird der rechte Arm warm und schwer. Man kann sich auch suggerieren: „Mein Muttermund ist weich, nachgiebig und öffnet sich ganz leicht." Das wirkt. Allerdings klappt es immer besser, je öfter man es praktiziert. Um deutliche Ergebnisse zu erzielen, muss man schon mehrere Wochen täglich üben. Das ist wahrscheinlich der Grund, dass sich das autogene Training, obwohl es ein ausgezeichnetes Werkzeug zu Selbstregulierung und Schmerzverarbeitung ist, als Geburtsvorbereitung nie wirklich durchgesetzt hat. Wenn Sie autogenes Training lernen wollen, können Sie jetzt damit anfangen und bei der Geburt schon gute Ergebnisse erzielen. Wenn Sie autogenes Training beherrschen, haben Sie damit eine wichtige Fähigkeit, die Ihnen bei der Geburt zugute kommen wird: Sie können sich entspannen.

Imaginationstherapien wie gelenkte Fantasiereisen, NLP, Hypnose, katathymes Bilderleben und Meditation bieten Möglichkeiten, die seelischen Veränderungsschritte, die das Mutterwerden erfordert, sinnvoll zu unterstützen. Elemente aus diesen Methoden finden Sie in vielen Geburtsvorbereitungskursen. Sie eignen sich als Therapien in der Schwangerschaft bei unterschiedlichen Problemen, wie Ängsten und Zweifeln, Frühgeburtsbestrebungen oder wenn das Baby nicht genügend wächst.

Wasser als wichtiges Element in der Schwangerschaft und während der Geburt hat in den letzten 20 Jahren kontinuierlich größere Bedeutung bekommen. Inzwischen gibt es kaum eine Geburtshilfeabteilung, die nicht über eine große Badewanne verfügt. Viele Kliniken bieten Unterwassergeburten an. Natürlich ist die Vorbereitung im Wasser nicht nur gut, wenn Sie eine Unterwassergeburt planen, sondern dadurch, dass das Wasser den Körper trägt, kann im Wasser leicht eine große Entspannung erreicht werden.

Es gibt inzwischen sogar einige Behandlungsformen, die im Wasser stattfinden und von denen Sie besonders in der Schwangerschaft profitieren können, zum Beispiel Aqua-Balancing, Aqua-Wellness oder Watsu. Das sind sanfte, entspannende Methoden, bei denen man von einem Partner im Wasser bewegt wird. Das führt zu einer so tiefen Entspannung, dass man eine Ahnung davon bekommt, wie das Baby sich fühlen mag, das unaufhörlich so sanft im Fruchtwasser schaukelt. In vielen Schwimmbädern gibt es spezielle Schwimmkurse für Schwangere. Das ist erholsam bei Rückenschmerzen, entlastet die Nieren, vermindert Ödembildung und ist eine gute Geburtsvorbereitung. Alle Muskeln und Sehnen geben im Wasser leichter nach, der Atem wird tiefer und der Beckenboden wird spürbarer.

Wenn Sie Sportschwimmerin sind, beobachten Sie sich genau, bis zu welchem Zeitpunkt der Schwangerschaft Sie sich wirklich wohl dabei fühlen. Manche Babys sehnen sich im letzten Viertel der Schwangerschaft nach Ruhe und Gemütlichkeit. Wenn Sie sich nach dem Schwimmen unwohl fühlen oder das Baby stark reagiert, ist es Zeit, eine langsamere Gangart einzulegen.

Wenn Sie eine Infektion haben oder sehr anfällig dafür sind, sollten Sie nicht mehr ins Schwimmbad gehen. Auch zu Hause in der Badewanne lässt sich die heilsame und entspannende Kraft des Wassers nutzen.

Atemübung in der Badewanne

Baden Sie so warm, dass Sie ohne Probleme 10 Minuten im Wasser bleiben können. Finden Sie Ihre persönliche Badetemperatur. Legen Sie sich in die Badewanne. Lassen Sie die Beine locker auseinander. Vielleicht ist es entspannend, sie auf den Rand zu legen. So können Sie den Beckenboden besser spüren.

Legen Sie die Hände unterhalb des Nabels auf den Bauch. Atmen Sie aus. Lassen Sie den Bauch sehr weit werden. Warten Sie, bis das Einatmen von allein zurückkommt. Spüren Sie den tiefsten Punkt des Beckenbodens. Stellen Sie sich vor, wie der Atem von diesem Punkt ausgeht und durch diesen Punkt zurückkehrt.

Tauchen Sie unter, sodass nur Ihre Nase herausschaut. Sie schweben im Wasser. Spüren Sie, wie Sie mit dem Atem sinken und wieder auftauchen.

Dies ist nicht nur eine Vorübung für das Atmen während der Wehen, sondern zugleich eine wunderbare Art, sich zu entspannen, tief in den Körper hineinzuspüren und Kontakt zum Baby zu bekommen. Das können Sie dann auch während der Geburt praktizieren.

Wie lange kann ich Sport weiter betreiben?

Grundsätzlich gibt es nichts gegen Sport einzuwenden. Entscheidend ist jedoch, ob Sie schon vorher aktiv waren. Dann können Sie weitermachen wie bisher, solange Sie es gern tun. Der positive Effekt ist, dass Thrombosen, Krampfadern, Hämorrhoiden und Schwangerschaftsstreifen bei Sportlerinnen nur selten auftreten.

Keinesfalls jedoch sollte man jetzt plötzlich wie wild trainieren und Ehrgeiz entwickeln! Dafür ist eine Schwangerschaft der denkbar schlechteste Zeitpunkt.

Es gibt einige Sportarten, die den Beckenboden sehr belasten, wie Laufen, Aerobic oder Tennisspielen. Auch riskantere Sportarten wie Drachenfliegen, Alpinski, Tiefseetauchen, Surfen sind in der Schwangerschaft nicht so günstig. Reiten oder Ballett haben den Nachteil, dass sie den Beckenboden sehr muskulös machen. Wenn Sie schwanger sind, sollten Sie jedoch daran arbeiten, dass der Beckenboden weich und elastisch wird, damit er nicht zum Geburtshindernis wird. Fahrradfahren ist im letzten Drittel der Schwangerschaft oft leichter als Gehen.

Bis zur 30. Woche fühlen sich die meisten Frauen mit ihrem Sport wohl. Dann beginnt eine Zeit, in der das Kind sehr wächst und mehr Zuwendung braucht. Dann ist es besser, spezielle Kurse für Schwangere zu besuchen, wie Schwangerschaftsgymnastik, Yoga, Atemtherapie oder Schwimmen für Schwangere. Das sind Sportarten, in denen entlastende Bewegungen, Entspannung und Körpergefühl im Vordergrund stehen.

Worauf muss ich bei der Ernährung achten?

Kohlehydrate, Eiweiß, Fett, Vitamine, Mineralien, das sind die Bausteine einer gesunden Ernährung. Aber beginnen wir mit der flüssigen Nahrung:

Trinken Sie genug? Zu wenig Flüssigkeit kann eine Serie von Schwangerschaftsbeschwerden auslösen. Trinken Sie mindestens zwei Liter täglich, Urologen raten sogar zu drei Litern täglich. Wenn Sie unter Hautjucken, zu wenig Fruchtwasser, Blasenentzündung, Nierenbeschwerden, Ödemen oder in der Stillzeit an zu geringer Milchproduktion leiden, kann das an zu wenig Flüssigkeitszufuhr liegen. Viele Menschen sind es nicht gewohnt, so viel zu trinken. Jetzt können Sie schon mal trainieren. Gewöhnen Sie sich an reichliche Flüssigkeitszufuhr. Wenn Ihnen das schwer fällt, probieren Sie es für einen Tag. Wenn es Ihnen besser geht, sollten Sie überzeugt sein. Stellen Sie sich schon morgens die Flüssigkeitsmenge bereit, die sie trinken wollen, oder hängen Sie eine Strichliste an den Kühlschrank. Zwei Liter, das sind 16 große Tassen. Trinken Sie jede Stunde eine große Tasse und machen Sie ein Kreuz auf Ihrer Liste.

Trinken Sie ungesüßte Getränke. Heißes Wasser am frühen Morgen schmeckt köstlich und ist eine Art Dusche von innen. Koffeinhaltige Getränke sind in Maßen genossen unschädlich. Nur wenn Sie schlecht schlafen, bedenken Sie, dass Koffein eine Halbwertzeit von sechs Stunden hat. Das heißt, nach sechs Stunden hat sich der Koffeingehalt im Blut um 50 Prozent verringert. Wenn Sie also um 16 Uhr eine Tasse Kaffee trinken, dann ist es um 22 Uhr so, als hätten Sie eine halbe Tasse Kaffee getrunken.

In der chinesischen Medizin heißt es: „Wenn jemand erkrankt ist, heile ihn durch Ernährung. Wenn die Krankheit schwer ist, heile ihn durch Atmen. Wenn das nicht ausreicht, verabreiche Kräuter. Führt das nicht zur Heilung, dann arbeite mit Moxa. Wenn das nicht hilft, dann greife zur Akupunktur. Nützt das nichts, dann muss der Patient sterben."

Ernährung ist also das erste Heilmittel. Schwangerschaftsbedingte Erkrankungen liegen oft in den Ernährungsgewohnheiten von Jahren und Jahrzehnten. Eigentlich ist eine gesunde Ernährung schon wichtig, wenn Sie eine Schwangerschaft planen. Vielleicht sind Sie aber ganz überraschend schwanger geworden, dann ist es umso wichtiger, dass Sie jetzt richtig gut und regelmäßig essen. Es gibt Vermutungen, dass eine Mangelernährung in der Schwangerschaft mit Erkrankungen im Erwachsenenalter, wie Diabetes, Präeklampsie oder Herz-Kreislauf-Erkrankungen, zusammenhängt. Wenn Sie zu den Menschen gehören, die tagsüber von Kaffee leben und abends nur einen Salat essen, ist es jetzt Zeit, das zu ändern.

Ein kleiner Mensch wächst in Ihrem Körper und seine Knochen, seine Haare, sein Blut, seine Organe, vor allem sein Gehirn bilden sich aus Ihrem Körper und dem, was Sie essen. Am Ende der Schwangerschaft wiegt Ihr Baby zwischen 3 und 4 kg. Außerdem hat sich die Gebärmuttermuskulatur von 50 g auf 1 kg vergrößert. Die Fruchtwassermenge ist von anfänglich 10 ml auf 800 bis 1500 ml gewachsen. Dazu kommt, dass das Fruchtwasser, eine äußerst nährstoffreiche Flüssigkeit, ständig ausgetauscht wird. Gegen Ende der Schwangerschaft erneuert sich das Fruchtwasser innerhalb von zwei Stunden.

Das Flüssigkeitsvolumen im Körper steigt um mehr als ein Drittel auf sechs bis sieben Liter. Die Brüste werden größer und schwerer. Das alles zusammen macht zwischen 9 und 11 kg an Gewicht aus.

Eisen

Durch die Vergrößerung des Blutvolumens sinkt der Eisengehalt im Blut. Das ist normal und auch noch gesund. Nur wenn er unter 10,5 mg/% sinkt, kann es sein, dass Ihre Ernährung nicht ausreicht, um den Bedarf zu decken. Dann sollten Sie eisenhaltige Nahrungsmittel wie z. B. Hülsenfrüchte, dunkelgrüne Blattgemüse, Hirse oder Zuckerrübenkraut bzw. Melasse essen.

Melasse, ein schwarzer Sirup aus Zuckerrohr, enthält in hoher Konzentration Eisen und Mineralien. Ein Löffel in heißes Wasser oder Getreidekaffee gerührt schmeckt gut und bringt den Eisenhaushalt schnell in Ordnung.

Dunkles Fleisch, besonders Leber, ist sehr eisenhaltig. Leber sollte man jedoch nur aus biologisch-dynamischer Produktion essen. Innereien von normal aufgezogenen Tieren reichern oft Schwermetalle und Hormone an, die diese Tiere mit dem Futter bekommen haben. Sie können die Eisenaufnahme durch gleichzeitige Vitamin-C-Zufuhr sehr verbessern. Bereits ein Glas Orangensaft mit ca. 50 mg Vitamin C verdoppelt die Eisenaufnahme aus einer vegetarischen Mahlzeit. Kalzium hingegen vermindert die Resorption von Eisen, also trinken Sie zum Essen besser keine Milch, sondern Orangensaft.

Vitamin C

Vitamin C unterstützt die Eisenaufnahme. Es hat eine entzündungshemmende Wirkung und schützt die Gefäße. Es gibt Vermutungen, dass Vitamin C einer Präeklampsie entgegenwirken kann. Orangen, Sanddorn, Paprika, Kartoffeln, Kohl und grüne Blattgemüse sind gute Vitamin-C-Lieferanten.

Vitamin E

Auch bei diesem Vitamin vermutet man eine gefäßschützende Wirkung, die sich positiv auf die Vorbeugung einer Präeklampsie auswirken soll. Vitamin E findet man in Leinsamen, Haselnüssen, Sonnenblumenkernen, Erdnüssen und in Weizenkeimöl.

Magnesium

In Deutschland ist, verursacht durch ein Jahrhundert der künstlichen Düngung, zu wenig Magnesium in den Ackerböden. Deshalb schneiden nur Lebensmittel aus biologisch-dynamischem Anbau in ihrem Magnesiumgehalt besser ab. Magnesiummangel macht sich in der Schwangerschaft bemerkbar durch Muskelkrämpfe und vorzeitige Wehen. Ein angespannter Uterus und ein Ziehen in den Mutterbändern, die von den Seiten durch die Leisten Richtung Schambein gehen, können einen Magnesiummangel signalisieren. Sesam, Mohn, Mandeln, Sonnenblumenkerne, Tofu, Hirse, Quinoa, Amaranth, Gerste, Grünkern, Haferflocken und Kakao sind gute Magnesiumlieferanten.

Jod

Ebenso wie Magnesium fehlt auch Jod in vielen Teilen Deutschlands. Jodmangel kann bei Babys zu Kretinismus führen. Deswegen geben manche Ärzte schwangeren Frauen generell Jodpräparate. Die Einnahme sollte jedoch nur in den ersten zwei Dritteln der Schwangerschaft erfolgen. Jodgaben im letzten Drittel der Schwangerschaft haben keine Wirkung auf die Entwicklung des Kindes. Viele Lebensmittel sind auch mit Jod angereichert. Von Natur aus jodhaltig sind vor allem Seefische (Schellfisch, Seelachs und Kabeljau). Viele Experten empfehlen, in der Schwangerschaft zweimal in der Woche Seefisch zu essen. Für Vegetarier empfiehlt sich der Verzehr von Algen.

Kalzium

Kalzium findet sich reichlich in Milchprodukten; besonders Käse ist ein Kalzium-Konzentrat. Auch Mandeln und Sesam haben einen hohen Gehalt.

Kalium

Kalium ist in Bananen, getrockneten Aprikosen, Kartoffeln, Mandeln, Pistazien, weißen Bohnen (generell in Hülsenfrüchten), Erdnussbutter oder Quinoa enthalten.

Natrium

Kochsalz ist die beste Quelle für Natrium. Inzwischen weiß man, dass dieses wichtige Elektrolyt nicht eingeschränkt werden darf. Elektrolyte sind wichtige

Rezept bei Magnesiummangel:
Quinoa oder Amaranth (das sind Grassamen, die man wie Reis kochen kann) mit 2 Tassen Wasser und einer Prise Salz zum Kochen bringen. Nach dem Aufkochen vom Herd nehmen und 20 Minuten quellen lassen.
Zu kaufen im Reformhaus und in Bioläden.

Schwangerschafts- und Stillcocktail:
0,5 l Milch, Sojamilch oder Saft
1 EL Mandelmus
1 EL Haferflocken
1 EL Weizenkeime
1 EL gemahlene Sesamkörner
1 Banane
1 Messerspitze echte Bourban-Vanille
1 Prise Zimt
evtl. Honig oder Vollrohrzucker zum Süßen
Zutaten im Mixer oder mit dem Zauberstab pürieren.

Transportelemente, die den Zellstoffwechsel bewerkstelligen. Entgegen früherer Ansichten, dass salzarme Ernährung Bluthochdruck und Ödeme verhindert, ist heute bewiesen, dass dem nicht so ist. Im Gegenteil, die vermehrte Blutmenge im Körper bedarf einer ausreichenden Natriumzufuhr, und wenn Sie schon früh zu Ödemen neigen, kann auch das an zu wenig Natrium im Kreislauf liegen. Wenn Sie sich morgens übergeben müssen, ist es wichtig, den Salzverlust durch genügend Salz im Essen auszugleichen.

Folsäure

Schon seit vielen Jahren weiß man, dass Folsäure Spina bifida entgegenwirkt. Manche Experten empfehlen die Einnahme von Folsäure schon einige Monate vor der Schwangerschaft und dann weiterhin in den ersten 12 Wochen während der Embryonalentwicklung. Folsäure ist vor allem in Eigelb, Gerste, Kichererbsen, Mungobohnen, Weizenkeimen und Bierhefe enthalten. Am meisten ist sie ohne Zweifel in Rinderleber vorzufinden. Hier reichen schon 100 g, um den Tagesbedarf zu decken. Da Rinderleber, wie alle Innereien, mit Rückständen belastet ist, sollte man sie jedoch nur von biologisch-dynamisch gefütterten Rindern essen.

Kohlehydrate

Babys dürfen im ersten Lebensjahr keinen unerhitzten Honig bekommen, da er Botulinumsporen enthalten kann. Diese können beim Kind eine lebensgefährliche Erkrankung auslösen. Durch 15-minütiges Kochen werden die Bakterien vernichtet.

Kohlehydrate sind Grundbestandteil der Ernährung. Zucker und Auszugsmehl bezeichnet man als leere Kohlehydrate, weil sie kaum noch Vitamine und Mineralien enthalten. Besser sind Vollkornprodukte und zum Süßen Honig, Vollrohrzucker, Ahornsirup und Melasse. Auch Gemüse wie Kartoffeln, Möhren, Kohl und Obst enthalten viele Kohlehydrate neben Mineralien, Vitaminen und Elektrolyten. Oft verträgt man in der Schwangerschaft eher gekochte als rohe Lebensmittel. Manchen Schwangeren geht es besser, wenn sie wenig Brot essen. Versuchen Sie das Müsli durch gekochte Hafer-, Gersten- oder Weizengrütze zu ersetzen. Geschrotetes Getreide können Sie im Reformhaus kaufen.

Eiweiß

Eiweiß ist der zweite Grundbestandteil unserer Nahrung. Wie schon zuvor angedeutet, erhält man durch die Kombination von Hülsenfrüchten und Getreide hochwertige Eiweißverbindungen. Fleisch, Fisch, Ei und Milchprodukte sind die wichtigsten Eiweißlieferanten.

Fett

Eine fettarme Ernährung ist in der Schwangerschaft nicht empfehlenswert. Aber auch hier kommt es auf die Qualität der Fette an. Essen Sie nicht erhitztes, kaltgepresstes Oliven- oder Distelöl mit hohem Anteil an ungesättigten Fettsäuren und fettreichen Seefisch, wie Schellfisch oder Lachs. Diese Fische werden nicht so alt und so groß, dass sie in ihrem Fett ungesunde Mengen an Schwermetallen gelagert haben, wie das z. B. bei Thunfisch der Fall ist. Vermeiden Sie es, mit Fett zu braten, erhitztes Fett verliert die meisten Vitamine und verändert seine Struktur. Braten Sie fettfrei. Ziehen Sie auch Butter der Margarine vor.

Einseitige Ernährungsgewohnheiten sollten prinzipiell unterlassen werden. Essen Sie frisches Obst und Gemüse, Milchprodukte, Fisch. Seefisch – zweimal in der Woche genossen – versorgt Sie mit Jod und essenziellen Fettsäuren. Wenn Sie dazu neigen, viel Süßes zu essen, sollten Sie darauf achten, dass Sie nicht hungrig werden und dann aus Not schnell zu etwas Süßem greifen.

Die Gewichtszunahme in der Schwangerschaft hängt sehr vom Ausgangsgewicht ab. Wenn Sie schon vor der Schwangerschaft übergewichtig waren, ist es gut, wenn Sie in der Schwangerschaft nicht mehr als 6 bis 10 kg zunehmen. Wenn Sie sehr schlank waren, kann eine Gewichtszunahme von 20 bis 25 kg normal sein. Besonders wenn Sie zu den Typen gehören, die kaum frühstücken und sich hauptsächlich von Kaffee und Salat ernähren, meldet der Körper in der Frühschwangerschaft seine Defizite an. Dann kann es wirklich gut sein, für zwei zu essen, um alle Eiweiß-Vitamin Mineral-Reservoirs aufzufüllen.

Junge Frauen unter 18 Jahren, untergewichtige und stark übergewichtige Frauen, Frauen, die mehrere Schwangerschaften kurz hintereinander hatten, die eine Fehlgeburt hatten, Frauen, die Mehrlinge bekommen, sowie Frauen, die rauchten oder tranken, sollten besonders gut essen.

Auch mit einer vegetarischen Ernährung können Sie alle notwendigen Nährstoffe zu sich nehmen. Allerdings müssen Sie Ihre Ernährung wirklich sorgfältig gestalten, da vor allem die Eisenaufnahme aus pflanzlichen Quellen mühsamer ist.

Wenn Sie sich vegan ernähren, dass heißt also weder Fisch noch Fleisch und auch sonst keine tierischen Produkte wie Milch, Butter und Eier essen, dann besteht die Gefahr einer Unterversorgung des Babys mit Vitamin B_{12}. Dieses Vitamin kommt nur aus tierischen Quellen. In diesem Fall müssten Sie während der Schwangerschaft und Stillzeit ein Vitamin-B_{12}-Präparat zu sich nehmen.

Vorsicht ist auch bei allen rohen tierischen Lebensmitteln geboten. Verzichten Sie auf Sushi, denn durch rohen Fisch können Parasiten übertragen werden. Rohes Fleisch kann Toxoplasmoseerreger, rohe Eier und Rohmilchprodukte Salmonellen und Listeriosebakterien enthalten.

Wichtig ist, dass Sie viel trinken, gut essen und ausreichend salzen. Essen Sie von allem, was Ihnen schmeckt. Sie müssen nicht für zwei essen, entscheidend sind Vielseitigkeit und Frische der Nahrung. Im Übrigen verändert sich der Stoffwechsel in der Schwangerschaft, sodass die Nahrung besser ausgewertet wird.

Nahrungsmittel aus kontrolliert-biologischem Anbau sind besser als Nahrungsmittel aus dem Supermarkt. Frische Lebensmittel sind besser als tiefgefrorene. Tiefgefrorene Sachen sind besser als aus der Büchse, frisch zubereitete Speisen empfehlenswerter als Fertiggerichte. Wenn Sie sich vegetarisch ernähren, achten Sie darauf, dass Sie durch Kombinationen von Getreide und Hülsenfrüchten genug Eiweiß zu sich nehmen, zum Beispiel Reis mit Linsen oder Mais mit Bohnen. Das sind uralte Ernährungsformen, die wir in vielen Zivilisationen finden. Ganz Lateinamerika lebt von Mais und Bohnen, in Asien gehören Reis-Linsen-Kombinationen zur täglichen Nahrung.

Man spricht zum einen von Risikofaktoren für eine Frühgeburt durch vaginale Infektionen, pH-Veränderungen in der Scheide, Bluthochdruck, Rauchen, Stress, körperliche Belastung und Mehrlingsschwangerschaft. Zum anderen erforscht man heute, ob auch immunologische Reaktionen des mütterlichen Organismus auf die Schwangerschaft Frühgeburten auslösen. Es gibt Zeichen, die den Verdacht nähren, dass das Baby zu früh kommen könnte. Das sind z. B. eine Verkürzung des Muttermundes, vermehrter Ausfluss, Druck nach unten, Ziehen im Kreuzbein oder vorzeitige Wehen.

Viele Frauen haben schon während der Schwangerschaft Wehen, manchmal sogar regelmäßig oder schmerzhaft. Zum Glück führen diese Wehen nur in 6 % der Schwangerschaften zu einer Frühgeburt, aber da man sich dessen nicht sicher ist, erleben manche Frauen im zweiten Schwangerschaftsdrittel diese Phase vermehrter Wehentätigkeit verbunden mit großen Ängsten, dass das Baby zu früh kommen könnte.

Wenn die Wehen den Muttermund nicht verändern, sagt man, dass die Gebärmutter übt. Diese Wehen heißen Alvarez- oder Braxton-Hicks-Kontraktionen und sind eine durch äußere oder innere Reize hervorgerufene Muskelaktivität von Teilen der Gebärmuttermuskulatur.

Oft handelt es sich bei vorzeitigen Wehen um eine Art Schwangerschaftskrise. Diese Krise entsteht dadurch, dass der normale Alltag der Schwangeren zu viel wird. Da viele Frauen sehr pflichtbewusst sind, versuchen sie auf Kosten ihrer eigenen Kräfte ihr normales Programm aufrechtzuerhalten. Dann meldet sich das Baby mit vorzeitigen Wehen. Es ist so, als wollte es sagen: „Kümmere dich um mich oder ich suche mir einen anderen Platz." Der Schock, der dadurch entsteht, dass der Muttermund verkürzt und weich ist, reicht meist aus, um den Alltag umzukrempeln. Jetzt muss man sich Zeit nehmen und der Lieblingsbeschäftigung aller Babys nachgehen: brüten. Wichtig ist es in jedem Fall, alle Ursachen auszuschließen, die zu einer Frühgeburt führen könnten. Dazu gehört, dass der Arzt, um eine Infektion auszuschließen, einen Abstrich macht und Sie eventuell mit Antibiotika behandelt. Manche Ärzte setzen einen Ring in die Scheide ein, um den Druck auf den Muttermund zu verringern. Diese Maßnahme ist umstritten, da sie zugleich ein zusätzlicher Reiz für Infektionen sein kann und ein positiver Effekt nicht nachgewiesen ist.

Manchmal weist der Arzt Sie ins Krankenhaus ein, wo Sie für einige Tage mit Tokolytika behandelt werden. Oft bekommen Sie dann eine Infusion mit Partusisten. Das ist ein wehenhemmendes Mittel, das man besonders in akuten Situationen einsetzt, um die Frühgeburt so lange hinauszuzögern, dass eine Cortisonbehandlung zur Lungenreifung des Babys durchgeführt werden kann. Dafür muss die Geburt mindestens 12 Stunden hinausgezögert werden. Wenn das Baby doch nicht geboren wird, werden diese Medikamente langsam abgesetzt und Sie werden wieder nach Hause entlassen. Jetzt ist der alltägliche Stress unterbrochen und Sie sollten die Tage bis zum Ende der 36. Woche in Ruhe und mit reichlichen Dosen von Magnesium verbringen. Magnesium setzt den Muskeltonus herab. Wenn Sie schon Frühgeburten oder wiederholt

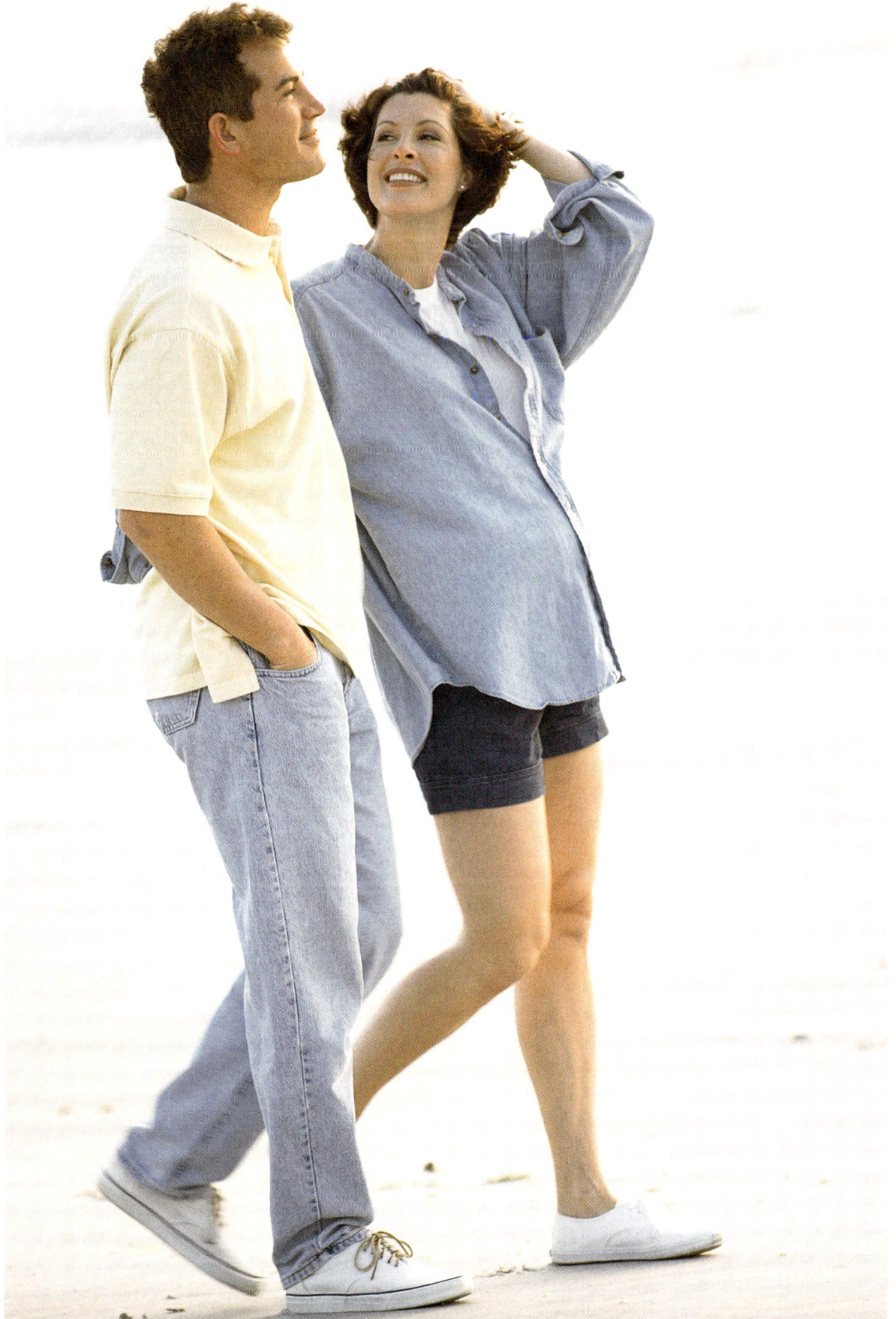

Fehlgeburten hatten, wird unter Umständen schon in der 14. Woche eine Cerclage oder ein operativer Muttermundverschluss gemacht. Bei einer Cerclage wird ein dicker Faden durch den Muttermund gezogen und fest zugeschnürt. Bei einem Muttermundverschluss werden die Seiten des Muttermundes aufgeraut und dann aneinander geklebt, sodass sie verwachsen. In der 37. Woche werden diese Maßnahmen rückgängig gemacht. Schwierig ist es, wenn Sie, z. B. ausgelöst durch eine Infektion, einen Blasensprung im zweiten Schwangerschaftsdrittel haben. Das ist eine sehr seltene Komplikation. Man wird auf jeden Fall versuchen die Geburt mit allen Mitteln hinauszuzögern. Es gibt Berichte, die besagen, dass die Geburt nach einem Blasensprung bis zu sieben Wochen später stattfand. In der 37. Schwangerschaftswoche sollte man alle wehenhemmenden Maßnahmen beenden.

Was kann ich tun bei Frühgeburtsbestrebungen?

Am besten, Sie schließen erst einmal Risiken aus. Dazu sollten Sie den Scheiden-pH-Wert regelmäßig überprüfen lassen. Wenn Sie keine Infektion und keinen erhöhten Blutdruck haben und immunologische Ursachen ausgeschlossen sind, ist schon viel gewonnen. Jetzt ist es wichtig, dass Sie Ihr Leben wirklich umstellen. Ihr Körper braucht alle Kraft für die Schwangerschaft. Auch wenn Sie sich für unentbehrlich halten, müssen Sie alle Aufgaben abgeben. Damit dieser Übergang gelingt, kann ein Krankenhausaufenthalt oder eine Phase strenger Bettruhe hilfreich sein. Verbringen Sie den größten Teil des Tages in der waagerechten Lage. Auf Geschlechtsverkehr sollten Sie – wenn der Muttermund verkürzt oder geöffnet ist – verzichten. Wenn der Muttermund sich verkürzt oder öffnet, aber dann stabil bleibt, haben Sie 70 bis 80 % Chancen, die 37. Woche zu erreichen. Dann ist das Baby so groß, dass es allein atmen kann. Wenn die Krise bewältigt ist, können Sie oft noch die letzten Wochen der Schwangerschaft sorgenfrei genießen und Ihre Kondition bis zur Geburt wieder aufbauen. Das beweist das Beispiel einer Frau, die bei ihrer ersten Schwangerschaft erst in der 37. Woche in den Schwangerschaftskurs kam. Bis dahin hatte sie in der Klinik gelegen, denn ihr Muttermund war schon seit Wochen 4 cm weit geöffnet. Sie war fest davon überzeugt, dass ihr Baby in den nächsten Tagen geboren würde. Aber erst eine Woche nach ihrem errechneten Termin bekam sie schließlich Wehen. Wenn Sie zu Hause liegen müssen, suchen Sie sich eine Hebamme, die Sie regelmäßig zu Hause betreut und Ihnen zeigt, wie Sie atmen können, wenn der Bauch hart wird. Sie kann Sie auf die Geburt vorbereiten und Ihnen Tipps geben, wie Sie sich entspannen können. Bewegungslosigkeit verhindert Frühgeburten jedoch nicht. Viele Frauen denken, dass sie jetzt nur noch liegen sollten. Untersuchungen haben gezeigt, dass mäßige Bewegung eher nützt, als wenn man ganz still liegt.

Kleines Gymnastikprogramm bei vorzeitigen Wehen

Räkeln Sie sich ausgiebig. Gehen Sie auf alle viere und bewegen sich 10 Minuten so, dass der Bauch locker lässt. Krabbeln Sie, lassen Sie abwechselnd das rechte

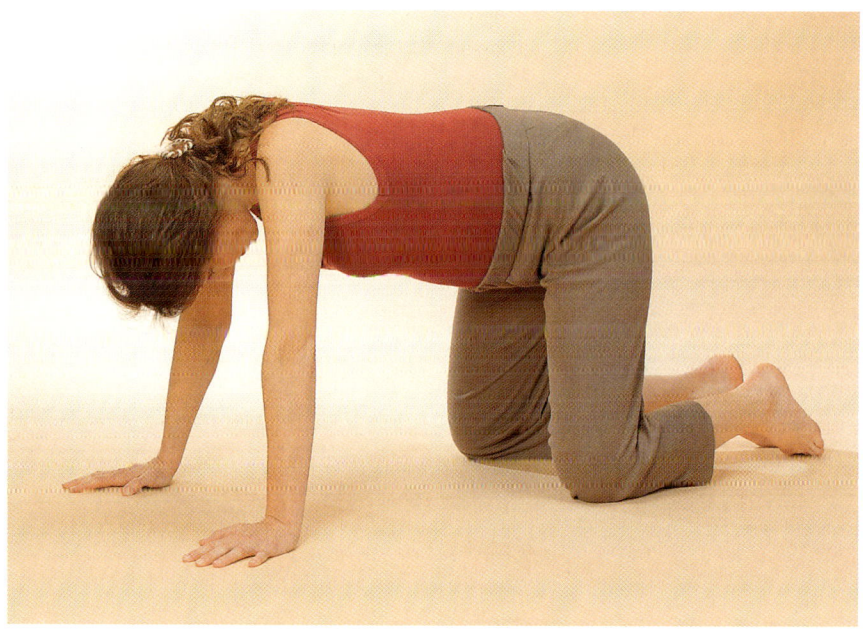

Vierfüßlerstand

Sitzbad zur Unterstützung der Selbstheilungskräfte: Nehmen Sie zweimal täglich ein Sitzbad mit 1 ml Essigessenz (25 %) auf 1 l Wasser. Zusätzlich kann ein Tropfen Teebaum- oder Lavendelöl beigemischt werden, das wirkt antibakteriell.

und das linke Bein ausgestreckt hängen, legen Sie den Kopf auf die Erde und lassen Sie die Arme hängen. Lassen Sie ein „Aaah" ertönen. Jetzt räkeln Sie sich noch einmal.

Wenn Sie auf dem Rücken liegen können, dann stellen Sie die Füße auf. Bewegen Sie das Becken. Drehen Sie es sanft nach oben, sodass das Kreuzbein ein wenig von der Erde abhebt. Spüren Sie, wie das Hohlkreuz verschwindet und die Lendenwirbel nachgeben. Lassen Sie das Becken wieder sinken. Wenn alle Muskeln im Becken losgelassen haben, wenn das Becken mit seinem ganzen Gewicht auf der Erde angekommen ist, wiederholen Sie diese kleine, sanfte Beckenbewegung mehrmals, bis Sie spüren, wie alle Beckenmuskeln sich entspannen.

Entspannung ist jetzt wichtig. Viele Frauen denken, wenn der Muttermund sich verkürzt, dass sie das Baby mit den Muskeln festhalten können. Das stimmt nicht. Im Gegenteil, wenn man sehr angespannt ist, gefällt es dem Baby noch weniger im Bauch und es vergrößert seine Anstrengungen herauszukommen.

Da eine Infektion der Harnwege eine der häufigsten Ursachen für vorzeitige Wehen und Frühgeburten sind, ist Hygiene das beste Mittel gegen den Ansturm von Bakterien auf das Scheidenmilieu.

Waschen Sie sich, aber benutzen Sie nur Wasser. Alle Seifen und Seifenersatzmittel verändern die Flora. Verzichten Sie überhaupt darauf, denn sie sind eine Hauptursache für immer wiederkehrende Pilzinfektionen und bakterielle Blasen- und Scheidenentzündungen, die in der Schwangerschaft oft symptomlos verlaufen. Dass man sich immer von vorne nach hinten abwischen soll, damit keine Darmbakterien in die Scheide gelangen, wissen Sie ja. Noch besser ist es, kein Toilettenpapier zu benutzen, sondern zu duschen. Wenn Sie kein Bidet haben, nehmen Sie eine Kanne mit Wasser dafür.

Das Milieu in der Scheide ist sauer. Besonders wenn Sie zu Blasenentzündungen, Chlamydien und Pilzinfektionen neigen, unterstützen Sie das saure Milieu durch Sitzbäder mit Essig. So entziehen Sie fremden Eindringlingen die Lebensgrundlage und stärken die Selbstreinigungskraft der Vagina. Bitten Sie Ihren Partner, seinen Penis gründlich zu waschen, bevor Sie miteinander schlafen. Besonders risikogefährdet gegenüber Frühgeburten sind Teenager, Frauen, die schon einmal eine Frühgeburt, eine Totgeburt oder ein zu kleines Baby (Small for Gestational Age) hatten, oder Frauen mit sehr hohem Blutdruck. 20 bis 30 % der Frühgeburten haben eines dieser Risiken in der Vorgeschichte. Auch Mehrlinge erhöhen das Risiko einer Frühgeburt. Bei 40 % der Frühgeburten ist eine Infektion der Scheidenflora die Ursache. Harnwegsinfekte, die oft ohne Symptome ablaufen, eine Verkürzung des Muttermundes, Blutungen, vorzeitige Wehen, Rauchen, Stress, Spannungen in der Partnerschaft und körperliche Belastungen können außerdem zu einer Frühgeburt führen.

Was tun bei Sodbrennen?

Sodbrennen entsteht, weil das Baby von unten gegen die Speiseröhre und den Magen drückt. Dazu kommt, dass der Verschluss der Speiseröhre aufgelockert ist und so leichter Magensäure durchlässt. Gegen Sodbrennen gibt es viele Tipps, hier die am häufigsten erwähnten:

Magenpunkt

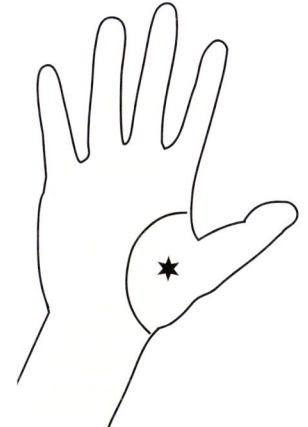

- ein Glas Wasser trinken
- eine Prise Haferflocken lange kauen
- eine Haselnuss oder eine Mandel kauen
- ein Glas Wasser mit einem Esslöffel Kiesel- oder Heilerde einnehmen
- eine Mischung aus Bananen- und Kirschsaft trinken
- Emser Pastillen lutschen
- kleine Portionen essen, dabei lange kauen
- ganz aufrecht sitzen
- Stress abbauen und sich entspannen

Akupressur gegen Sodbrennen
Man kann auch den Magenpunkt drücken. Der befindet sich im Handteller, im Daumenballen, ungefähr ein Zentimeter Richtung Daumen neben dem tiefsten Punkt, an dem die Handlinien Richtung Handwurzel zusammenlaufen.

Was tun bei Hautjucken?

Pruritus gravidarum, Hautjucken in der Schwangerschaft, ist zwar ein recht seltenes Phänomen, jedoch äußerst lästig. Man vermutet, dass die Galle durch Druck nicht ausreichend abfließen kann. In vielen Fällen hilft es, wenn Sie sehr viel trinken, damit Harnsaure und andere Stoffwechselprodukte besser ausgeschieden werden. Manche Frauen haben berichtet, dass eine sehr fettreiche Creme ihnen Erleichterung verschafft hat, zum Beispiel Creme mit Kakaobutter.

Wenn das Hautjucken plötzlich und heftig auftritt, kann es ein Symptom für HELLP sein. Dann sollten möglichst bald die Leberwerte bestimmt werden.

Was bedeutet die dunkle Linie auf dem Bauch?

Die so genannte Linea fusca ist ein Pigmentstreifen unbekannter Herkunft in der Mitte der Bauchdecke, der sich vom Schambein bis zum Rippenrand hinzieht. Er entsteht oft schon zu Beginn der Schwangerschaft und verschwindet erst einige Monate nach der Geburt.

Was tun bei Ischiasbeschwerden?

Der Ischiasnerv zieht sich vom Becken aus durch das Bein. Bei Ischiasbeschwerden spürt man den gesamten Verlauf des Nervs das Bein hinunter bis in den Fuß. Wenn Sie nur Schmerzen in der Pobacke haben, leiden Sie wahrscheinlich an einer schwangerschaftsbedingten Lockerung der Iliosacralgelenke. Das sind die Gelenke, die die Beckenknochen mit dem Kreuzbein verbinden, feste Knorpel, die normalerweise ganz unbeweglich sind. In der Schwangerschaft werden diese Knorpel weicher und es kommt zu winzigen, aber schmerzhaften Verschiebungen in diesen Gelenkfugen. Wenn das der Fall ist, können Sie schlecht auf dem Rücken liegen, weil es schmerzt. Wenn Sie länger auf dem Rücken liegen, kommen Sie kaum noch hoch. Ischiasbeschwerden und Beschwerden im Iliosacralgelenk können einen Wunsch des Körpers nach mehr Ruhe zum Ausdruck bringen. Schmerzen in den Hüftgelenken können auf Problemen in der Lendenwirbelsäule beruhen.

Sitzen Sie viel? Entlastende Bewegungen sind jetzt wichtig. Gehen Sie häufiger auf allen vieren. In der Schwangerschaft ähnelt der Körper in seinen Bewegungsbedürfnissen den eines zweijährigen Kindes. Alle 10 Minuten möchte er eine Haltungsänderung. Krabbeln ist die Fortbewegungsart, die die Wirbelsäule und das Becken am besten entlastet. Auch eine Kreuzbeinmassage wäre jetzt das Richtige.

Was geschieht bei einer Symphysenlockerung?

Vorne, im Schambein, sind die Beckenknochen durch die Symphyse, eine Knorpelverbindung, zusammengefügt. Dieser Knorpel kann in der Schwangerschaft weich werden und schmerzen. Das typische Symptom ist, dass Sie nicht auf einem Bein stehen können. Hier hilft nur Schonung. Vermeiden Sie alle schmerzhaften Bewegungen. Manchmal gibt es durch die Geburt eine Zerrung oder einen Riss des Symphysenknorpels. Sie können dann nicht mehr aufstehen. Die Heilung ist langwierig und dauert mindestens sechs Wochen, in denen Sie mehr oder weniger ans Bett gefesselt sind. Zum Glück ist diese Verletzung sehr selten.

Was tun bei Krampfadern?

Krampfadern oder Varizen sind Venen, die durch Überlastung erweitert sind. In blauen Kringeln zeichnen sie sich unter der Haut ab. Venen haben kleine Muskeln, die das Blut zurück zum Herzen pumpen. Wenn die Venen erschlafft sind, arbeiten diese Muskeln ausreichend. Die Beine kribbeln, fühlen sich schwer wie Blei an, der Kreislauf wird schlapp, Füße und Knöchel schwellen an. Auch in der Scheide, an den Schamlippen und am After können sich Krampfadern bilden. Wenn die Krampfadern sich im Bereich des Afters befinden, nennt man sie Hämorrhoiden. Da in der Schwangerschaft und um die Geburt herum leichter eine Thrombose entsteht, muss man sich um Krampfadern kümmern. Langes Sitzen, besonders mit übereinander geschlagenen Beinen, oder Stehen sollte vermieden werden.

Kaltes Wasser ist ein effektives Training für die Venenmuskeln. Duschen Sie Ihre Beine zwei- bis dreimal täglich, sodass sie richtig kalt werden und die Venen sich vor Schreck zusammenziehen.

Stützstrümpfe sind empfehlenswert, aber nur wenn man sie richtig anzieht. Um Stützstrümpfe anzuziehen, legen Sie sich so hin, dass die Beine höher sind als der Körper und das Blut in den Körper zurückfließt. Streichen Sie die Beine von den Füßen zum Becken. Dann ziehen Sie die Stützstrümpfe an.

Falls Sie ein verstellbares Bett haben, können Sie auch das Fußende des Bettes höher stellen. 10 cm reichen aus, um den Venen die Arbeit zu erleichtern.

Auch gegen Hämorrhoiden ist eine Kältetherapie erfolgreich. Kühlen Sie mit Coolpacks und sorgen Sie für weichen Stuhlgang, indem Sie genug trinken und genug Ballaststoffe zu sich nehmen.

Was tun bei Diabetes in der Schwangerschaft?

Wenn Sie schon vor der Schwangerschaft Diabetikerin waren, werden Sie von Anfang an intensiv vom Arzt betreut. Der Blutzucker und die Insulindosis müssen schon zu Beginn der Schwangerschaft neu eingestellt werden. Eine Einstellung mit dem Ziel, den Blutzucker zwischen 5,6 und 6,7 mmol/l zu halten, hat sich als positiv herausgestellt. Im Rahmen dieser Werte gab es die wenigsten Komplikationen. Inzwischen weiß man genug über Diabetes und die interdisziplinäre Zusammenarbeit von Geburtshelfern, Internisten und Ernährungswissenschaftlern ist so gut, dass Diabetikerinnen ohne Probleme ein Kind austragen und eine normale Geburt haben können. Eine sorgfältige Blutzuckerkontrolle ist dabei das A und O. Risiken, die man durch eine gute Einstellung des Blutzuckers bei der Planung einer Schwangerschaft vermindern kann, sind:

▶ sehr große Kinder
▶ Harnwegsinfekte
▶ Hypertonie und daraus entstehende Frühgeburtlichkeit
▶ Atemnot des Kindes nach der Geburt
▶ eine erhöhte Rate von Herzfehlern und von kindlichen Todesfällen.

Wenn Sie erst während der Schwangerschaft einen Schwangerschaftsdiabetes entwickeln, ist meist keine Insulintherapie notwendig und der Zucker verschwindet nach der Schwangerschaft, um eventuell im Alter als Altersdiabetes wieder aufzutauchen. Oft reichen eine Überprüfung der Ernährungsgewohnheiten und mehr Bewegung aus, um Zucker besser abzubauen. Jedoch ist eine zucker- und kohlehydratfreie Diät für manche Menschen ein großes Opfer.

Wenn Sie einen Schwangerschaftsdiabetes entwickeln, produziert Ihre Bauchspeicheldrüse nicht genug Insulin, um den Zucker im Blut abzubauen. Das heißt, dass das Baby immer zu viel zu essen bekommt. Es wird zu dick und es bekommt nach der Geburt selbst Probleme mit seinem Stoffwechsel. Eins der ersten Symptome, die Sie spüren, ist übergroßer Durst. Wenn dann der Arzt erhöhte Blutzuckerwerte (mehr als 8 mmol/l oder 140 mg/dl) feststellt, wird als Erstes ein Glucosetoleranztest durchgeführt. Der Blutzucker wird nüchtern und, nachdem Sie einen Becher süßen Saft getrunken haben, eine und zwei Stunden später kontrolliert. Wenn die Werte zu hoch sind, wird eine streng kohlehydratreduzierte Diät verordnet. Das reicht in den meisten Fällen aus, um Sie und das Baby gut durch die Schwangerschaft zu bringen.

Was tun bei Ödemen?

Ödeme gehören zur Schwangerschaft, sie sind notwendig, damit der Körper sich dehnen kann, damit die Plazenta und alle Organe gut durchblutet werden und damit das Baby gut wächst und weich gepolstert liegt. Ödeme können Beschwerden verursachen, besonders an heißen Tagen oder wenn Sie lange stehen. Nicht nur geschwollene Knöchel, sondern auch Kribbeln und Gefühllosigkeit in den Fingern und Schmerzen in den Unterarmen sind die Folgen. Die Schwellung kann Nervenhüllen in den Unterarmen anschwellen lassen und Schmerzen in den Armen sowie Taubheit in den Händen hervorrufen. Trotzdem behandelt man in der Schwangerschaft Ödeme nicht direkt. Man verabreicht keine entwässernden Medikamente oder Tees, auch salzarme Kost, Reistage und Kartoffeldiät sind nicht angebracht, da man den Stoffwechsel und den Wasserhaushalt noch mehr irritieren würde. Trinken Sie reichlich, essen Sie gut und vielseitig und salzen Sie so, wie es Ihnen schmeckt. Solange Sie keinen erhöhten Blutdruck haben und die Ödeme nicht von einem Tag auf den anderen auftreten, sind sie normal und ungefährlich. Geschwollene Knöchel können, besonders wenn Sie schwere Beine haben, ein Zeichen für eine Venenschwäche sein. Hier helfen Stützstrümpfe. Die Füße hochzulegen ist die einfachste Methode, um geschwollene Beine zu entlasten. Schwimmen und langes Verweilen in warmem Wasser tun auch gut.

Was ist eine Präeklampsie?

Präeklampsie oder Gestose, wie dieses Krankheitsbild früher genannt wurde, zeichnet sich aus durch einen hohen Blutdruck (über 140/90 mmHg). 5 bis 10 % aller Schwangeren entwickeln dieses Krankheitsbild. Damit gehört sie zu den häufigsten Schwangerschaftskomplikationen. Wenn die Krankheit fortschreitet, können plötzlich starke Ödeme auftreten und im Urin wird Eiweiß ausgeschieden (mehr als 3 g/l). Je früher in der Schwangerschaft der Blutdruck steigt, desto wichtiger sind gute Kontrollen. Jede zweite Frühgeburt wird durch eine Präeklampsie ausgelöst. Vor dem Geburtstermin kann der Blutdruck durch Aufregung leicht erhöht sein, ohne dass eine Präeklampsie vorliegt. Wenn der Blutdruck ständig erhöht ist, bekommen Sie in der Schwangerschaft blutdrucksenkende Medikamente. Bettruhe und Entspannung sind einfache Maßnahmen, um den überstrapazierten Organismus zu schonen. Hohen Blutdruck wird man vor, während und nach der Geburt immer genau überwachen, da sich daraus Gefahren für Mutter und Kind entwickeln können. Wenn der Blutdruck zu sehr ansteigt, kann die werdende Mutter einen auch für das Kind lebensbedrohlichen eklamptischen Krampfanfall erleiden. Da diese Krankheit heute meist rechtzeitig erkannt wird, geschieht das jedoch nur noch sehr selten. In kritischen Fällen leitet man die Geburt ein oder macht aus Sorge um die Gesundheit von Mutter und Kind einen Kaiserschnitt. Die Ursache für eine Eklampsie ist nicht erforscht. Einige Forscher sagen, dass die Plazenta Substanzen ausscheidet, die eine Entzündung der inneren Gefäßwände auslösen und so die Blutversorgung von Mutter und Kind beeinträchtigen. Andere vermuten eine Art Reaktion des Immunsystems auf den „Fremdkörper" Schwangerschaft. Da das Baby für den mütterlichen Organismus fremde Anteile aus seinem väterlichen Erbe mitbringt, kann das Immunsystem der Mutter Abwehrstoffe gegen die Schwangerschaft entwickeln. Daraus kann eine Reihe von Komplikationen in verschiedenen Stadien der Schwangerschaft entstehen. Heute vermutet man eine Immunreaktion zum Beispiel bei aufeinander folgenden Fehlgeburten, bei Übelkeit und Erbrechen über die 12. Woche hinaus oder ab einem späteren Zeitpunkt in der Schwangerschaft, bei Blutungen und vorzeitiger Plazentalösung. Eine Behandlung mit Immunglobulinen in der Schwangerschaft befindet sich in der Erprobung und zeigt gute Ergebnisse.

Was bedeutet HELLP?

HELLP ist die Abkürzung für H = Hämolyse (Blutgerinnungsstörung), EL = Elevated Liver enzymes (erhöhte Leberwerte), LP = Low Platelet count (niedrige Thrombozytenzahl). Der Name ist eine Kurzfassung der bei dieser Krankheit auftretenden Probleme. HELLP entwickelt sich bei 4 bis 12 % der Frauen, die an einer schweren Präeklampsie leiden. Aber HELLP kann auch ohne erhöhten Blutdruck und Ödeme auftreten. Eine frühe Form von HELLP tritt oft schon vor der 30. oder manchmal sogar vor der 20. SSW auf. Symptome sind Schmerzen im Oberbauch, weil die Leber angegriffen ist, Übelkeit und Erbrechen und in manchen Fällen starkes Hautjucken. Um die Diagnose zu bestätigen, sind Laborbestimmungen der Leberwerte, des Blutbildes und Urinkontrollen auf Eiweiß und Bilirubin notwendig. Da diese Erkrankung eine sehr schnelle, dramatische Entwicklung nehmen kann, ist ein Kaiserschnitt meist die einzige Lösung. Die Ursache dieser Erkrankung liegt vermutlich in einer Autoimmunreaktion des Körpers gegen die Schwangerschaft.

Was tun, wenn das Baby nicht mit dem Kopf nach unten liegt?

Beckenendlage (BEL) nennt man alle Positionen, in denen das Baby nicht mit dem Kopf, sondern mit den Füßen oder dem Po nach unten liegt.

Querlage (QL) sagt man, wenn das Baby quer im Bauch liegt. Mit Geburtsbeginn liegen 3 bis 4 % der Babys nicht in Schädellage. In den letzten Jahren ist man wieder vermehrt dazu übergegangen, bei BEL eine normale Geburt anzustreben. Ein Kaiserschnitt ist immer noch eine große Operation und für die Mutter riskanter als eine normale Geburt, weil die Gefahr einer Infektion im Wochenbett größer ist. Häufig finden Beckenendlagen unter Periduralanästhesie statt, weil durch die Betäubung alle Beckenmuskeln entspannt sind und so die Geburt leichter verläuft. Außerdem kann man die Periduralanästhesie, falls notwendig, für einen Kaiserschnitt nutzen.

Die Lage des Babys kann beeinflusst sein durch die anatomische Form des Uterus. Querlagen kommen häufiger vor, wenn der Bauch durch vorherige Schwangerschaften sehr weich und weit ist. Manchmal sieht man nach der Geburt, dass das Baby in die Nabelschnur verwickelt war und sich deshalb nicht drehen konnte. Aber meist findet man keine Ursache dafür, dass das Baby nicht in Schädellage (SL) liegt.

Warum das Baby sich meistens mit dem Kopf in Richtung Becken legt, ist nicht geklärt. Die schönste Erklärung stammt von dem Arzt und Therapeuten Tomatis, der sagt, dass das Baby die Stimme seiner Mutter stärker über die Knochenleitung der Wirbelsäule, als Schwingung, wahrnimmt, als über die Schallwellen, die von außen in seinen Bauch dringen. Das würde heißen, dass es mit dem Ohr so nah wie möglich am Kreuzbein liegt und lauscht. Dass es mit dem Kopf nach unten unbequem liegt, ist unwahrscheinlich, da alle Knochen weich gepolstert sind und das Fruchtwasser wie ein Wasserbett alles abfedert. Dadurch, dass es schwimmt, ist es auch der Schwerkraft wesentlich weniger ausgesetzt. Das können Sie nach der Geburt beobachten, wenn das Baby seine Bewegungen in der Schwerkraft kaum koordinieren kann. Vor der Geburt hat es vielleicht schon sein Däumchen gefunden und jetzt dauert es Wochen, bis ihm das wieder gelingt.

Bis zur 36. Woche hat das Baby normalerweise so viel Platz, dass es sich hin und her drehen kann. Bis dahin sollte man sich keine Gedanken über die Kindslage machen. Wenn das Baby dann keine Anstalten macht, sich mit dem Köpfchen Richtung Becken zu bewegen, können Sie verschiedene Methoden ausprobieren, um das Baby zu animieren, sich doch noch zu drehen. Alle Methoden haben eine Erfolgsquote von ca. 50 bis 70 %.

Bauchmassage:
– Bewegen Sie beide Hände im
  Uhrzeigersinn um den
  ganzen Bauch.
– Fassen Sie unter den Rücken
  und ziehen Sie die Taille auf
  beiden Seiten hoch.
– Streichen Sie vom Schambein
  zu den Seiten des Bauches
  hoch und in der Mitte hinun-
  ter.
– Malen Sie mit den Finger-
  spitzen eine Sonne um den
  Bauchnabel.
Jede Bewegung sollte zwei
Minuten ausgeführt werden.

Wie die vorzeitigen Wehen ist auch eine BEL manchmal ein Ruf des Babys nach mehr Aufmerksamkeit. Auch wenn es noch nicht sichtbar ist, möchte es schon ein Teil des Familienlebens und des Miteinander sein. Bitten Sie Ihren Partner, Ihnen jeden Tag eine Bauchmassage zu geben. So hat das Baby, was es am meisten liebt: die ungeteilte Aufmerksamkeit beider Eltern.

Massage mit einem duftenden Öl tut dem Baby gut und, das Wichtigste, sie hilft, dass der Bauch so entspannt ist, dass das Baby Bewegungsfreiheit hat.

Wenn Sie in Rückenlage das Kreuzbein schmerzt oder Ihnen schwindelig wird, legen Sie sich besser auf die Seite. Sonst legen Sie sich so hin, dass Ihr Partner zwischen Ihren Beinen sitzt und Sie Ihre Beine leicht angewinkelt über seine Oberschenkel hängen lassen. Der Massierende kann aber auch neben Ihnen sitzen.

Atmen für einen weiten Bauch

Diese Übung ist auch bei vorzeitigen Wehen und Schlaflosigkeit zu empfehlen.

Sie selbst oder Ihr Partner legen die Hände auf den Bauch unterhalb des Nabels und spüren die Atembewegung und wie das Baby so leise geschaukelt wird. Wenn der Po unten liegt, spüren Sie unter Ihren Händen den Po des Babys. Beim Ausatmen schieben Sie den Po ein wenig hoch, so als wollten Sie ihm einen kleinen Schubs geben.

Lassen Sie sich von der Hebamme zeigen, wie das Baby liegt und in welche Richtung es einen Purzelbaum machen könnte. Helfen Sie dem Baby mit Ihrer Vorstellungskraft. Wenn es Ihnen schwer fällt, den Po zu tasten, stellen Sie sich diese Bewegung vor.

Wenn Sie ausgeatmet haben, strecken Sie den Bauch raus, sodass er ganz weit wird. Lassen Sie den Atem so leicht und entspannt einströmen, dass Sie nicht spüren, wie er durch die Nase geht.

Nehmen Sie sich 10 Minuten Zeit, so zu atmen.

Indische Brücke

Die Indische Brücke ist eine relativ unbequeme, aber effektive Körperhaltung, bei der Sie sich mit dem unteren Rücken über einen ca. 30 cm hohen Kissen-stapel legen. Die Beine lassen Sie hängen. Durch die Dehnung des Bauches entsteht Platz. Eine abgewandelte Version besteht darin, dass Sie sich einfach mit erhöhtem Becken hinlegen, so rutscht das Baby mit dem Po aus dem Becken heraus und dreht sich hoffentlich.

Beckenschaukel

Legen Sie sich auf den Rücken, breiten Sie die Arme aus und ziehen Sie die Beine an, sodass die Füße in der Luft hängen. Lassen Sie die Beine sacht auf eine Seite fallen. Mit dem nächsten Ausatmen bewegen Sie die angewinkelten Beine lang-sam zur anderen Seite. Setzen Sie diese Bewegung für etwa 10 Minuten fort.

Knie-Ellenbogen-Lage

Auf allen vieren zu sein empfinden viele Frauen als sehr angenehm für den unteren Rücken. Der Bauch kann sich dadurch besser entspannen.

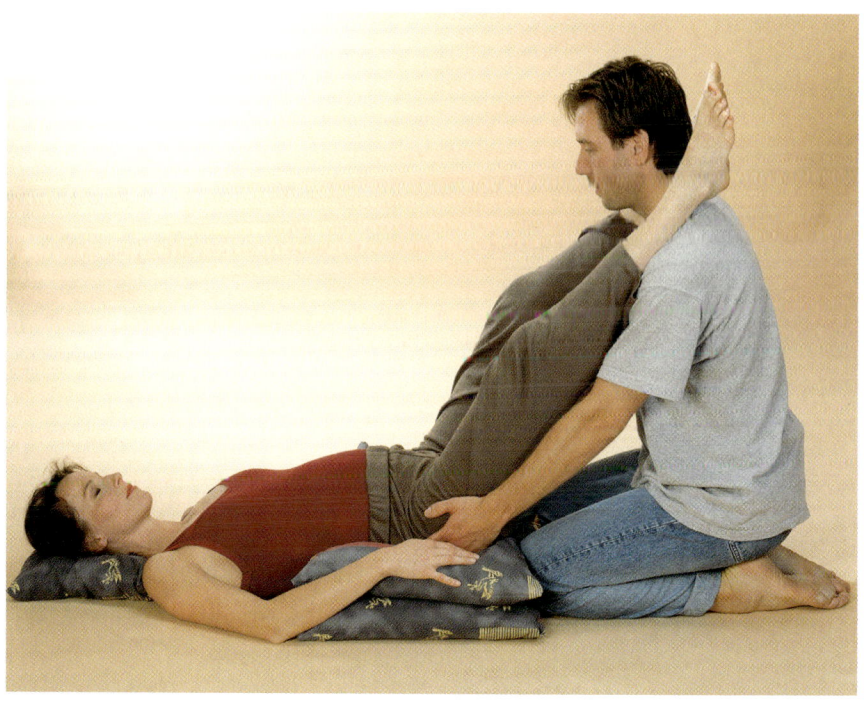

Indische Brücke

Gehen Sie auf alle viere. Zuerst lockern Sie die Wirbelsäule und den Bauch, indem Sie abwechselnd einen Buckel und ein Hohlkreuz machen. Anschließend halten Sie die Oberschenkel senkrecht, legen die Wange oder die Stirn auf die Matte und lassen die Arme weit nach vorn hängen. Es wird empfohlen, diese Haltung alle zwei Stunden für fünfzehn Minuten einzunehmen. Das ist anstrengend, aber sehr wirkungsvoll.

Moxa

Moxa kommt aus der chinesischen Medizin und wirkt – wie Akupunktur – auf bestimmte Punkte der Meridiane. Bei Moxa verwendet man jedoch keine Nadeln, sondern Hitze. Mit einer Art Zigarre aus Beifuß erhitzt man den letzten Punkt des Blasenmeridians. Dieser ist so angelegt, dass er sich teilt und von beiden Füßen aus in vier Strängen durch das Becken läuft. Der letzte Punkt befindet sich auf dem kleinen Zeh, 3 mm unterhalb der äußeren Nagelecke. Man hält das glimmende Ende der Beifußzigarre so nah an diesen Punkt, dass ein Wärmereiz entsteht, der deutlich, aber nicht schmerzhaft ist. Um festzustellen, ob diese Behandlung gut vertragen wird, behandelt man beide Zehen nacheinander für fünf Minuten. Jeden Tag steigert man die Behandlungsdauer um eine Minute, bis man jeden Fuß 15 Minuten behandelt. Es ist wichtig, das Fenster dabei zu öffnen, da das Beifußkraut einen starken Geruch entwickelt. Im Anschluss an die Behandlung ist es gut, noch mindestens eine halbe Stunde zu ruhen. Alle Frauen berichten von einem angenehmen, wohligen Gefühl im Becken. Manchmal bewegt sich das Baby deutlich. Auch wenn das Baby sich nicht dreht, können Sie die Behandlung bis zur Geburt fortsetzen, wenn es Ihnen gut tut.

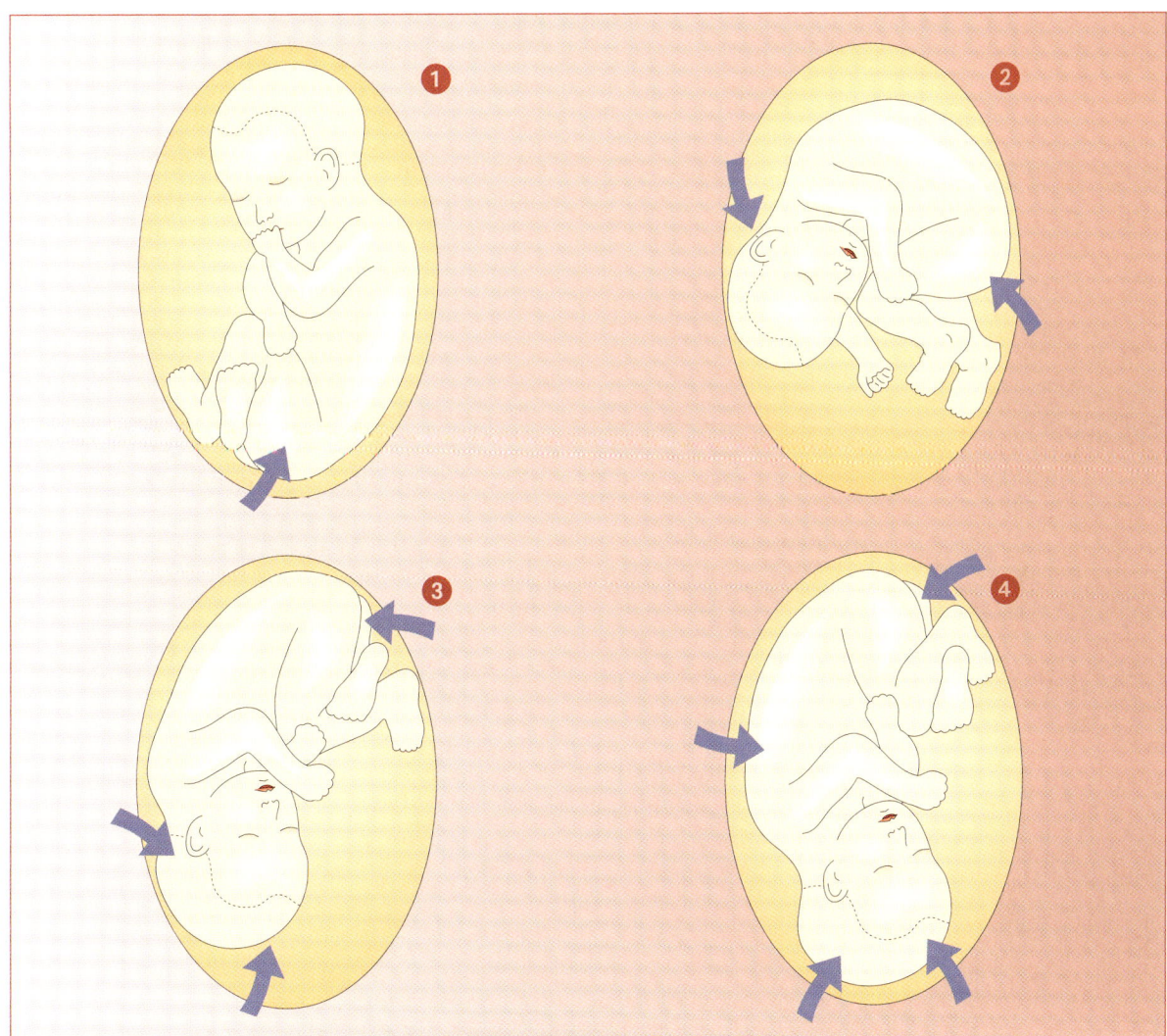

Die äußere Wendung
Abb. 1: Der Po wird aus dem Becken gehoben.
Abb. 2: Das Kind wird entgegen dem Uhrzeigersinn gedreht.
Abb. 3: Der Kopf befindet sich fast über dem Becken.
Abb. 4 : Letzte Druckbewegungen schieben das Baby in die ideale Geburtsposition.

Akupunktur

Akupunktur arbeitet nicht mit Hitze, sondern mit Nadeln an verschiedenen Meridianpunkten. Wie Moxa hat Akupunktur eine sehr harmonisierende und stärkende Wirkung und ist generell eine ausgezeichnete Geburtsvorbereitung. Ärzte, Hebammen oder Heilpraktiker, die sich mit chinesischer Medizin aus kennen, können Sie mit Akupunktur behandeln.

Äußere Wendung

Wenn alles nichts nützt, kann man kurz vor dem Geburtstermin, ab der 38. SSW, eine äußere Wendung durch einen erfahrenen Arzt in Betracht ziehen. Wenn die Plazenta an der Vorderwand der Gebärmutter sitzt, ist diese Möglichkeit jedoch ausgeschlossen. Die Behandlung sollte erst kurz vor dem Geburtstermin geschehen, weil sonst die Möglichkeit, dass das Baby sich zurückdreht, zu groß ist.

Außerdem kann es bei einer äußeren Wendung zu Komplikationen kommen, die einen sofortigen Kaiserschnitt notwendig machen. In seltenen Fällen reagiert das Baby auf die Wendung ungünstig oder die Plazenta löst sich ab. Deshalb macht man äußere Wendungen in Sectiobereitschaft zu einem Zeitpunkt, wenn das Baby groß genug ist, um geboren zu werden. Oft bekommen Sie ein wehenhemmendes Mittel, damit die Gebärmutter entspannt ist. Die Herztöne des Babys werden vor und nach der Wendung kontrolliert

Homöopathie

Es gibt homöopathische Mittel, die man bei BEL erfolgreich nehmen kann. Da diese aber symptom und typabhängig gegeben werden, ist es sinnvoll, einen erfahrenen Homöopathen zurate zu ziehen.

Wenn das Baby sich nicht drehen will, klären Sie am besten ab, ob eine vaginale Geburt trotzdem möglich ist. Ungefähr ein Viertel aller Babys in BEL werden auf normalem Wege geboren. Besonders wenn es nicht die erste Geburt ist und der Kopf des Babys nicht zu groß ist, ist eine normale Geburt dem Kaiserschnitt vorzuziehen.

Wenn das Baby quer liegt oder in Fußlage, dann ist ein Kaiserschnitt unvermeidlich. Wenn das Baby hockt oder die Beine hochgeschlagen sind, besteht die Möglichkeit, dass es vaginal geboren wird. Dafür sind jedoch noch andere Faktoren ausschlaggebend, wie die Größe des kindlichen Kopfes und ob es das erste oder das zweite Baby ist. Wenn es nicht das erste Baby ist, dann ist von Bedeutung, wie die erste Geburt verlief. Wenn man alle diese Punkte berücksichtigt, kann das Baby problemlos mit dem Po zuerst geboren werden.

Was ist eine Wehe?

Mit Wehe bezeichnet man die Arbeit der Gebärmuttermuskeln, die wie ein Netz ineinander verwoben sind. Schon in der Schwangerschaft erleben viele Frauen, dass der Bauch hart wird und die Gebärmuttermuskeln sich bewegen. In den meisten Fällen hat das keine Auswirkung auf den Muttermund, weil nur Teile der Gebärmuttermuskeln aktiv sind. Man sagt, dass die Gebärmutter übt. Diese so genannten Braxton-Hicks- und Alvarez-Kontraktionen sind schmerzlos und oft unbemerkt. Sie tragen dazu bei, dass die Gebärmutter gut durchblutet wird und wächst. Diese Wehen dauern nicht länger als 30 Sekunden und können recht häufig sein. Wichtig ist, dass sie den Muttermund nicht verkürzen und dass es auch Zeiten im Tagesablauf gibt, in denen die Gebärmutter ganz weich und entspannt ist.

Vier bis sechs Wochen vor der Geburt erleben manche Frauen Senkwehen. Mit den Senkwehen rutscht das Baby tiefer und sitzt dann mit seinem Kopf fest im Beckeneingang (wie ein Ei im Eierbecher.) So kann es keinen Purzelbaum mehr machen. Vielleicht dreht es sich noch von rechts nach links. Fast alle Babys haben eine Lieblingsseite, die Überzahl tendiert nach links, und da liegen sie in den letzten Wochen immer mit ihrem Rücken. Wenn Sie Senkwehen haben, spüren Sie möglicherweise einige Stunden koordinierter Wehentätigkeit. Die kann so stark sein, dass Sie darüber nachdenken, die Hebamme zu alarmieren. Aber dann lassen die Wehen nach und Sie schlafen doch ein. Manchmal verlaufen die Senkwehen unbemerkt und Sie stellen nur fest, dass der Bauch ein bisschen tiefer hängt, dass der Magen mehr Platz hat oder das Sodbrennen nachlässt. Oft senken sich Babys erst während der Eröffnungsphase ins Becken.

Erst wenn der Muttermund reif und bereit ist, auf die Wehen zu reagieren, und sich wirklich alle Muskelfasern gleichzeitig mit aller Kraft zusammenziehen, öffnet sich der Muttermund durch die Eröffnungswehen.

Wenn man Frauen fragt, wie sie die Wehen bei der Geburt beschreiben würden, bekommt man ganz unterschiedliche Auskünfte. Manche sagen, dass die Wehen wie große Wellen sind, die durch den Körper fluten. Andere beschreiben sie als sehr starke Menstruationskrämpfe, wieder andere beschreiben sie als starken Schmerz im Kreuzbein und manche sagen, es sei, als würde man einen Gurt um den Bauch immer fester und fester ziehen. Es gibt sogar Frauen, die Wehen als starkes Ziehen in den Oberschenkeln empfinden.

Vielleicht ist das Bild der Welle das anschaulichste, um eine Wehe zu beschreiben. Dann sollte man sich aber nicht diese kleinen sommerlichen Ostseewellen vorstellen. Besonders wenn der Muttermund beinahe geöffnet ist, steigert sich die Intensität dieser Wellen bisweilen zur Stärke eines Orkans.

Wehen schwellen an und ab. Sie sind rhythmisch und kommen in Abständen von zwei bis 15 Minuten. Manche Frauen verwechseln zu Beginn die Wehen mit Blähungen. Wenn Sie zum Beispiel alle 10 Minuten darüber nachdenken, was Sie gegessen haben, weil es so rumort in Ihrem Bauch, dann sollten Sie sich die Frage stellen, ob das vielleicht Wehen sein könnten. Geburtswehen sollten ungefähr eine Minute dauern. Wenn sie viel kürzer sind, haben sie meist nicht die Kraft, den Muttermund zu öffnen. Viel länger werden sie nicht, weil sonst die Sauerstoffversorgung des Babys nicht gewährleistet wäre. Durch diese Wehenarbeit der Gebärmutter öffnet sich zuerst, in der Eröffnungsphase, der Muttermund. Dann wird das Baby in der Austreibungsphase durch die Scheide und durch die Beckenbodenmuskeln nach draußen befördert. Auch wenn das Baby geboren ist, hören die Wehen nicht auf. Die Gebärmutter arbeitet weiter, bis auch der Mutterkuchen, die Plazenta, geboren ist. In den Tagen nach der Geburt, wenn die Gebärmutter sich zurückbildet und nach ungefähr zwei Wochen wieder ihre ursprüngliche Größe erreicht hat, geschieht auch das durch Wehen.

Selbstuntersuchung

Wenn Sie geübt sind, können Sie die Öffnung des Muttermundes selber ertasten. Wenn Sie schwanger sind, finden Sie den Muttermund meist ein wenig nach hinten verzogen, Richtung Kreuzbein. Der Muttermund fühlt sich rund und glatt an, wie eine Kirsche. In der Mitte fühlen Sie ein kleines Grübchen, den äußeren Muttermund. Wenn der Muttermund sich öffnet, fühlen Sie die Öffnung wie einen Ring, der langsam größer wird. Es empfiehlt sich, die Hände gut zu waschen. Wenn die Fruchtblase geplatzt ist, sollten Sie sich wegen der Infektionsgefahr nicht selbst untersuchen.

Geburt heißt, dass der Körper sich öffnet und das Baby in die Welt hinauslässt. Alle weichen Gewebe zwischen den Beckenknochen (Muskeln, Bänder, Bindegewebe) müssen nachgeben, loslassen und sich dehnen, damit das Baby hindurchkann.

Schauen Sie sich das knöcherne Becken ganz genau an. Manche Menschen denken, dass das Becken sich während der Geburt weitet. Das ist kaum der Fall. Das Becken ist ein unbeweglicher Ring, der aus drei Knochen besteht. Diese drei Knochen haften durch Knorpel aneinander. Ein Verbindung ist ganz vorne, in der Mitte des Schambeins. Die beiden anderen Verbindungen halten das Kreuzbein und die beiden Beckenschalen zusammen. Diese Knorpelverbindungen werden durch die Schwangerschaftshormone ein bisschen weicher und machen sich dann unter Umständen schmerzhaft bemerkbar. Knorpel sind nicht so hart wie Knochen. Wenn sie sich dehnen, ist das unangenehm – ähnlich wie eine Sehnenzerrung. Deshalb sollte das Becken sich nicht weiten, sondern so bleiben, wie es ist. Das heißt, das Baby muss sich geschickt durch die Knochen hindurchbewegen. Wenn es seinen Kopf beugt und sich richtig dreht, dann ist genug Platz da.

Das Baby macht während seiner Reise durch das Becken zwei Vierteldrehungen. Zu Beginn der Geburt schaut es nach rechts oder links. Wenn es nach hinten oder vorn schaut, ist sein Kopfumfang zu groß und es passt nicht ins Becken.

Ob das Baby überhaupt ins Becken passt, entscheidet sich in der Eröffnungsphase, wenn der Muttermund sich öffnet. Meistens tritt das Baby erst wirklich tief in das Becken ein, wenn der Muttermund ganz geöffnet ist. Gleich im Beckeneingang, zwischen Oberkante von Schambein und Kreuzbein, ist die engste Stelle des Beckens.

Wenn der Muttermund durch die Arbeit der Wehen ganz geöffnet ist, rutscht das Baby tiefer ins Becken hinein und dreht sich dabei, sodass es schließlich nach hinten schaut, Richtung Steißbein. Das ist die erste Vierteldrehung. Wichtig ist in dieser Phase, das es sein Köpfchen ganz beugt.

Wenn es dann durch den Beckenboden geschoben und tatsächlich geboren wird, erscheint sein Hinterkopf unter dem Schambein. Dabei legt das Baby sein Köpfchen so weit wie möglich in den Nacken. Sobald sein Kopf geboren wird, geschieht die zweite Drehung. Damit die Schultern geboren werden können, dreht es sich wieder so, dass es nach rechts oder nach links schaut.

Den Weg des Babys durch das Becken kann man in drei Phasen unterteilen:

Die erste Phase (Eröffnungsphase) ist die Zeit, in der der Muttermund sich öffnet. Die zweite Phase (Austreibungsphase) ist die Zeit, in der das Baby durch die Scheide und den Beckenboden geschoben wird und tatsächlich herauskommt. Die dritte Phase schließlich ist die Nachgeburtsphase, die Zeit, in der die Plazenta geboren wird.

Diese drei Phasen haben einen ganz unterschiedlichen Charakter, denen eines gemeinsam ist, und das ist die Arbeit der Gebärmutter, also die Wehen.

Die Eröffnungsphase

In der Eröffnungsphase öffnet sich der Muttermund – in der Fachsprache Portio. Er ragt wie ein Zapfen in die Scheide. Manchmal verkürzt sich dieser Zapfen schon während der Schwangerschaft und manchmal ist der Muttermund vor dem Geburtstermin ein wenig geöffnet. Was in der Schwangerschaft vielleicht Anlass zu großer Sorge war, stellt sich jetzt als Vorteil heraus, einen Teil der Geburtsarbeit haben Sie nämlich schon geschafft.

Durch die Wehen zieht sich dieser Zapfen zurück. Wenn er verschwunden oder verstrichen ist, zieht sich der Muttermund auseinander, bis er so weit ist, dass das Köpfchen des Babys hindurchpasst. Das ist ungefähr die Größe eines runden Bierdeckels: 10 cm. Der Muttermund besteht aus Bindegewebe und ca. 10 % Muskelfasern. Das ist der Grund, weshalb er sich nicht durch Anstrengung, Druck oder Willenskraft öffnet. Er muss sozusagen freiwillig den Wehen nachgeben. Gegen Ende der Eröffnungsphase, wenn der Muttermund weit geöffnet ist, verstärkt sich der Druck des Köpfchens ins Becken. Die Gebärmutter intensiviert ihre Anstrengungen, den Muttermund auseinander zu ziehen. Die Wehen werden stärker. In dieser Übergangsphase müssen Sie sich nicht nur während der Wehen konzentrieren, sondern auch in den Pausen. Auch wenn diese kurz sind, sollten Sie den Moment nutzen, um sich fallen zu lassen und aufzuatmen.

Vielleicht hilft es Ihnen, wenn Ihre Begleitperson Sie erinnert: „Jetzt ist eine Pause, ruh dich aus."

Viele Frauen sind in diesem Moment verzweifelt. Gedanken wie: „Ich schaffe es nicht, ich will nicht mehr" oder sogar „Ich werde sterben" können ein Zeichen dafür sein, dass die Geburt bevorsteht. Jetzt sollten Sie am richtigen Ort sein.

Sie brauchen nun ganz besonders viel Unterstützung. Alle, die anwesend sind, müssen sich auf das Geschehen konzentrieren. Alle, die dabei sein wollen, sollten jetzt da sein. Überflüssige Gespräche stören nur. Auch die schöne Musik, die Sie für die Geburt ausgesucht hatten, ist vielleicht ganz unwichtig geworden.

Die Austreibungsphase

Wenn der Muttermund auf ist, lassen die Wehen manchmal für ein Weile nach. Es entsteht so etwas wie die Ruhe vor dem Sturm. Es ist, als wollte der Körper sich sammeln für die letzte große Anstrengung. Wenn diese Pause länger dauert, geben Ihnen die Geburtshelfer ein Wehenmittel in Form einer Oxytocininfusion. Die Wehen schieben das Baby durch die Scheide auf den Beckenboden. Die Scheide ist ein elastisches Hautrohr und dehnt sich meist ohne Probleme. Da in der Scheide wenig Nerven sind, ist diese Dehnung nicht schmerzhaft. In der Austreibungsphase können Sie aktiv werden. Das ist der große Unterschied zur Eröffnungsphase. Im Gegensatz zum Muttermund lassen sich die Muskeln des Beckenbodens durch Druck dehnen. (Mit Beckenboden bezeichnet man die Muskeln, die unser Becken nach unten abschließen. Drei Muskelschichten bilden ineinander verwoben den Beckenboden. Er hängt wie ein Netz zwischen den Beckenknochen.) Wenn Sie die Sitzbeinknochen, die Unterkante des Schambeins und das Steißbein, berühren, haben Sie die knöchernen Begrenzungen des Beckenbodens ertastet. Das ist der Raum, den das Baby braucht, um herauszukommen. Das Baby dehnt den Beckenboden bis

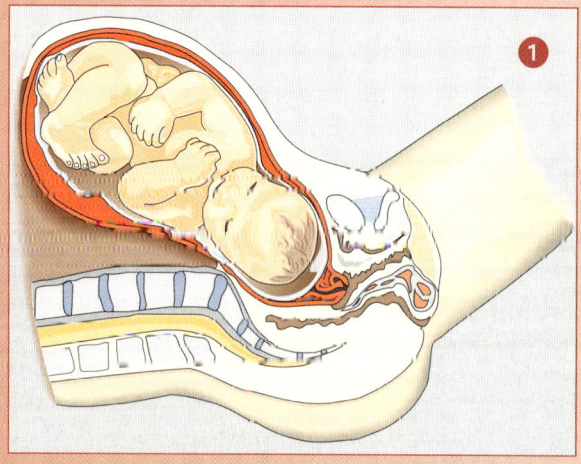

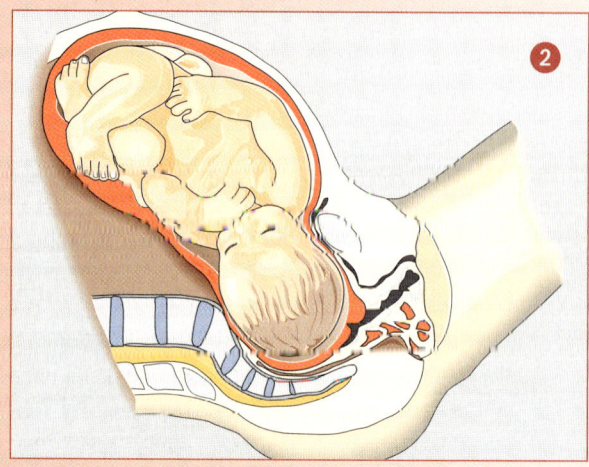

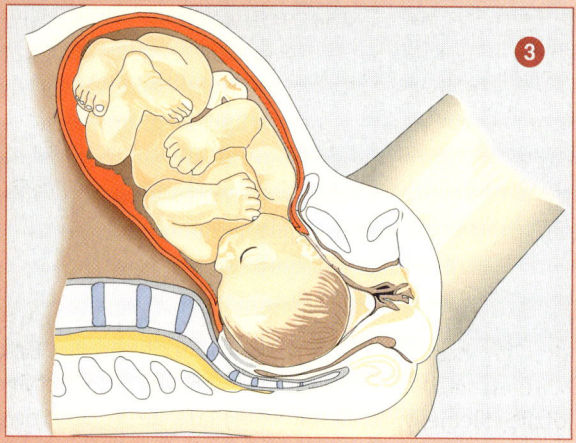

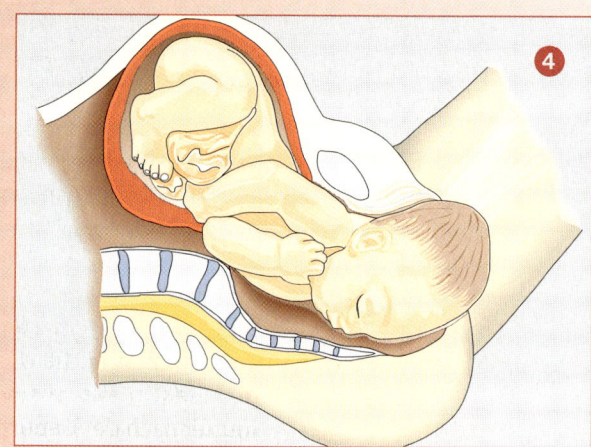

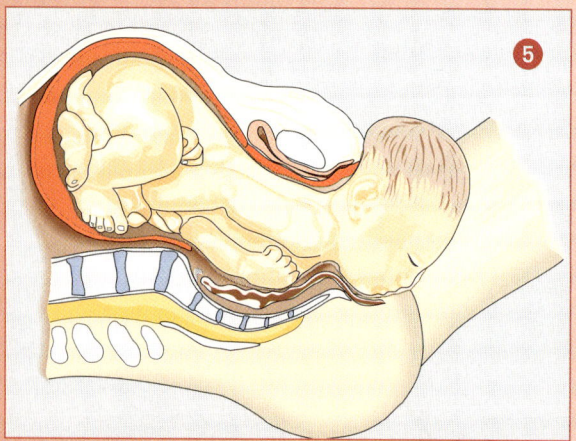

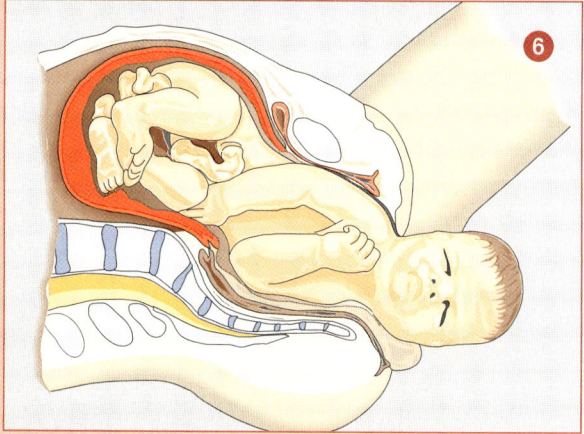

Abb. 1: *Die Wehen haben noch nicht begonnen.* **Abb. 2:** *Der Gebärmutterhals ist verkürzt.* **Abb. 3:** *Der Muttermund ist ganz geöffnet.* **Abb. 4:** *Der Kopf des Babys wird sichtbar.* **Abb. 5:** *Der Kopf ist fast ganz hervorgekommen.* **Abb. 6:** *Schließlich wird der ganze Körper geboren.*

an den Rand der Knochen. Der weibliche Beckenboden hat drei Öffnungen für Blase, Scheide und Afterschließmuskel. Nie müssen sich die Beckenbodenmuskeln so stark dehnen wie während der Geburt. In unserem Alltag ist der Beckenboden gedehnt, wenn wir in die Hocke gehen oder im Schneidersitz sitzen.

Besonders wenn die Eröffnungsphase lange dauerte, sind viele Frauen froh und erleichtert, endlich etwas tun zu können. Die Hebamme sagt Ihnen dann, dass der Muttermund jetzt auf ist und dass Sie bei der nächsten Wehe mitdrücken können.

Wenn die Wehen das Baby in die richtige Position gebracht haben, drückt es auf die gleichen Nerven, die auch beim Stuhlgang berührt werden. Dadurch entsteht ein ähnliches Druckgefühl. Manche Frauen denken in diesem Moment, dass Sie jetzt zur Toilette gehen müssen, aber es ist das Köpfchen des Kindes, das drückt. Stückchen für Stückchen wird es durch die Muskeln des Beckenbodens geschoben. Das geschieht einmal durch die Wehen und zum anderen dadurch, dass Sie das Baby mit aller Kraft hinausschieben. Wenn der Kopf geboren ist, kommt der Körper oft noch mit derselben Wehe. Manchmal gibt es eine kleine Pause. Alle warten gespannt auf die nächste Wehe. Die letzte Wehe der Austreibungsphase ist die Geburt des Kindes. Alles, was vorher geschah, fand unsichtbar im Inneren des Körpers statt. Jetzt, mit der letzten Wehe, kommt das Baby heraus. Die eigentliche Geburt geht ganz schnell. Die meisten Frauen empfinden diesen Moment nicht als besonders schmerzhaft.

Nachgeburtsphase

Die dritte Phase ist die Nachgeburtsphase. Wenn das Baby endlich draußen ist, vergisst man leicht, dass die Plazenta auch noch geboren werden muss. Das geschieht meist wenige Minuten nach der Geburt. Dadurch, dass die Gebärmutter nach der Geburt plötzlich kleiner wird, löst sich die Plazenta ab. Auch das geschieht durch die Wehen.

Wo soll mein Kind zur Welt kommen?

Noch in den 50er-Jahren kamen die meisten Kinder zu Hause zur Welt. Heute finden ca. 97 % aller Geburten in einem Krankenhaus statt. Die übrigen 3 % finden zu Hause, in Geburtshäusern, Hebammen- oder Arztpraxen statt.

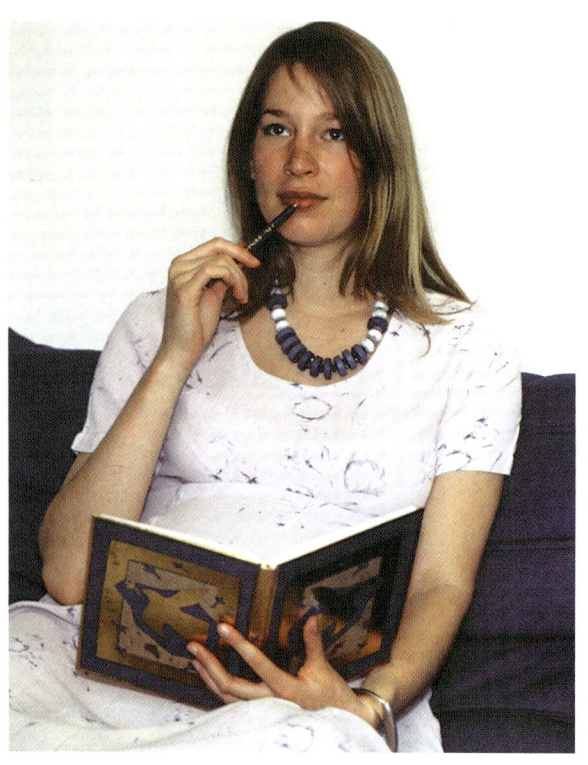

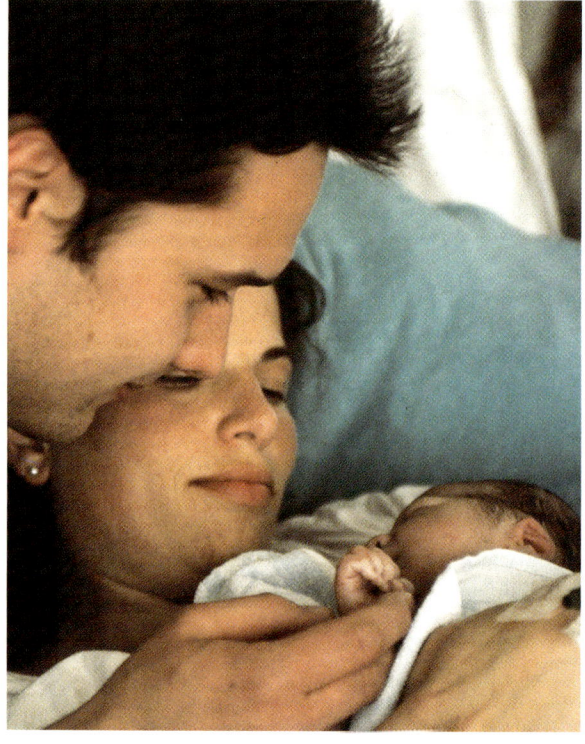

Unsere Einstellung zur Geburt hat sich verändert. Wir wollen Sicherheit und die Möglichkeit, auch schwierige Situationen in den Griff zu bekommen. Geburt ist nicht mehr Schicksal, sondern mehr und mehr beeinflussbar. Dadurch sind wir aber auch unter Druck. Wir können nicht einfach warten, wir müssen abwägen und handeln. So scheint es jedenfalls auf den ersten Blick. Ist doch in den letzten Jahrzehnten die Zahl der Babys, die bei der Geburt sterben, drastisch gesunken und der mütterliche Tod bei der Geburt fast verschwunden. Im Jahr 1997 sind in Berlin bei 31.000 Geburten 248 Kinder vor, während oder in den ersten 7 Tagen nach der Geburt gestorben. Keine einzige Frau starb durch die Geburt. Ob das mit dem technischen Fortschritt in der Geburtsmedizin zusammenhängt oder einfach ein Ergebnis der verbesserten hygienischen und sozialen Bedingungen ist, ist unbewiesen. Geburt ist keine Krankheit und die meisten Geburten können immer noch ohne jeden technischen Aufwand ablaufen. In Deutschland gibt es je nach Geburtsort 9 bis 30 % Kaiserschnitte, 4 bis 10 % Saugglocken- oder Zangengeburten, 5 bis 60 % Dammschnitte.

Die Unterschiedlichkeit der Zahlen erstaunt und zeigt, dass die Geburtshilfe nicht nur nach messbaren Kriterien gestaltet wird, sondern sehr stark Moden und Meinungen unterliegt. Umso schwieriger ist es, das Richtige für sich herauszufinden. Ein wichtiges Kriterium für die Auswahl des Geburtsortes ist das subjektive Gefühl von Sicherheit. Dadurch, dass die moderne Geburtsmedizin die Verantwortung für zahlreiche Risiken übernommen hat, ist auch die Forderung gewachsen, dass alles gut gehen muss. Manche Frauen fühlen sich nur sicher, wenn sie wissen, dass rund um die Uhr ein Operationsteam und eine Säuglingsintensivstation erreichbar sind. Andere fühlen sich durch eine große, anonyme Institution unsicher und brauchen eine vertraute Umgebung, eine persönliche und individuelle Betreuung durch eine Hebamme und vielleicht einen Arzt, die sie schon vor der Geburt kennen gelernt haben. Wieder andere Frauen haben gar keine Wahl, weil sich schon in der Schwangerschaft zeigt, dass sie auf eine intensive medizinische Betreuung nicht verzichten können. Für die Geburt ist es wichtig, dass Sie den Platz wählen, an dem Sie sich sicher und wohl fühlen. Deshalb ist es sinnvoll, sich den Ort des Geschehens vorher anzuschauen und mit den dort tätigen Ärzten und Hebammen zu sprechen. Es gibt mehrere Studien, die zeigen, wie ausschlaggebend eine gute und individuelle Betreuung durch eine Hebamme ist. In allen Untersuchungen zeigte sich eine deutlich verminderte Rate von Geburtskomplikationen und Schmerzmittelgaben, wenn eine kontinuierliche Betreuung ohne Schichtwechsel und mit Geburtshelfern, die vorher schon bekannt waren, gewährleistet war. Eine persönliche und vertrauensvolle Beziehung zu einer Hebamme, die Schwangerschaft, Geburt und Wochenbett betreut, ist ein unschätzbarer positiver Faktor.

Welche Klinik ist die richtige?

Die so genannten Perinatalzentren sind meist den Universitätskliniken angeschlossen und verfügen über alle heute üblichen medizinischen Diagnose- und

Behandlungsmöglichkeiten. Es gibt dort eine Intensivstation für Neugeborene. Wenn sich schon in der Schwangerschaft größere Risiken abzeichnen, kann das Perinatalzentrum der richtige Platz für Sie sein. Auch bei einer Frühgeburt sind Sie hier am richtigen Ort.

Andere Kriterien für die Wahl des Perinatalzentrums als Geburtsort sind:

▶ Vorerkrankungen der Mutter, z. B. Diabetes, Nieren oder Herzerkrankungen,
▶ Mehrlingsschwangerschaft,
▶ Erkrankung oder Missbildung des Babys, die gleich nach der Geburt behandelt werden muss,
▶ Small for Date (ein Baby, das im Bauch nicht richtig wächst, weil die Plazenta nicht gut funktioniert).

Die Geburtsabteilung in einem größeren Krankenhaus bietet eine gute Rundumversorgung und ist meist etwas kleiner und weniger anonym als ein Perinatalzentrum.

Wenn sich in der Schwangerschaft keine besonders komplizierte Situation abzeichnet, können Sie in jedes Krankenhaus mit einer geburtshilflichen Abteilung gehen. Es gibt in allen diesen Abteilungen die medizinischen und technischen Möglichkeiten, einen Kaiserschnitt zu machen, ein Kind nach der Geburt im Notfall zu behandeln und alle notwendigen Eingriffe während der Geburt durchzuführen.

Die Kreißsäle in den Krankenhäusern sehen oft sehr unterschiedlich aus. In vielen sieht man heute keine Kacheln mehr. Die Wände sind in freundlichen Farben gestrichen und es gibt ein breites, gemütliches Bett mit vielen Kissen, einen Gebärhocker, einen großen Gymnastikball und eine große Badewanne. Es ist nicht nur so, dass diese Dinge eine freundliche Atmosphäre vermitteln, sondern auch Bewegungsfreiheit und einen individuelleren Umgang mit der Geburt versprechen. Entscheidend ist aber, ob und wie diese Dinge Verwendung finden. Deshalb ist es interessant, Folgendes zu erfragen:

▶ Wie viele Geburten finden in diesem Krankenhaus in einer aufrechten Position statt?
▶ Ist es üblich, in der Austreibungsphase eine andere als die liegende oder halb sitzende Position einzunehmen?
▶ Wie wird die Überwachung der Herztöne gehandhabt?
▶ Gehört eine Dauerüberwachung durch das CTG zur Klinikroutine?
▶ Gibt es eine Intervallüberwachung durch CTG, Dopton oder mit dem Hörrohr?
▶ Werden die Herztöne des Kindes von außen durch die Bauchdecke abgehört oder wird eine Elektrode benutzt?
▶ Ist eine Unterwassergeburt möglich?

Erkundigen Sie sich auch, welche Routinemaßnahmen in dem Krankenhaus, das Sie in Erwägung ziehen, üblich sind. Routinemaßnahmen sind die Dinge, die bei jeder Geburt gemacht werden. Über ihren Sinn kann man streiten. Es ist gut, darauf vorbereitet zu sein, dass z. B. routinemäßig ein Aufnahme-CTG geschrieben wird, jede Gebärende einen venösen Zugang gelegt bekommt, allen Babys nach der Geburt eine Sonde in den Magen geschoben wird oder alle Babys nach der Geburt abgesaugt werden.

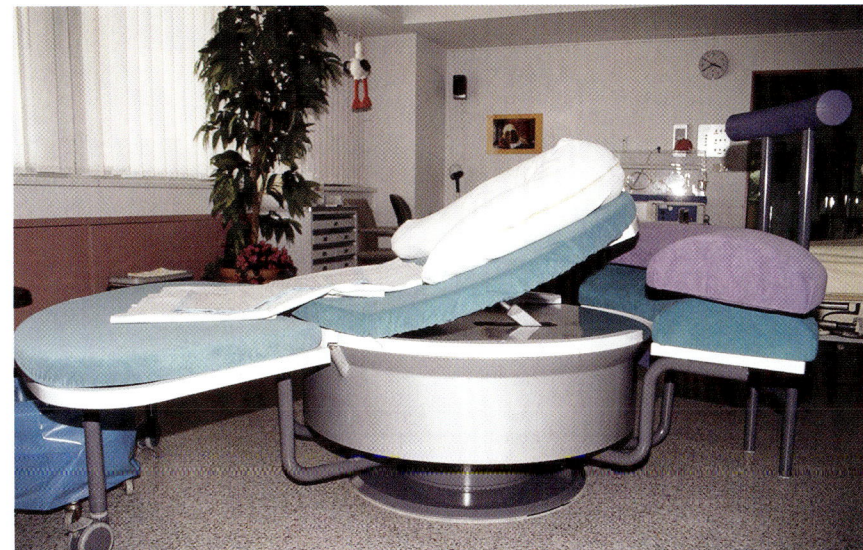

Abb. rechts:
Blick in einen modernen
Kreißsaal
Abb. unten:
Eine Badewanne, in der man
entspannen und sogar das
Kind zur Welt bringen kann

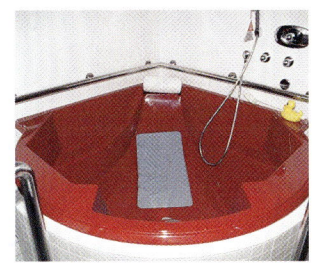

Sollte es darüber hinaus Dinge geben, die Ihnen wichtig sind, sprechen Sie mit den Ärzten und Hebammen darüber. Wenn Sie bei Geburtsbeginn in der Klinik ankommen und die Hebamme kennen lernen, sagen Sie ihr, was Ihnen wichtig ist, was Sie sich wünschen und was Sie brauchen. Vielleicht kommen Sie mithilfe Ihres Partners gut mit den Wehen zurecht und es reicht Ihnen, wenn die Hebamme ab und zu den Geburtsfortschritt kontrolliert. Vielleicht brauchen Sie aber Tipps zum Umgang mit den Wehen und zum Atmen. Dann ist es gut, einfach zu fragen.

Inzwischen bieten einige Krankenhäuser dem Partner die Möglichkeit, manchmal gegen einen Aufpreis, in den Nächten nach der Geburt mit im Krankenhaus zu übernachten.

Was tut eine Beleghebamme?

Eine Beleghebamme ist freiberuflich tätig und hat einen Vertrag mit einem Krankenhaus, der ihr erlaubt, dort Geburten zu betreuen. Sie kümmert sich nur um eine begrenzte Zahl von Schwangeren. Deshalb ist es wichtig, frühzeitig Kontakt zu ihr zu knüpfen. Sie schließen mit der Hebamme einen Vertrag darüber ab, in welchem Unfang sie Sie betreut. Wenn die Geburt beginnt, rufen Sie Ihre Hebamme an und die begleitet Sie dann durch die Geburt und auch in den nächsten Tagen während des Wochenbettes. Die meisten Krankenhäuser haben neben dem fest angestellten Hebammenteam auch Beleghebammen. Fragen Sie in der Klinik Ihrer Wahl nach. Viele Beleghebammen bieten Ihnen Vorsorge in der Schwangerschaft, Geburtsvorbereitungskurse und Wochenbettbetreuung an.

Das Geburtshaus – eine Alternative?

Die ersten Geburtshäuser gab es in den USA schon in den 70er-Jahren. In Deutschland entstanden sie erst Anfang der 80er-Jahre. Gemeinsam ist ihnen, dem Wunsch der Frauen zu entsprechen, der klassischen Geburtsmedizin einen Ort entgegenzusetzen, in dem Eigenverantwortung und Selbstbestimmung unterstutzt werden. Aus dieser Bewegung kamen wichtige Impulse, die die Geburtshilfe insgesamt frauenfreundlicher, familienorientierter und menschlicher werden ließen. Das Geburtshaus ist ein Ort, an dem eine Frau selbst bestimmen kann, wie Sie gebiert und welche Menschen sie begleiten. Es ist ein Ort, in dem die Geburtshelfer sie in ihrem Weg begleiten und unterstützen. Die Geburt kann so zu einer Erfahrung der eigenen Kraft und Fähigkeit zu gebären werden. Auch im Geburtshaus werden Sie von Hebammen begleitet. Jedoch gibt es keine Routinemaßnahmen, sondern Ihre Wünsche und Ihr Befinden sind ausschlaggebend. Der Vorteil gegenüber der Hausgeburt liegt darin, dass die Räume gut ausgestattet sind und dass alles da ist, was Sie brauchen. Oft gibt es eine große Badewanne für Unterwassergeburten. Eine Notfallversorgung von Mutter und Kind ist gewährleistet. Meist gibt es jedoch keinen Arzt, sodass bei größeren Eingriffen eine Verlegung ins Krankenhaus notwendig wird. In den meisten Geburtshäusern können Sie nicht übernachten, zwei bis vier Stunden nach der Geburt gehen Sie nach Hause. Das ist nach einer normalen Geburt ohne Probleme möglich.

Wie plane ich eine Hausgeburt?

Eine Hausgeburt kann eine wunderbare Erfahrung sein. Schon, dass man beim Einsetzen der Wehen nirgends hinmuss, kann eine enorme Entlastung sein. Wenn das Baby geboren ist, können Sie einfach im Bett bleiben. Ihr Partner ist bei Ihnen und muss nicht nach Hause gehen. So viele Freunde, wie Sie wollen, können auch dableiben. Voraussetzung ist jedoch eine gute Versorgung zu Hause. Auch in den Tagen nach der Geburt sollten Sie gepflegt und bekocht werden. In mehreren Untersuchungen wurde inzwischen nachgewiesen, dass Hausgeburten nicht riskanter sind als Geburten in einer Klinik, wenn man gewisse Risiken im Vorfeld ausschließt. Da bei einer Hausgeburt wenig eingegriffen wird, zeichnen sich Probleme oft viel deutlicher ab und man kann während der Geburt rechtzeitig den Ort wechseln.

Wenn Sie eine Hausgeburt in Erwägung ziehen, suchen Sie sich möglichst früh eine Hebamme. Nicht nur weil Hausgeburtshebammen immer schnell ausgebucht sind, sondern auch weil die Hebamme Sie während der gesamten Schwangerschaft mit Vorsorgeuntersuchungen, Geburtsvorbereitung und bei allen Schwangerschaftsbeschwerden betreuen kann. Dadurch lernen Sie die Hebamme und ihre Arbeitsweise besser kennen und die Hebamme wiederum wird vertraut mit Ihnen und Ihrer Situation.

Es gibt Risiken, die eine Hausgeburt ausschließen. Dazu gehört nicht Ihr Alter, auch wenn im Mutterpass steht, dass ein Alter über 35 ein Risiko ist. Aber wenn

Besprechen Sie mit der Hebamme, welche Voraussetzungen erfüllt sein sollten:
– Was brauchen Sie an Ausstattung?
– Wer ist da, um zu helfen?
– Wer kümmert sich um die anderen Kinder?
– Wie wird ein evtl. notwendiger Transport ins Krankenhaus realisiert?

Sie Mehrlinge bekommen, wenn Sie vorher einen Kaiserschnitt oder eine andere größere Uterus-Operation hatten, wenn Sie Myome, Diabetes, eine Nierenerkrankung oder einen Herzfehler haben, wenn die Plazenta vor dem Muttermund liegt, bei Bluthochdruck und HELLP, Small-for-Date-Baby, Steißlage, Frühgeburt und grünem Fruchtwasser sind Sie in einem Krankenhaus besser aufgehoben. Wenn es bei vorhergehenden Geburten Komplikationen gab, besprechen Sie die Möglichkeit einer Hausgeburt mit Ihrer Hebamme.

Wenn Sie eine Hebamme für die Geburt engagieren, erkundigen sich bei ihr, inwieweit zusätzliche Kosten entstehen. Viele Hebammen berechnen z. B. eine Pauschale dafür, dass sie von der 37. Woche an, manchmal bis zwei Wochen über den errechneten Termin hinaus, für Sie in Bereitschaft sind.

Endspurt – die letzten Tage vor der Geburt

Die letzten Tage vor der Geburt sind oft eine Zeit großer Anspannung. Manchmal können Sie schlecht schlafen oder finden keine Körperhaltung, die Ihnen länger als zehn Minuten bequem erscheint. Besonders wenn der errechnete Termin verstreicht, ohne dass die Geburt in Gang kommt, wird der Wunsch, es möge losgehen, immer dringlicher. Vielleicht hat die Natur es extra so eingerichtet, dass man zum Schluss der Schwangerschaft so überdrüssig wird, dass man bereit ist, alles auf sich zu nehmen, selbst die Strapazen der Geburt, nur damit es ein Ende hat. Vielleicht gehören Sie aber auch zu den glücklichen Frauen, die in den letzten Tagen noch mal vor Energie sprühen und sich vollkommen gesund und stark fühlen.

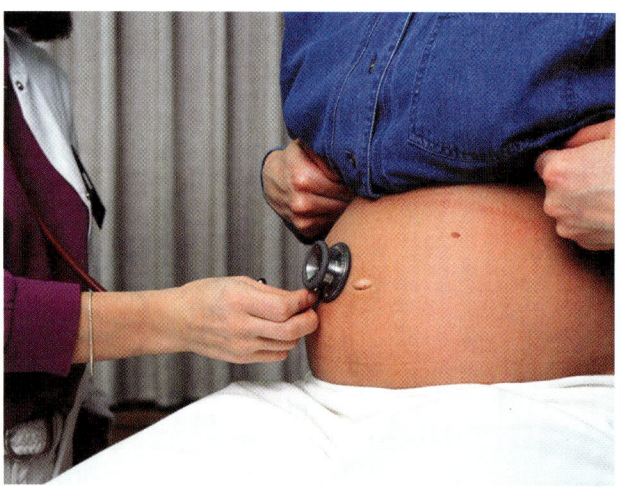
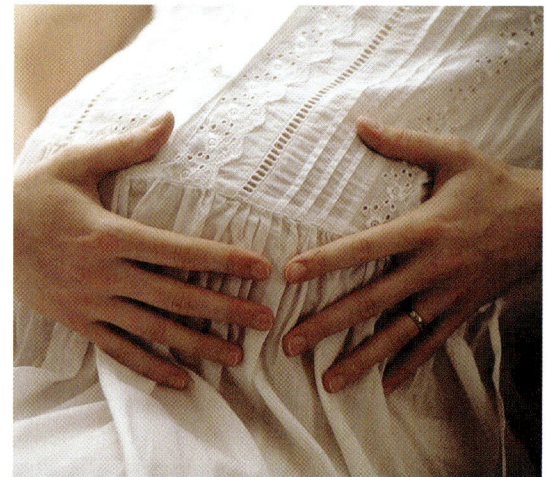

Was geschieht bei den letzten Untersuchungen vor der Geburt?

Alle Vorsorgeuntersuchungen wie Blutdruck- und Urinkontrolle werden weiterhin durchgeführt. Vermehrtes Augenmerk wird auf das Wohlbefinden des Babys gerichtet. Alle Methoden, etwas herauszufinden, sind jedoch relativ. Sicher ist, dass nach der 42. Woche (bei korrekt errechnetem Termin) wenig für eine Fortsetzung der Schwangerschaft spricht. Durch CTG-Kontrollen werden die Herztöne des Babys beobachtet. Ultraschall kann Auskunft geben über die Fruchtwassermenge sowie die Durchblutung der Plazenta und der Nabelschnurgefäße. Der Muttermund wird durch eine vaginale Untersuchung ertastet, um zu fühlen, ob er weicher wird oder schon ein wenig geöffnet ist. Ab der 41. Woche werden meist zweitägliche Kontrollen durchgeführt. Ab der vollendeten 42. Woche wird tägliche Überwachung empfohlen.

Eine etwas überholte Untersuchung ist die Amnioskopie. Sie wird bei Terminüberschreitung in manchen Arztpraxen und Kliniken jedoch immer noch angewandt. Für diese Untersuchung liegt die Frau auf einem gynäkologischen Stuhl. Wenn der Muttermund ein wenig geöffnet ist, kann man ein kleines Rohr hineinschieben und so mit einer hellen Lampe das Fruchtwasser betrachten. Man kann sehen, ob es klar ist, ob kleine Flöckchen Käseschmiere da sind oder ob das Fruchtwasser grün ist. Heute macht man diese Untersuchung nicht mehr, weil die Gefahr besteht, dass die Fruchtblase verletzt wird. Außerdem ist diese Untersuchung nicht aussagekräftig, wenn der Kopf des Babys das Becken abdichtet. Dann sieht man nämlich nur die kleine Pfütze Fruchtwasser, die vor dem Kopf sitzt. Ob das hintere Fruchtwasser grün ist, kann man dann leicht übersehen. Wenn der Muttermund fest geschlossen ist, kann man diese Untersuchung nicht machen.

Was passiert, wenn die Fruchtblase platzt?

Wenn die Fruchtblase geplatzt ist, hat die Geburt begonnen.

Manche Frauen sind unsicher, ob sie einen Blasensprung haben, ob sie ein wenig Urin verloren haben oder ob nur vermehrt ein wässriger Schleim abgeht. (Auch das geschieht häufig in den letzten Tagen der Schwangerschaft.)

Fruchtwasser riecht jedoch anders und reagiert mit Lackmuspapier alkalisch, das heißt, rotes Lackmuspapier färbt sich blau. Das Fruchtwasser fließt nicht auf einmal ab, sondern es wird ständig neu gebildet, es hört nicht auf und läuft immer weiter. Innerhalb von zwei Stunden wird es einmal komplett umgewälzt. Wenn also die Fruchtblase geplatzt ist, hört es nicht mehr auf zu tropfen. Viele Frauen berichten, dass der Blasensprung mit einem deutlichen „Plopp" vonstatten ging. Man sagt auch, dass an Tagen mit Gewitterluft die Fruchtblase platzt. Wenn sie platzt, bevor die Wehen begonnen haben, spricht man von einem vorzeitigen Blasensprung.

Da das Fruchtwasser eine körperwarme, nährstoffreiche Flüssigkeit ist, breiten sich Bakterien sehr schnell aus. Es kann daher zu einer Infektion kommen.

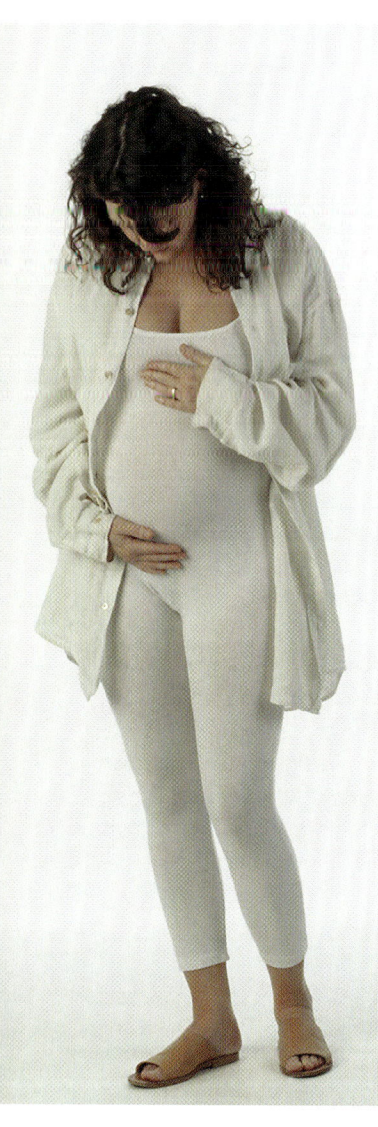

Deshalb ist man dann bestrebt, die Wehen in Gang zu bringen. Man wartet, je nach Klinik, zwischen 6 und 24 Stunden, bevor man zur Geburtseinleitung ein Wehenmittel einsetzt.

Um Infektionen nicht zu fördern, ist jetzt Hygiene wichtig. Untersuchen Sie sich nicht selbst und duschen Sie, anstatt zu baden. Wenn die Wehen länger als sechs Stunden auf sich warten lassen, untersucht man, ob im Blut Anzeichen für eine Entzündung sichtbar sind. Sollte sich wirklich eine Entzündung entwickeln, werden Sie und gegebenenfalls das Baby mit Antibiotika behandelt.

Es gibt vier Varianten des vorzeitigen Blasensprungs:

▶ Das Fruchtwasser ist klar, vielleicht sind kleine Flocken Käseschmiere darin, und der Kopf sitzt fest im Beckeneingang. Das erfahren Sie bei den letzten Vorsorgeuntersuchungen. Durch eine vaginale Untersuchung können Arzt und Hebamme feststellen, wie tief das Baby liegt. Sie selber merken es daran, dass bei Blasensprung das Fruchtwasser in kleinen Mengen abgeht, wie bei einem schlecht sitzenden Stöpsel. Bei jeder Bewegung kommt ein kleiner Schwall. Wenn Sie aufstehen oder sich umdrehen, läuft wieder ein wenig Fruchtwasser raus. Wenn der Kopf fest im Becken liegt (wie ein Ei im Eierbecher), können Sie ganz in Ruhe auf die Wehen warten. Benachrichtigen Sie jetzt die Hebamme. Wenn Sie an einen anderen Geburtsort gehen, können Sie sich in Ruhe bereitmachen und sich dann mit Ihrem eigenen Auto oder einem Taxi ins Krankenhaus bringen lassen.

▶ Das Fruchtwasser ist klar und der Kopf des Babys ist noch hoch und beweglich über dem Beckeneingang. Das Fruchtwasser geht in großen Mengen ab. Es besteht eine geringe Gefahr, dass die Nabelschnur durch das Fruchtwasser am Kopf vorbeigespült wird. Wenn das Köpfchen dann durch die einsetzenden Wehen oder dadurch, dass das Fruchtwasser fehlt, runterrutscht, dann drückt das Baby sich selbst die Sauerstoffversorgung ab. Ein Nabelschnurvorfall geschieht zwar selten, Sie sollten sich aber vorsichtshalber so hinlegen, dass das Becken ein wenig erhöht ist. Stehen Sie nur auf, um das Telefon zu holen oder zum Auto zu gehen. Besser noch ist es, auf allen vieren zu krabbeln. Legen Sie sich auf den Rücksitz des Autos oder rufen Sie einen Krankentransport und lassen Sie sich liegend transportieren. Erst wenn jemand die Herztöne des Babys kontrolliert hat, können Sie unbesorgt aufstehen. Wenn Sie diese Vorsichtsmaßnahme beachten, brauchen Sie sich nicht zu beeilen. Begeben Sie sich in Ruhe ins Krankenhaus oder rufen Sie die Hebamme. Solange Sie keine Wehen haben, wird es mit der Geburt noch dauern.

▶ Das Fruchtwasser ist dunkelgrün. Das geschieht, wenn das Baby einen Sauerstoffmangel hatte oder momentan hat. Dadurch wird die Darmperistaltik in Gang gesetzt und das Kindspech wird ins Fruchtwasser ausgeschieden. Jetzt sollte bald jemand die Herztöne des Babys kontrollieren. Das heißt nicht unbedingt, dass das Baby jetzt wirklich in großer Gefahr ist. Aber Sie sollten gleich ins Krankenhaus gehen, um eine akute Gefährdung auszuschließen. Wenn das Fruchtwasser grün ist, kann die Geburt trotzdem ganz normal verlaufen. Viele Hebammen lehnen aber in diesem Fall eine Hausgeburt ab und bringen Sie ins Krankenhaus. Das ist eine Vorsichtsmaßnahme. In dem Moment, wenn das Baby geboren wird und seinen ersten Atemzug tut, kann es passieren, dass es das grüne Fruchtwasser einatmet. Das ist sehr selten und muss gleich behandelt werden, weil das Baby sonst nicht atmen kann. Die Lungenbläschen sind verstopft, sie müssen abgesaugt werden und das Baby bekommt Antibiotika. Wenn das Fruchtwasser klar ist, bedeutet es keine Gefahr für die Atmung, klares Fruchtwasser wird einfach durch die Lunge resorbiert.

► Sie haben einen hohen Blasensprung. Das heißt, dass irgendwo ein winziger Riss in der Fruchtblase ist. Es tröpfelt gleichmäßig, der Schlüpfer ist immer nass. Auch das heißt, dass die Geburt im Gange ist, und es sollte kontrolliert werden.

Manchmal sondert man in den Tagen vor der Geburt sehr viel wässrigen Schleim ab. Um zu wissen, ob es ein Blasensprung ist, kann man Lackmuspapier in den Slip legen. Schleim und das Milieu der Scheide sind sauer. Fruchtwasser ist alkalisch und färbt Lackmuspapier.

Lackmus gibt es in der Apotheke. Im Zweifelsfall kann der Arzt mit einem Spekulum den Muttermund anschauen und sehen, ob Flüssigkeit aus dem Muttermund kommt.

Was ist, wenn der Schleimpfropf abgeht?

Der Schleimpfropf verschließt den Muttermund von innen und ähnelt einem Klumpen rohem Hühnereiweiß mit ein wenig Blut vermischt. Manchmal kommt er schon einige Tage vor der Geburt heraus, vielleicht durch eine intensive vaginale Untersuchung angeregt. Das bedeutet erst einmal nichts. Wenn Sie keine Wehen haben, kann es immer noch ein paar Tage dauern. Oft sieht man den Schleimpfropf nie, er geht irgendwann unbemerkt bei der Geburt ab.

Was muss ich mitnehmen?

Nehmen Sie nur mit, was Sie auch dringend brauchen. Kleidung für das Baby, dazu gehört ein kleiner Body, ein Strampler, ein Jäckchen, eine kleine Mütze (auch im Sommer braucht das Baby eine Kopfbedeckung), eine kleine Decke und einen Babyautositz, um es nach Hause zu transportieren.

Sie selbst brauchen zwei bis drei lange T-Shirts oder kurze Nachthemden, so lang, dass der Po bedeckt ist, und so kurz, dass ihre Bewegungsfreiheit nicht eingeschränkt ist. Ein paar warme Socken und Hausschuhe können helfen, denn nichts ist so schlecht für die Wehen wie kalte Füße. Manche Menschen nehmen sogar eine Wärmflasche mit in den Kreißsaal. Nehmen Sie alles mit, was Sie an persönlichen Waschutensilien brauchen. Außerdem sollten Sie Ihren Mutterpass, den Personalausweis und die Krankenversicherungskarte bei sich haben.

Woran erkenne ich, dass es losgeht?

Es gibt drei Möglichkeiten des Geburtsbeginns: Wehen, Blasensprung oder eine Blutung.

Die häufigste Art des Geburtsbeginns ist das Einsetzen der Wehen. Um zu beurteilen, ob dies die Geburtswehen sind, gibt es wiederum drei Zeichen.

▶ Die Wehen dauern ca. 60 Sekunden.
▶ Der Atem verändert sich.
▶ Aus der Scheide kommt etwas blutiger Schleim.

Wie äußern sich die Wehen?

Wehen sind rhythmisch. Wenn Sie alle zehn Minuten ein Ziehen im Kreuz, im Bauch oder in den Beinen oder ein Hartwerden des Bauches spüren, könnten das die Wehen sein. Dabei sind die Abstände zwischen den Wehen nicht so bedeutsam, sondern eher die Länge der Wehen selbst. Ganz sicher können Sie sein, wenn die Wehen ungefähr 60 Sekunden dauern. Sind die Wehen wesentlich kürzer, haben Sie meist nicht die Kraft, den Muttermund zu öffnen. Viel länger werden sie nicht, weil das Baby sonst nicht genug Sauerstoff bekommt. Manchmal liest man: „Gehen Sie ins Krankenhaus, wenn Sie alle drei Minuten Wehen haben." Das führt oft dazu, dass die Wehen bei der Ankunft im Kreißsaal spurlos verschwunden sind, ähnlich wie die Zahnschmerzen beim Anblick des Zahnarztes.

Manche Frauen haben von Anfang an alle drei Minuten heftige Wehen. Die Geburt überfällt sie wie ein Wirbelsturm. Manche Frauen haben zu Beginn Wehen, für die sie nicht einmal ihre normalen Tätigkeiten unterbrechen müssen. Sie können ohne Probleme weiter sprechen oder spazieren gehen. Wenn Sie in diesem Stadium im Krankenhaus anrufen, sagt die Hebamme vielleicht: „Sagen Sie mir, wenn eine Wehe kommt, ich möchte hören, wie Sie atmen." Wenn Sie ihr dann sagen, dass Sie gerade jetzt, in diesem Moment eine Wehe haben, wird sie Ihnen sicher vorschlagen, zu baden, zu schlafen oder ein Glas Wein zu trinken. Dieses Glas Wein, genauso wie das warme Bad, ist in diesem Falle ein Medikament, das dem Körper hilft, sich zu entscheiden. Entweder lassen die Wehen nach und Sie schlafen ein oder die Geburt kommt in Schwung und die Wehen werden stärker.

Wie atmen Sie?

Das zweite Zeichen, das darauf schließen lässt, dass die Geburt im Gang ist und die Wehen ernst zu nehmen sind, ist, wenn Sie anders atmen. Wenn die Wehen stärker werden, müssen Sie innehalten bei dem, was Sie gerade tun. Sie müssen sich auf die Wehe konzentrieren. Ihr Atem wird von ganz allein tiefer. Vielleicht beginnen Sie laut auszuatmen. Tun Sie das nur, wenn es Ihnen wirklich gut tut. Denken Sie nicht, weil ich jetzt eine Wehe habe, atme ich jetzt so oder so. Das ist zu anstrengend und wird Sie erschöpfen, wenn die Geburt länger dauert. Wenn Sie richtig schnaufen müssen, so als würden Sie schnell auf einen Berg steigen oder eine Treppe hochgehen, ist das ein gutes Zeichen dafür, dass der Muttermund in Bewegung kommt. Vielleicht kommt ein wenig Blut oder Schleim aus der Scheide. Auch das ist ein gutes Zeichen dafür, dass der Muttermund sich öffnet. Jetzt wäre es gut, wenn die Hebamme käme oder Sie sich auf den Weg machen würden.

Was fließt aus?

Das dritte Zeichen ist der Abgang von ein wenig blutigem Schleim. Wenn Sie Wehen haben, die ungefähr eine Minute dauern, wenn Sie angestrengter atmen müssen und außerdem etwas blutiger Schleim aus der Scheide kommt, können Sie sicher sein, dass der Muttermund sich öffnet.

Gehen Sie immer ins Krankenhaus, wenn Sie sich Sorgen machen, angespannt sind und wenn Sie sich wünschen, dass eine fachkundige Person Ihnen bestätigt, dass alles in Ordnung ist. Ängste können eine echte Wehenbremse sein.

Die zweite Variante des Geburtsbeginns ist, dass die Geburt mit einem Blasensprung beginnt. Wenn die Fruchtblase platzt, bevor die Wehen einsetzen, nennt man das einen vorzeitigen Blasensprung. Entweder Sie bekommen in den nächsten Stunden Wehen oder die Geburt wird eingeleitet.

Die dritte Möglichkeit des Geburtsbeginns ist, dass Sie bluten.

Wenn Sie bluten, muss das nicht unbedingt eine Gefahr für Sie und Ihr Kind bedeuten. Entscheidend ist die Art der Blutung. Im letzten Drittel der Schwangerschaft ist der Muttermund einfach sehr stark durchblutet und reagiert manchmal auf Berührung – nach einer Untersuchung, nach dem Geschlechtsverkehr oder wenn er sich durch die Wehen öffnet. Das ist vergleichbar mit Nasenbluten. Das Blut ist frisch und hell oder am Tag nach einer Untersuchung alt und bräunlich. Manche Frauen bluten, wenn der Muttermund sich öffnet. Wenn er ungefähr 5 cm auf ist, nennt man das die Zeichnungsblutung. Sie ist meist mit Schleim vermischt und ein erfreuliches Zeichen dafür, dass die Geburt im Gang ist.

Es kann auch sein, dass die Blutung von der Plazenta stammt. Eine vorzeitige komplette oder teilweise Lösung der Plazenta zeigt sich meist durch eine Blutung verbunden mit einer erhöhten Spannung der Gebärmutter und durch einen stichartigen Schmerz im Unterleib. Sie fühlen sich dabei insgesamt schlecht. Die Menge des Blutes kann sehr unterschiedlich sein, weil das Blut sich hinter der Plazenta ansammeln kann. Fragen Sie in diesem Fall immer einen Arzt oder eine Hebamme. Heben Sie die Binden auf, damit der Arzt sich ein Bild davon machen kann, wie viel Blut Sie verloren haben. Beobachten Sie, ob Sie ein Ziehen im Bauch oder im Kreuzbein spüren oder ob der Bauch ganz entspannt ist. Eine vorzeitige Lösung der Plazenta ist selten, 0,2 bis 0,8 % der Frauen sind davon betroffen. Die Ursache bleibt in den meisten Fällen ungeklärt. Risikofaktoren sind plötzliche Volumenverringerung im Uterus durch Blasensprung, Hydramnion, Präeklampsie und äußere Verletzungen.

Wie komme ich zum Ort der Geburt?

Das hängt sehr davon ab, wie Sie sich fühlen. Wenn Sie Wehen haben und alles in Ordnung ist, gibt es keinen Grund zur Eile. Vielleicht gibt es jemanden, der Sie ins Krankenhaus bringen kann. Sonst bietet sich ein Taxi an. Den Krankentransport kann man rufen, wenn man liegend transportiert werden sollte.

Nur ca. 4 % der Kinder werden am errechneten Termin geboren, 27 % in der Woche um den Termin herum, 80 % in den 14 Tagen vor und nach dem ET. Einige Ratgeber empfehlen, den Geburtstermin Freunden und Verwandten 14 Tage später anzugeben, um lästigen Nachfragen zu entgehen. Wenn das Baby dann wirklich nicht kommt, beginnt eine anstrengende Zeit, denn ab Termin werden die Kontrollen intensiviert. Meist wird ab dem ET alle zwei Tage eine CTG-Kontrolle gemacht. Per Ultraschall kann untersucht werden, ob die Plazenta gut durchblutet ist.

Ungefähr bei 1,2 % der Schwangerschaften kommt es zu einer echten Übertragung. Das merkt man daran, dass das Baby sich deutlich weniger bewegt, die Fruchtwassermenge weniger wird und dass Sie nicht mehr zunehmen, ja eventuell sogar abnehmen. Dann wird manchmal ein Wehenbelastungstest (OBT = Oxytocin-Belastungstest) gemacht. Sie bekommen eine kleine Dosis Oxytocin als Infusion in die Vene, um zu sehen, wie das Baby auf Wehen reagiert. Dieser Test hat jedoch keine große Aussagekraft und wird deshalb heute nur noch in wenigen Kliniken eingesetzt. Üblicher ist eine Doppler-Sonografie mit Ultraschall zur Darstellung der Durchblutung von Plazenta und Nabelschnur und zur Beurteilung der Fruchtwassermenge.

Studien haben gezeigt, dass es nur in seltenen Fällen Vorteile bringt, die Geburt vor der vollendeten 41. Woche einzuleiten. Wenn Sie und Ihr Kind gesund sind, gibt es keinen Grund, ungeduldig zu sein. Auch danach können Sie noch warten. Viele Geburtsmediziner raten ab der 42. Woche zu einer künstlichen Einleitung. Wenn der errechnete Termin stimmt, wächst das Risiko, dass das Baby durch die Plazenta nicht mehr optimal versorgt wird. Da es keine Untersuchung gibt, mit der man sicher sagen kann, dass und für wie lange das Baby noch versorgt ist, kann eine rechtzeitige Einleitung manchmal einen Kaiserschnitt verhindern. Gute Erfahrungen, die Geburt in Gang zu bringen, hat man mit der Gabe eines Prostaglandin-Gels in den Muttermund gemacht. Das Gel führt dazu, dass der Muttermund reift, weich wird und die Wehen so beginnen. Wenn der Muttermund schon weich und ein wenig geöffnet ist, dazu der Kopf fest im Becken sitzt, legt man eine Infusion mit Oxytocin und öffnet die Fruchtblase.

Prostaglandin führt leider manchmal dazu, dass heftige Wehen ausgelöst werden, die dann mit einem wehenhemmenden Mittel reguliert werden müssen. Trotzdem ist die Einleitung mit Prostaglandin öfter von Erfolg gekrönt als die Einleitung mit Oxytocin-Infusionen.

Geschlechtsverkehr ist ebenfalls ein gutes Mittel, um den Hormonhaushalt anzuregen. Sperma enthält Prostaglandin, das den Muttermund weich macht. Manche Ärzte lösen bei einer vaginalen Untersuchung am Geburtstermin den unteren Eipol. Das heißt, sie entfernen die Fruchtblase vom Muttermund. Das ist nicht schmerzhaft, wenn der Muttermund ein kleines bisschen geöffnet ist, und kann den Geburtsbeginn fördern. Wenn er noch fest geschlossen ist, sollte man das nicht tun.

Wenn Sie schlecht schlafen, kann das manchmal damit zu tun haben, dass Sie zu wenig Bewegung haben oder nicht müde sind. Manchmal helfen so simple Mittel wie ein warmes Bad, ein Spaziergang oder ein Schlaftee aus dem Reformhaus. Manchmal ist es auch besser, sich dem veränderten Schlafrhythmus hinzugeben und dann einfach einen Mittagsschlaf zu machen. Wenn Sie nachts aufwachen, kann es sein, dass Sie etwas essen müssen, um wieder einzuschlafen, so als hätte das Baby Hunger und würde Sie wecken.

Sollten Sie nachts aufwachen und grübeln, so ist es gut, wenn Sie aufstehen und Ihre Gedanken aufschreiben. Die kreisenden Gedanken verlieren so ihre Kraft.

Was passiert, wenn ich am Ort der Geburt ankomme?

Abgesehen davon, dass das Baby jetzt wirklich geboren wird, ist das, was dort geschieht, unterschiedlich. Es hängt davon ab, wie es Ihnen und dem Baby geht und was an dem von Ihnen gewählten Geburtsort üblich ist. Einige Möglichkeiten zeige ich Ihnen im Folgenden auf.

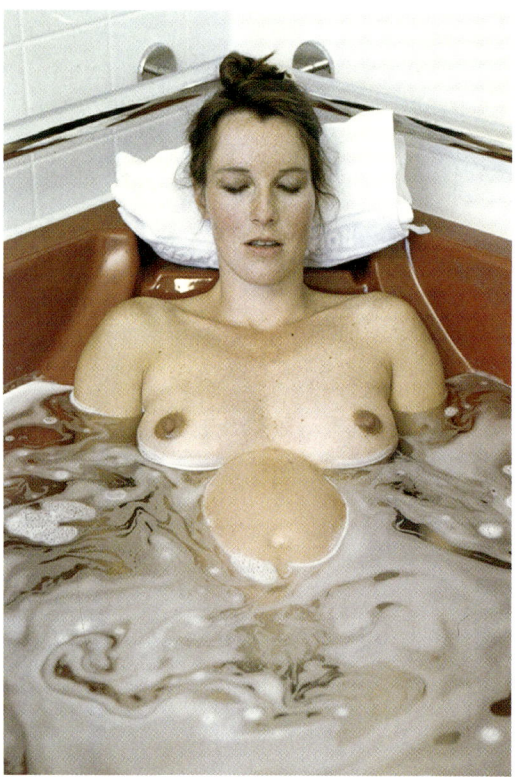

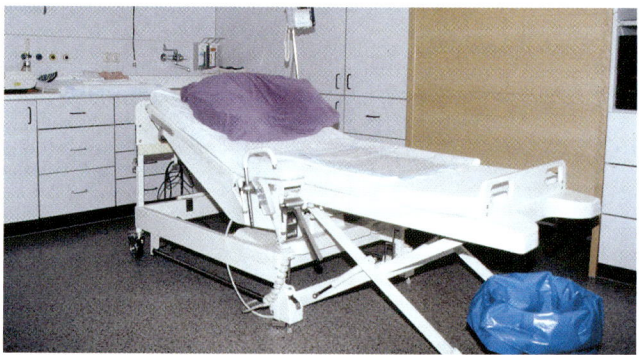

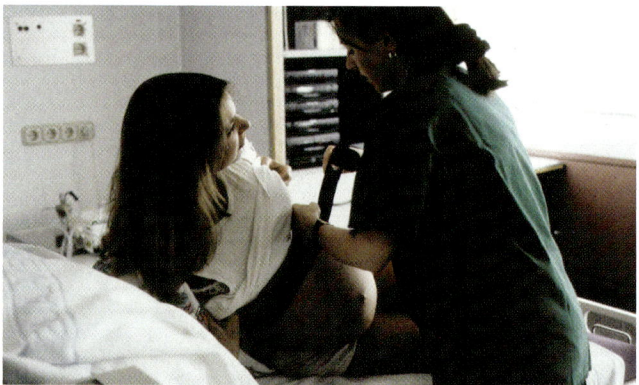

Welche Formalitäten gibt es?

Nur wenn die Wehen sehr heftig sind, werden Sie im Krankenhaus sofort in den Kreißsaal geführt. Sonst sind Sie zunächst in der Aufnahme. Hier ist eine Hebamme oder ein Arzt, die Ihre Vorgeschichte aufnehmen oder, wenn Sie in diesem Krankenhaus angemeldet sind, Ihre Akte heraussuchen. Dann werden die Herztöne des Kindes abgehört. In vielen Kliniken wird ein 20-minütiges Aufnahme-CTG geschrieben. Sie werden untersucht. Der Muttermund wird ertastet. Wenn klar ist, dass Sie in der Klinik bleiben, wird Ihr Partner oder eine Begleitperson gebeten, Sie in der Verwaltung anzumelden. Er bekommt einige Papiere und geht mit Ihrem Personalausweis los. Das kann eine halbe Stunde in Anspruch nehmen.

Je nachdem wie nah die Geburt bevorsteht, verbringen Sie die nächsten Stunden im Vorwehenzimmer oder im Kreißsaal. Je nach Klinikroutine wird man Ihnen einen Einlauf anbieten oder ein Bad. Der Vorwehenbereich ist noch etwas wohnlicher gestaltet. Hier können Sie oft auch gemeinsam mit Ihrem Partner die Nacht verbringen. Wenn der Muttermund weit auf ist, kommen Sie in den Kreißsaal.

Welche medizinischen Routinemaßnahmen gibt es?

Aufnahme-CTG
Wenn Sie im Krankenhaus ankommen, wird die Hebamme als Erstes die Herztöne des Babys kontrollieren. In vielen Kliniken wird das verbunden mit einer 20-minütigen CTG-Kontrolle. Damit werden gleichzeitig die Wehen und die Herztöne des Kindes auf einem Papierstreifen dokumentiert. Man kann so erkennen, ob das Baby die Wehen gut verarbeitet.

Dauer-CTG
Wenn das Baby mit seiner Herzfrequenz auf die Wehen reagiert, wird man unter Umständen die ganze Geburt dokumentieren. Auch bei Risiken wie Gestose, Diabetes, Plazentainsuffizienz oder bei Mehrlingen wird man Sie kontinuierlich überwachen. Ein routinemäßiges Dauer-CTG ist eigentlich nicht mehr üblich. Die Nachteile durch die Einschränkung der Bewegungsfreiheit sind einfach zu groß.

Venenverweilkanüle
Eine dünne Plastikkanüle wird in Ihre Armvene geschoben, um eventuell notwendige Medikamente schnell verabreichen zu können. Wenn diese Kanüle gut sitzt, ist sie schmerzfrei und stört die Bewegungsfreiheit nicht.

Rückenlage in der Austreibungsphase
Eine überholte Routinemaßnahme, die leider sogar unter Hausgeburtshebammen noch vorkommen soll.

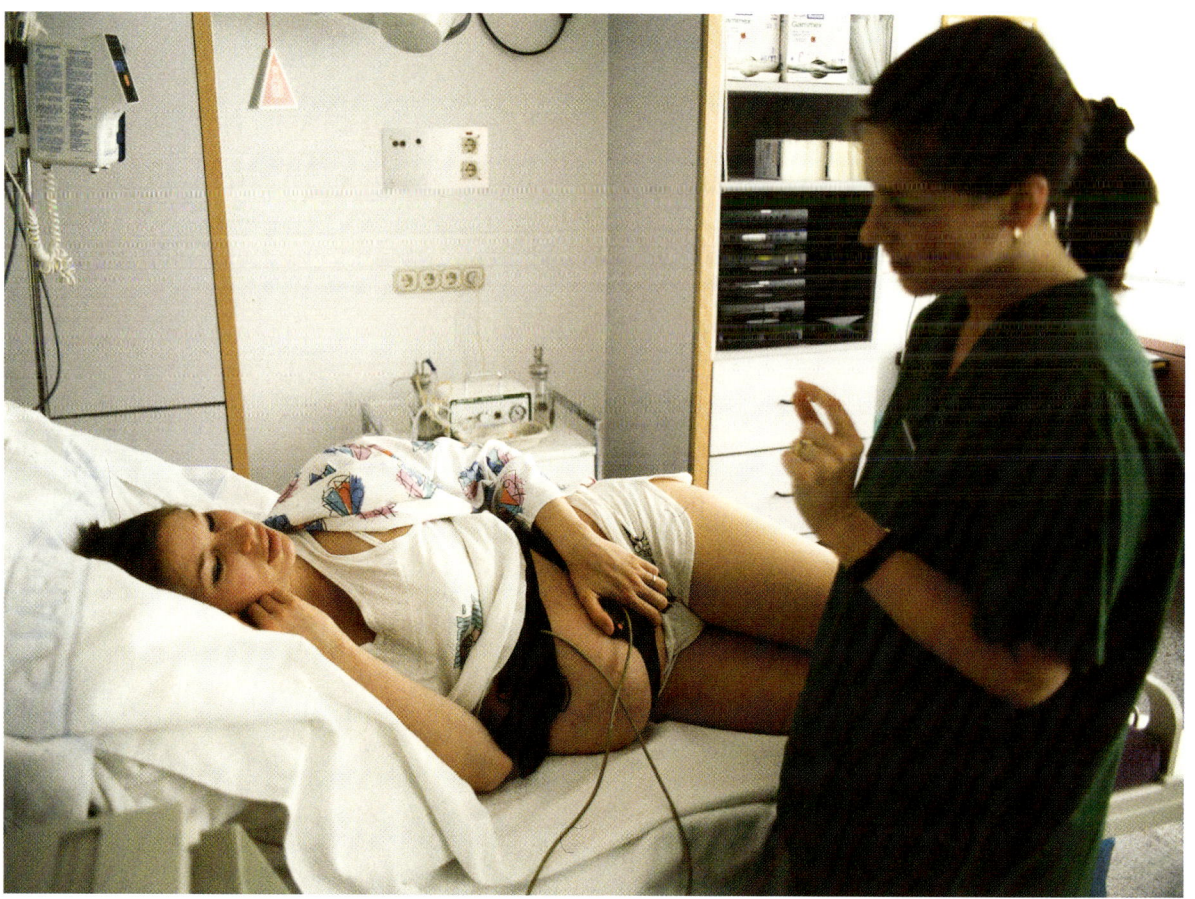

Eine CTG-Kontrolle

Oxytocingabe in der Nachgeburtsphase

Diese Maßnahme ist sehr verbreitet, da sie nachweislich den Blutverlust, der bei der Plazentalösung stattfindet, vermindert. Umstritten ist die routinemäßige Oxytocingabe nach der Geburt trotzdem, weil die meisten Frauen einen Blutverlust haben, den sie auch so gut verkraften. Das Blutvolumen in der Schwangerschaft ist sowieso vergrößert und der Körper ist darauf eingerichtet, auch einen größeren Blutverlust zu kompensieren.

Ist ein Einlauf wirklich nötig?

Ein Einlauf mit klarem Wasser ist manchmal nützlich, wenn Sie sich verstopft fühlen. Sonst bringt der Einlauf keine Vorteile. Viele Frauen haben die Befürchtung, dass bei der Geburt Stuhlgang herauskommt. Das geschieht wirklich manchmal. Es ist überhaupt nicht schlimm und sogar in fester Form (ohne Einlauf) besser und leichter zu beseitigen. Im Vordergrund steht immer das Baby. Niemand schenkt den anderen körperlichen Ausscheidungen in diesem Moment besondere Aufmerksamkeit.

Warum werden die Schamhaare rasiert?

Auch das ist eine Praxis, die heute der Vergangenheit angehört. Nur bei einem Kaiserschnitt werden die Schamhaare auf dem Bauch rasiert. Um einen Dammriss oder Schnitt zu versorgen, muss man manchmal sehr dichte und lange Schamhaare ein wenig kürzen. Rasieren der Schamhaare für die Geburt ist nicht mehr üblich, da es keinerlei Vorteile bringt.

Was kann ich tun, damit die Wehen in Gang kommen und der Muttermund sich öffnet?

Die ganze Geburt ist ein komplizierter Ablauf von ineinander greifenden hormonellen Wirkungsmechanismen, der noch nicht vollständig entschlüsselt wurde. Bis heute weiß man nicht genau, wodurch dieser Hormonzyklus letztlich ausgelöst wird. Lässt die Plazenta in ihrer Funktion nach oder gibt vielleicht das Kind ein Signal, dass jetzt der Zeitpunkt gekommen ist, wo es außerhalb der Gebärmutter besser aufgehoben ist? Oxytocin ist das wichtigste Hormon, das die Gebärmutter dazu bringt, sich zusammenzuziehen. Es ist auch das Liebeshormon. Es wird beim Orgasmus ausgeschüttet, es bringt später die Milch zum Fließen und es ist immer dabei, wenn wir intensive Gefühle von Liebe, Zärtlichkeit und Zuneigung empfinden. Aber erst wenn der Muttermund reif ist, bewirken die Wehen eine Öffnung des Muttermunds. Die Reifung des Muttermunds geschieht durch Prostaglandin. Erst gegen Ende der Schwangerschaft reifen am Muttermund die Prostaglandinrezeptoren, sodass das auch gegen Ende der Schwangerschaft von der Gebärmutterschleimhaut vermehrt abgesonderte Prostaglandin wirken kann. Der Gegenspieler der Wehenhormone ist Adrenalin. Adrenalin ist ein Stresshormon und wird ausgeschüttet, wenn wir uns erschrecken. Es versetzt den ganzen Organismus in Alarmbereitschaft und befähigt uns zu schnellen Fluchtreaktionen. Jeder kennt das Gefühl des Adrenalinschubs, der blitzartig durch den ganzen Körper geht, wenn wir einen Schreck bekommen. Stellen Sie sich das Gefühl vor, eine kurvenreiche Bergstraße hinunterzufahren, und in jeder unübersichtlichen Kurve gibt der Fahrer Gas. In irgendeiner Kurve kommt Ihnen ein Bus entgegen, der fast die gesamte Straßenbreite einnimmt. Ihnen gegenüber der Bus, rechts von Ihnen der Abgrund. Spüren Sie, wie der ganze Körper angespannt ist, wie Sie die Zähne zusammenbeißen, wie Sie sich verkrampft festhalten, die Augen am liebsten schließen wollen und wie Ihr Atem schnell und flach wird. Wenn Sie in einem solchen Zustand Wehen bekommen, wird sich der Muttermund nur schwer und unter Schmerzen öffnen. Jetzt stellen Sie sich vor, wie das Auto unten am Meer angekommen ist und welches Gefühl der Erleichterung Sie ergreift, wie der ganze Körper aufatmet, wenn Sie aussteigen. Werfen Sie die Kleider von sich und nehmen Sie ein Bad in den weichen, warmen Wellen des sommerlichen Meeres. Stellen Sie sich vor, wie Sie sich auf das Wasser legen und von den Wellen schaukeln lassen. Jetzt sind Sie in besserer Stimmung für die Geburt.

In einer Studie wurde festgestellt, dass es ein gutes Mittel ist, um die Geburt kürzer und schmerzärmer zu gestalten, wenn Ihnen jemand während der Wehen schöne Landschaften schildert.

Bewährt haben sich außerdem folgende Möglichkeiten:

▶ Gleichmäßige Bewegung tut gut. Finden Sie heraus, welche Art von Bewegung Ihnen bekommt.

▶ Aufstehen und Herumlaufen können sehr gut sein. Auch wenn Sie das Gefühl haben, dass das unmöglich ist, sollten Sie sich dazu überwinden. Oft ist es dann viel besser. Wenn nicht, legen Sie sich wieder hin. Frauen, die sich während der Geburtsvorbereitung ungehindert bewegen können, brauchen weniger Schmerzmittel und die Geburten sind kürzer.

▶ Auch Baden entspannt. Im Wasser öffnet sich der Muttermund manchmal schnell. Es ist einen Versuch wert, auch wenn Sie keine Unterwassergeburt anstreben. Finden Sie die Badewassertemperatur heraus, die Ihnen in diesem Moment angenehm ist. Das kann wärmer oder kälter sein, als Sie es normalerweise gewohnt sind. Ich erinnere mich an einen Hausbesuch bei einer Frau, die schon Wehen hatte. Sie lag völlig entspannt in der Badewanne. Ich setzte mich auf den Rand und ließ meine Hand ins Wasser gleiten. Das Wasser war kalt.

▶ Wenn Sie nicht baden dürfen, duschen Sie lange.

▶ Verbringen Sie einige Wehen auf der Toilette. Wir alle sind daran gewöhnt, auf der Toilette den Beckenboden locker zu lassen. Das geschieht wie von selbst. Ein entspannter Beckenboden hilft dem Muttermund. Man kann den Muttermund nicht direkt entspannen, aber zumindest die gesamte umgebende Muskulatur.

▶ Wärme und warme Füße sind wichtig. Zu Beginn der Geburt oder bei vorzeitigem Blasensprung, wenn Sie auf die Wehen warten, machen Sie ein heißes Fußbad. Stellen Sie die Füße in eine Schüssel mit so heißem Wasser, wie es Ihnen angenehm ist. Daneben stellen Sie einen Kessel mit kochendem Wasser. Wenn Sie sich an die Temperatur gewöhnt haben, gießen Sie immer so viel kochendes Wasser nach, dass Sie es gerade noch aushalten. Das durchwärmt den ganzen Körper und kann die Wehen in Gang bringen.

▶ Nehmen Sie warme Socken mit. Warme Muskeln arbeiten besser und schmerzen weniger.

▶ Ein gesüßter Tee mit reichlich Ingwer und Zimt durchwärmt und regt die Wehen an.

▶ Ganz gemütlich im warmen Bett liegen, allein oder mit Partner. Sexuelle Gefühle entspannen und harmonisieren den Hormonhaushalt.

▶ Auch Sex kann nützlich sein, denn in Sperma findet sich Prostaglandin, genau das Hormon, das eine Schlüsselfunktion spielt, wenn es darum geht, die Wehen in Gang zu setzen.

▶ Rizinusöl fördert die Prostaglandinsynthese im Darm und kann so einen wehenfördernden Hormonreflex auslösen. Einige Hebammen empfehlen einen Cocktail aus Aprikosensaft und 2 EL Rizinusöl. Da dies ein Medikament und die Wirkung unberechenbar ist, sollten Sie Rizinusöl nur in Absprache mit den Geburtshelfern nehmen und wenn die Herztöne des Babys bei den Wehen kontrolliert werden.

Man sollte immer daran denken, dass es einen Grund gibt, der die Geburt verzögert. Vielleicht „weiß" das Baby, dass es Probleme bekommt, wenn die Wehen einsetzen, und begibt sich aus gutem Grunde nicht in diese Situation. Wenn die Herztöne gehört werden können, hat man die Chance zu erkennen, ob das Baby Probleme hat.

▶ Wenn man die Brustwarzen eine Weile mit den Fingerspitzen rollt, regt das die Oxytocinproduktion an. Auch das kann den Uterus dazu bringen, Geburtswehen in Gang zu setzen. Leider ist dieses Mittel ebenfalls etwas unberechenbar, weil die Oxytocinausschüttung nicht zu dosieren ist. Vorsichtshalber sollten Sie diese Möglichkeit nur einsetzen, wenn Sie in Reichweite der Geburtshelfer sind.

Wann wird die Geburt eingeleitet?

Bei einer Geburtseinleitung werden die Wehen durch Hormongaben in Gang gesetzt. Man leitet die Geburt meist durch Prostaglandingel ein, das direkt in den Muttermund gebracht wird. Dies hat sich besonders bewährt, wenn der Muttermund noch geburtsunreif und fest verschlossen ist. Für das so genannte „Priming", das „Erweichen" des Muttermundes, werden manchmal mehrere Prostaglandingaben im Abstand von Stunden oder Tagen gegeben. Wenn der Muttermund weich und geburtsbereit ist, also nur ein kleiner Anstoß fehlt, um die Geburt in Gang zu setzen, öffnet man die Fruchtblase. Das ist ein Impuls, der die Wehen dann oft von selbst in Gang setzt. Wenn das nicht ausreicht, regt man die Gebärmutter mit einer Infusion von Oxytocin zur Arbeit an. Eine Dauergabe von Wehenmitteln per Infusion ist immer mit einer Dauerüberwachung am CTG verbunden.

Einer der häufigsten Gründe, die Geburt einzuleiten, ist sicher die Übertragung. Von einer Übertragung spricht man, wenn die Schwangerschaft länger als 42 Wochen (vom ersten Tag der letzten Regel an gerechnet) dauert. Die Häufigkeit der Übertragung liegt zwischen 4 und 14 %. Grundsätzlich wird man, sobald der Entbindungstermin erreicht ist, die Betreuung intensivieren. Jetzt müssen Sie alle zwei Tage zur Hebamme, zum Arzt oder in die Klinik. Mit verschiedenen Methoden versucht man herauszufinden, ob das Baby gut versorgt ist. Das kann eine zermürbende Zeit sein. Im Ultraschall kontrolliert man die Fruchtwassermenge, die gegen Ende der Schwangerschaft abnimmt. Durch CTG-Kontrollen vergewissert man sich, dass es dem Baby gut geht.

Da die Plazenta in den letzten Tagen der Schwangerschaft schnell altert, ist es gut, wenn man den Entbindungstermin genau kennt, denn alle Untersuchungsmethoden der fetalen Überwachung sind recht unsicher. Sicher ist, dass mit dem Ende der 42. Woche mit einer Einleitung oft bessere Ergebnisse erzielt werden als mit einer abwartenden Haltung.

Andere Gründe für eine Einleitung sind:
▶ grünes Fruchtwasser,
▶ Plazentainsuffizienz,

- Mehrlingsschwangerschaft (wenn eines der Babys nicht ausreichend versorgt wird),
- Eklampsie,
- HELLP-Syndrom.

Der Verdacht auf ein zu großes Baby (ein so genanntes relatives Missverhältnis) sollte kein Grund für eine Einleitung sein. Große Kinder werden auch von kleinen Frauen oft problemlos geboren. Ob der Kopf durch das Becken passt, hängt sehr davon ab, wie geschickt das Baby sich ins Becken dreht, und das zeigt sich erst während der Geburt.

In jedem Fall sollte man sorgfältig abwägen, ob eine Einleitung wirklich notwendig ist, und nicht überflüssigerweise in den normalen Ablauf der Dinge eingreifen.

Vielleicht empfinden Sie es als gewaltsamen Eingriff, wenn die Geburt künstlich von außen in Gang gesetzt wird. Wehenmittel haben den schlechten Ruf, größere Schmerzen zu verursachen, und eine Geburtseinleitung lässt die Befürchtung aufkommen, dass sie in einem Kaiserschnitt oder anderen Komplikationen endet. Die Ergebnisse von verschiedenen Studien zu diesem Thema bestätigen diese Befürchtungen jedoch nicht. Weder erhöht sich bei Einleitungen nach vollendeter 41. Woche die Zahl der Schnittentbindungen noch die Gabe von Schmerzmitteln. Die Technik und die Gründe für Geburtseinleitungen wurden in den letzten Jahren sehr verfeinert und so kann man sagen, dass es wirklich meist um die Frage geht, wo das Baby besser versorgt wird – im Bauch oder außerhalb.

Das ist eine Frage, die auch für erfahrene Geburtshelfer ein Abwägen aller Risiken beinhaltet und ein Balanceakt bleibt.

Wie lange dauert die Geburt?

Die Eröffnungsphase dauert zwischen einer Stunde und drei Tagen. Die Austreibungsphase dauert zwischen 10 Minuten und vier Stunden.

Schrecklich lange, werden Sie sagen, aber bedenken Sie, dass auch Zeit ein höchst subjektiver Faktor ist. Eine kurze Geburt gilt oft als gute Geburt, aber es gibt auch andere Beispiele. Die längste Geburt, die ich betreut habe, hat mit mehr oder weniger großer Intensität drei Tage gedauert. Am Ende waren wir alle froh und erleichtert, es endlich geschafft zu haben. Zum Abschied sagte die Frau dann zu mir: „Übrigens, dass es so lange gedauert hat, das war ganz wichtig für mich, ich hätte mich sonst überrannt gefühlt." Das Gefühl, überrannt zu werden, ist oft das Gefühl von Frauen, deren Geburt sehr schnell geht. Sie hatten keine Zeit, sich an die Wehen zu gewöhnen, zu baden, sich massieren zu lassen oder den Gebärhocker auszuprobieren. Ehe sie sich der Tatsache bewusst waren, dass das Baby jetzt kommt, war es schon da.

Zu lange Geburten haben natürlich oft den Nachteil, dass man sich erschöpft. Weil Sie nicht wissen, wie Ihre Geburt sein wird, ist es ratsam, in der späten Schwangerschaft gut auszuruhen, einen Mittagsschlaf zu machen und in den Tagen vor der Geburt so viel wie möglich zu schlafen.

Zwei Dinge können Sie selbst dazu beitragen, damit die Eröffnungsphase gut verläuft und die Schmerzen nicht die Oberhand gewinnen: atmen und entspannen. Wenn Sie entspannt sind und genug atmen, funktioniert der Stoffwechsel besser, die Hormone werden angeregt und das Blut kann in alle Zellen transportiert werden. Auch eine freudig-erwartungsvolle Stimmung beeinflusst die Geburt günstig.

Immer wieder wundern sich Frauen und Männer darüber, dass bei allem technischen Fortschritt eine Geburt noch immer so schmerzhaft und mühevoll abläuft. Es ist eben so, dass Schmerzmittel (Periduralanästhesie oder Morphium) bei der Geburt mit Nebenwirkungen und zusätzlichen Risiken behaftet sind. Auch ein Kaiserschnitt bietet keine Verbesserung. Abgesehen davon, dass man in den Tagen danach Schmerzen hat, ist der Kaiserschnitt eine große Bauchoperation mit allen Risiken, die eine Operation hat. Obwohl die Operations- und Narkosetechniken besser geworden sind, birgt der Kaiserschnitt ein erhöhtes Risiko, eine Infektion zu bekommen. Deshalb ist es gut, dass der Kaiserschnitt die Notlösung bleibt.

Was schmerzt bei der Geburt?

Bei der Geburt dehnen sich zahlreiche Muskeln, Sehnen, Bindegewebe, die sich noch nie so gedehnt haben. Alles, was sich an Gewebe im Becken befindet, muss nachgeben, sich öffnen. Das kann schmerzen, so wie jede Dehnung es auch tut.

Außerdem kann es wehtun, wenn das Baby mit seinem Köpfchen gegen das Schambein oder das Kreuzbein drückt und bei seinem Weg durch das Becken am Kreuzbein entlangrutscht. Die Mutterbänder, die die Gebärmutter halten, können ziehende Schmerzen im Kreuzbein, in den Leisten, in den Schamlippen und in den Oberschenkeln verursachen. Der Muttermund kann, wenn er sich dehnt, einen innerlichen, tiefen, ziehenden Schmerz verursachen. Wenn der Beckenboden sich in der Austreibungsphase dehnt, kann das einen brennenden Schmerz hervorrufen. Die meisten Frauen schildern jedoch die Austreibungsphase als nicht besonders schmerzhaft. 3 % der Frauen fanden die Geburt insgesamt nicht als schmerzhaft. „Ein intensives Gefühl, aber schmerzhaft würde ich das nicht nennen", hört man von diesen Frauen als Kommentar zum Geburtsschmerz.

Manche Frauen trösten sich damit, dass der Geburtsschmerz mit dem Kind ein positives Ergebnis hat. Er scheint nicht so sinnlos wie der Schmerz, der von einer Verletzung herrührt.

Der Schmerz hat eine starke psychische Komponente. Wenn es sonst etwas Schmerzhaftes im Leben gibt, schwingt es jetzt mit.

Ein Stück Abschiedsschmerz ist natürlich auch dabei. Schließlich gibt es vieles, wovon man sich jetzt trennt. Die Schwangerschaft ist zu Ende, für den Rest Ihres Lebens werden Sie Mutter sein. Vielleicht waren Sie beruflich sehr engagiert, selbstständig und finanziell unabhängig. Vielleicht haben Sie einen großen Teil Ihrer Identität und Ihres Selbstbewusstseins aus Ihrer Arbeit bezogen. Noch ist nicht abzusehen, wie sehr das Kind Sie brauchen wird und ob es Ihnen überhaupt Freude machen und Sie erfüllen wird, Ihre Tage mit einem Baby zu Hause zu verbringen. Alle Beziehungen in der Familie und im Freundeskreis werden sich durch ein neues Familienmitglied ändern. Sicher eine Bereicherung, aber immer auch ein Abschied von Vertrautem, Bekanntem und Gewohntem. Die Zweisamkeit mit dem Partner sieht einer ungewissen Zukunft entgegen. Wenn schon ein Kind da ist, müssen Sie sich von der innigen Beziehung zu ihm verabschieden. „Werde ich je ein zweites Kind so lieben können wie mein erstes?", fragen sich viele Frauen vor der Geburt des zweiten Kindes. Auch wenn das Kind erwünscht, ersehnt, geplant ist, gibt es diese Abschiedsgefühle. Wenn Sie die Gelegenheit haben, zelebrieren Sie ein kleines Abschiedsritual. Das kann verschiedene Formen haben. Verbringen Sie bewusst eine Zeit mit Ihrem Partner, Ihrer Freundin oder mit dem ersten Kind. Schreiben Sie Ihre Gedanken auf, überlegen Sie sich ein schönes Geschenk für sich selbst.

„Seien Sie froh, dass Sie überhaupt etwas spüren", entgegnete meine Atemtherapielehrerin einem Schüler, der sich über Schmerzen beklagte. Schmerzen sind ein Teil des Lebens. Alle Menschen kennen Schmerzen. Das heißt, alle Menschen haben Erfahrung im Umgang mit Schmerzen. Nehmen Sie sich einen Moment Zeit, sich zu erinnern, welche Erfahrung Sie damit haben. Erinnern Sie sich an schmerzhafte Situationen in verschiedenen Lebensphasen und denken Sie dabei darin, wie Sie reagiert haben.

- ▶ Haben Sie gejammert, geschrien, wurden Sie ganz still oder wollten Sie sich bewegen?
- ▶ Wollten Sie allein sein oder gehalten werden?
- ▶ Wie haben Sie sich gefühlt?
- ▶ Waren Sie wütend, ärgerlich oder hatten Sie Angst?
- ▶ Was hat Ihnen geholfen?
- ▶ Finden Sie heraus, was ohne chemische Schmerzmittel geholfen hat.

Mit dieser Methode finden Sie Ihr persönliches Schmerzmittelrepertoire, das Sie mit in die Geburt nehmen können. Vielleicht ist die Geburt die ungewöhnlichste Erfahrung, die Sie je gemacht haben. Trotzdem gehen Sie mit Ihrer gesamten Lebenserfahrung in die Geburt hinein und so können Sie aus Ihren Erfahrungen im Umgang mit schwierigen Situationen schöpfen.

Vielleicht hilft es Ihnen, sich zu bewegen, zu stöhnen oder zu schreien. Vielleicht kneifen Sie Ihren Mann oder brauchen viel Beistand. Vielleicht werden Sie still und in sich gekehrt. Alles, was dazu beiträgt, dass der Muttermund sich öffnet und die Geburt fortschreitet, ist gut. Wenn die Wehen stärker werden, bekommen viele Frauen Angst: „Wenn das noch stundenlang so weitergeht und sich steigert, wie soll ich das aushalten?" Es ist aber nicht so, dass es immer schlimmer wird. Wenn die Wehen so stark sind, dass sich der Muttermund öffnen kann, werden die Wehen vielleicht für eine kurze Zeit, bevor der Muttermund ganz geöffnet ist, sehr heftig. Ihnen kommt jedoch zu Hilfe, dass Sie und Ihr Körper sich einarbeiten. Das heißt, dass die Endorphine, das körpereigene Morphium, in Gang kommen und den Schmerz auf natürliche Weise dämpfen.

Vieles, was Sie während der Wehen unwillkürlich tun, ist sinnvoll, weil es diese Hormone stimuliert. Dazu gehört Schaukeln, sich hin und her wiegen, Wärme, Atmen, Schokolade essen.

Atmen begleitet uns durch das Leben. Atmen ist Leben. Immerzu bekommen wir so viel Luft, wie wir brauchen. Selbst wenn wir schlafen, atmen wir. Wenn wir laufen, vertieft sich der Atem automatisch. Das wird durch das Atemzentrum gesteuert. Es befindet sich unter dem Schädelrand, im verlängerten Rückenmark und bekommt seine Informationen über den aktuellen Sauerstoffbedarf aus den Muskeln und Gelenken. Dann sendet es Impulse an das Zwerchfell: mehr atmen. Das Zwerchfell, unser Atemmuskel, bewegt sich mehr und kräftiger, um die Luft in die Lunge zu holen und hinauszudrücken. Das Zwerchfell ist eine Muskelschicht, die am Rippenrand quer durch den Körper geht. Über dem Zwerchfell sind Herz und Lungen. Unter ihm die Organe und das Baby in der Gebärmutter. Immerzu, Tag und Nacht, wird das Kind durch die Atembewegung hin und her gewiegt. Für das Einatmen zieht sich das Zwerchfell zusammen und der Bauch muss nachgeben und weit werden, damit es Platz hat. Beim Ausatmen dehnt sich das Zwerchfell wie eine Kuppel hoch in den Brustkorb. Meist wird es in dem Moment kompliziert, wenn wir auf den Atem achten, also bewusst atmen. „Ich wollte während jeder Wehe ganz besonders gut atmen und habe jedes Mal tief eingeatmet und betont lang wieder ausgeatmet, nach kurzer Zeit wurde mir ganz schwindelig", erzählte mir eine Frau nach ihrer ersten Geburt. So etwas geschieht leicht, wenn wir versuchen bewusst zu atmen. Da der Atem durch eine Vielzahl komplexer Mechanismen gesteuert wird, kann es Probleme geben, wenn wir uns einmischen und es besonders gut machen wollen. Während der verschiedenen Phasen der Geburt gibt es verschiedene Dinge zu beachten: zunächst einige Hinweise zum Atem in der Eröffnungsphase. Da Atemtechniken leicht dazu führen, dass Sie das Gespür für Ihren Atem verlieren, dass Ihnen schwindelig wird oder Sie sich im Ernstfall nicht mehr daran erinnern, nenne ich Ihnen drei Regeln, die Ihnen helfen, Ihren natürlichen Atemrhythmus auch während anstrengender Wehen nicht zu verlieren:

Halten Sie nicht die Luft an

Das geschieht leicht, wenn wir Schmerz empfinden. Stellen Sie sich vor, wie Sie die Luft anhalten oder durch die Zähne einziehen, wenn Sie sich den Finger klemmen. Das ist eine unwillkürliche Reaktion, die auch bei den Wehen auftreten kann, aber für die Geburt nicht nützlich ist. Denn wenn die Muskeln nicht genug Sauerstoff bekommen, können sie nicht gut arbeiten und schmerzen mehr. Wenn Sie die Luft anhalten, kann der Körper sich nicht öffen.

Atmen Sie aus

Beginnen Sie mit dem Ausatmen. Ein japanisches Sprichwort sagt: „In eine volle Tasse geht kein Tee." Deshalb muss die Lunge erst leer sein, damit Sie wieder einatmen können. Stellen Sie sich vor, Sie pusten Seifenblasen in die Luft. Spüren Sie den Moment, wenn das Ausatmen zu Ende ist. Jetzt ist immer noch Luft in der Lunge und Sie könnten noch mehr ausatmen. Tun Sie das nicht. Der Körper gibt Ihnen zwar ein kleines Signal, dass das Ausatmen zu Ende ist, über das man aber leicht hinweggehen kann.

Lassen Sie das Einatmen von allein wieder kommen

Das ist das Schwerste. Wenn wir ausgeatmet haben, wollen wir schnell wieder Luft holen. Vielleicht denken wir insgeheim, dass wir sonst nicht genug bekommen. Aber das stimmt nicht. Wir schwimmen in der Luft wie der Fisch im Wasser. Luft dringt überallhin, wo wir innerlich ein bisschen Platz machen und nachgeben. Deshalb lassen Sie den Bauch ganz besonders locker, damit das Zwerchfell Bewegungsfreiheit hat und so viel Luft holen kann, wie Sie jetzt gerade brauchen. Die Luft soll so leicht in Sie hineinströmen, dass Sie den Luftzug in der Nase nicht spüren. Wenn Sie das Einatmen hören, dann war es schon mit Anstrengung verbunden.

Wenn die Wehen stark werden, ist es schwer, den Bauch locker zu lassen. Das ist nicht schlimm. Dann ist es wichtig, dass Sie die Pausen nutzen, um gut zu atmen und überall loszulassen. Auch das hilft dem Muttermund, sich zu öffnen. Die eigentliche Arbeit geschieht in den Pausen, selbst wenn diese nur kurz sind. Bitten Sie doch Ihre Begleitung, Sie nach der Wehe daran zu erinnern, dass Sie sich wieder entspannen.

Es kann sein, dass die Wehen so intensiv sind, dass Sie mit dem Atmen Probleme bekommen. Sie haben das Gefühl, dass Sie nicht weiteratmen können oder keinen Rhythmus finden. Dann ist es Zeit, einen Ton zu Hilfe zu nehmen. Versuchen Sie es mit „Oooh" oder „Aaaah". Sie werden sehen, das bringt Sie ein großes Stück weiter. Achten Sie nicht auf den Klang, sondern darauf, dass Sie den Mund weit öffnen und den Ton als Schwingung im Körper spüren.

Atemübung I: Atmen durch ein Nasenloch

Diese Übung kommt aus dem Yoga und ist ein Training für das Zwerchfell, das Sie täglich praktizieren können. Sie hilft, die Aktivität der Gehirnhälften zu harmonisieren, beruhigt und konzentriert den Geist. Außerdem vertieft sie den Atem.

Setzen Sie sich bequem hin. Wenn möglich, sitzen Sie so, dass die Wirbelsäule aufgerichtet ist. Halten Sie ein Nasenloch zu und atmen Sie durch das andere aus. Dann lassen Sie die Luft wieder hineinströmen. Wechseln Sie nach jedem Einatmen das Nasenloch. Stellen Sie sich dabei vor, wie die Luft sich an der Wirbelsäule entlangbewegt bis zum tiefsten Punkt in Ihrem Beckenboden, dem Damm. Das ist die Ziellinie der Geburt. Mit jeder Wehe versucht der Körper das Baby dorthin zu schieben.

Setzen Sie diese Atemübung für ein paar Minuten fort. Dann spüren Sie, wie die Luft wieder durch beide Nasenlöcher strömt, wie der Bauch nachgibt und das Baby von Sauerstoff überschwemmt wird. Es kann sein, dass das Baby bei diesen Atemübungen munter wird und sich viel bewegt, weil es so viel Sauerstoff bekommt.

Atemübung II: Tönen

Atmen Sie mit einem „Aaaaah" aus. Achten Sie dabei nicht darauf, wie der Ton klingt. Das ist unwichtig. Spüren Sie vielmehr, wie der Ton sich im Körper ausbreitet. Spüren Sie ihn im Becken, im Bauch, im Gaumen. Öffnen Sie den Mund weit, wie beim Zahnarzt. Lassen Sie den Unterkiefer hängen und spüren Sie, wie der Rachen weit wird. Vielleicht spüren Sie einen Impuls zu gähnen. Geben Sie dem ruhig nach. Gähnen ist eine wunderbare Art, sich zu entspannen. Es ist nicht wichtig, wie hoch, wie tief, wie leise oder laut der Ton ist. Es ist auch nicht wichtig, dass er besonders lang ist. Viele Menschen denken, langes Ausatmen ist gutes Ausatmen. Das stimmt nicht. Das Ausatmen soll so lang sein, wie es für Sie richtig ist. Wenn es zu Ende ist, hören Sie auf. Lassen Sie das Einatmen leicht und wie von selbst wieder kommen. Dann tönen Sie wieder. Das „Aaaah" eignet sich für alle Frauen, die dazu neigen, die Zähne zusammenzubeißen. Die Zähne zusammenzubeißen ist der Geburt nicht förderlich, denn bei der Geburt geht es um Öffnen. In früheren Zeiten wurden bei Geburtsbeginn alle Knoten im Haus geöffnet, die Schürzen aufgebunden und die Haare gelöst. Das ist eine schöne Symbolik dafür, dass sich eine Frau bei der Geburt auf allen Ebenen ihrer Persönlichkeit öffnet. Auf diese Weise unterstützte und bestärkte man sie in ihrem Öffnungsprozess. Es gibt Vermutungen, dass ein Zusammenhang besteht zwischen Mund und Muttermund. In jedem Fall aber besteht ein Zusammenhang zwischen Mund und Beckenboden. Im Mund beginnt unser Verdauungstrakt und im Beckenboden endet er.

Tönen Sie ein „Ooooh" und runden Sie dafür die Lippen. Dieses runde „Oooh" klingt dann durch den ganzen Körper und alle Zellen. Manche Frauen ziehen es bei der Geburt vor, ein „Oooh" zu tönen. Es ist so rund wie der Muttermund, wie die Öffnung des Beckenbodens, die wie ein kleines helles Licht am Ende des Tunnels erscheint.

Wie atme ich richtig in der Austreibungsphase?

In der Austreibungsphase geht es nicht mehr in erster Linie darum, dass Sie möglichst entspannt sind. Im Gegenteil, Michel Odent, ein französischer Geburtshelfer, der in den 70er-Jahren als Erster eine familienfreundliche Geburtshilfe praktizierte, schreibt in einem seiner Bücher, dass die Gebärende für die letzten Wehen einen Adrenalinschub braucht, damit das Baby herauskommt. Er nennt es den Baby-Ejection-Reflex (Baby-Hinauswurf-Reflex). Plötzlich ist Aktivität angesagt. „In früheren Zeiten", so schreibt er, „packte der Geburtshelfer, wenn das Baby auf sich warten ließ, in diesem Moment die Geburtszange aus. Wenn die Frau dieses Instrument erblickte, bekam sie einen Schreck und das Baby wurde geboren." Wenn der Muttermund auf ist, wird das Baby von den Wehen durch das Becken geschoben. Wenn es so tief ist, dass es auf den Beckenboden drückt, werden Sie von der Hebamme aufgefordert zu drücken. Wenn Sie gute, kräftige Wehen haben, müssen Sie nur die Kraft der Wehen unterstützen. Das ähnelt im Prinzip dem, was geschieht, wenn Sie Stuhlgang haben. Stellen Sie sich vor, Sie müssten eine Pampelmuse herausdrücken. Genau so nutzen Sie den Atem, um den Druck in den Beckenboden zu verstärken. Das ist ein automatischer Mechanismus, den wir schon beobachten, wenn ein kleines Kind auf dem Töpfchen sitzt. Plötzlich bekommt es einen roten Kopf und dann ächzt es. Es macht ein Geräusch, indem es den Kehlkopf schließt und wieder öffnet, fast wie ein Stöhnen oder ein Husten. In diesem Moment öffnet sich der Beckenboden. Der Mund, der Kehlkopf, alles ist dicht und es bleibt nur noch ein Ausweg, der Beckenboden.

Um diesen Mechanismus besser zu verstehen, nehmen Sie eine leere Flasche zu Hilfe. Setzen Sie sie an den Mund und pusten Sie hinein, so als wollten Sie die Flasche wie einen Luftballon aufpusten. Es darf keine Luft an der Seite vorbeigehen. Spüren Sie, wie der Beckenboden diesen Druck aufnimmt und sich dehnt. Sie können auch einen Luftballon aufpusten. In dem Moment, bevor die Luft in den Luftballon hineingeht, können Sie den Druck im Beckenboden deutlich wahrnehmen. Ein anderes Bild für das, was mit dem Atem geschieht, wenn Sie drücken, ist die Vorstellung, Sie würden Luft durch ein ganz enges Röhrchen pusten. Es ist so eng, dass fast keine Luft hindurchgeht. Sie können den Druck im Beckenboden besser spüren, wenn Sie so knien, sitzen oder hocken, dass der Beckenboden viel Platz hat. Probieren Sie aus, wie viel Luft Sie brauchen, um effektiv pressen zu können. Wie lange können Sie diese Spannung halten, bevor Sie erneut Luft holen? Die Wehe dauert wie in der Eröffnungsphase eine Minute. Da man nicht eine Minute lang drücken kann, müssen Sie zwischendurch Luft holen. Das ist so, als würden Sie tauchen und dann hochkommen, Luft holen und erneut tauchen. Drücken Sie mehrmals nacheinander und holen Sie zwischendurch neue Luft. Konzentrieren Sie sich auf den Damm, das ist der Punkt, auf den sich der Druck richtet. Dieses kleine Stück Gewebe zwischen Scheidenausgang und After dehnt sich am meisten, wenn das Köpfchen hindurchtritt. Wenn Sie das ausprobieren, drücken Sie nicht so fest, wie Sie während der Geburt drücken. Die Hebammen sagen immer: „Schließen Sie die Augen, sonst platzen die kleinen Adern und Sie bekommen rote Augen." Es kann tatsächlich passieren, dass in der Austreibungsphase die kleinen Adern in den Augen platzen. Das ist aber nicht schlimm. Es dauert nur ein paar Wochen, bis sich das wieder resorbiert hat. Manchmal platzen auch die kleinen Gefäße unter der Haut und das Gesicht ist rot gesprenkelt. Auch das vergeht nach ein paar Tagen. Das heißt nicht, dass Sie etwas falsch gemacht haben. Es zeigt nur, was für ungeheure Kräfte Sie entfalten, wenn Sie das Baby hinausschieben.

Eine Frau erzählte mir, dass ihr das während der ersten Geburt passiert sei. Als ich sie fragte, wie lange denn die Austreibungsphase gedauert habe, sagte sie, dass das Baby nach drei Wehen da gewesen sei. Ich konnte ihr versichern, dass sie nichts falsch gemacht hatte. Sie hatte einfach enormen Druck entwickelt.

Hecheln und Kirschkerne spucken

Manchmal werden Sie in der Austreibungsphase aufgefordert zu hecheln. Hecheln wird jedoch nur selten gebraucht, etwa bei 10 % der Geburten kommt es zum Einsatz. Da es den Körper über längere Zeit nicht ausreichend mit Sauerstoff versorgt, sollte man es nur kurz anwenden. Manchmal hecheln Sie zu Beginn der Austreibungsphase, wenn der Muttermund noch nicht ganz auf ist, aber ein Druckgefühl Sie schon unwillkürlich dazu bringt, dass Sie drücken. Um das Druckgefühl zu überwinden, ohne ihm nachzugeben, wird die Hebamme Sie vielleicht bitten zu hecheln. Der zweite Moment, in dem Sie eventuell dem Hecheln begegnen, ist der Moment, in dem das Köpfchen durch den Beckenboden gedrückt wird. Dann fordert Sie die Hebamme zum Hecheln auf, damit das Köpfchen sanft hinausgleitet. Hecheln ist genau das, was ein Hund tut, der in der Sonne liegt, er atmet leicht und schnell mit heraushängender Zunge. So atmen Sie auch, nur dass Sie nicht die Zunge heraushängen lassen. Legen Sie die Zunge an den Gaumen, damit der Mund nicht trocken wird. Dann atmen Sie ganz schnell und leicht aus und ein. Wenn Sie durcheinander kommen, atmen Sie einmal gut aus und hecheln dann weiter. Das klingt ungefähr wie „ha ha ha ha ha ha ha …"

Wenn Ihnen das schwer fällt, versuchen Sie folgende Alternative:

Stellen Sie sich vor, Sie wollen den Wettbewerb im Kirschkernweitspucken gewinnen. Dabei spucken Sie einen imaginären Kirschkern so weit wie möglich: „Pppöh." Spüren Sie die Bewegung, die im Beckenboden entsteht, wenn Sie spucken. Jetzt stellen Sie sich vor, Sie haben 20 Kirschkerne im Mund und spucken schnell einen nach dem anderen aus, so weit Sie können. Benutzen Sie nur die Lippen zum Spucken: „Pppöh, Pppöh, Pppöh, Pppöh, Pppöh, Pppöh, Pppöh, Pppöh …"

Kleine Schubse bewegen das Baby durch das Becken und den Beckenboden. Es ist nicht schlimm, wenn Sie diese Dinge nicht beherrschen. In der Austreibungsphase ist die Hebamme bei Ihnen und gibt Ihnen genaue Anleitungen. Das Wichtigste für die Vorbereitung auf diesen Moment ist, dass Sie ein Gefühl für den Druck in den Beckenboden entwickeln. Und damit können Sie täglich Erfahrung sammeln. Jedes Mal, wenn Sie zur Toilette gehen, können Sie spüren, wie der Beckenboden sich öffnet und schließt. Spüren Sie, wie beim Wasserlassen der Beckenboden ganz entspannt ist und wie er sich schließt.

Welche Position ist günstig?

Jede Position ist gut, in der Bauch und Beckenboden entspannt sein können und genug Platz haben. Grundsätzlich bieten aufrechte Positionen viele Vorteile. Die Durchblutung der Plazenta ist besser, die Atmung vertieft sich, die Schwerkraft hilft, das Baby nach unten zu schieben, und die Beweglichkeit des Beckens unterstützt das Baby bei seiner Drehung. In der Hocke ist das Hohlkreuz ausgeglichen und der Geburtskanal fast senkrecht gestreckt. Die Endorphinproduktion wird durch Bewegung angeregt. Ihre Eigenaktivität wird gefördert.

Für die Eröffnungsphase ist sicher jede Art von Bewegung, die Ihnen gut tut, empfehlenswert. Viele Frauen stützen sich hier mit dem Oberkörper und den Armen auf einen Tisch oder eine Kommode. Es ist auch schön, wenn Sie sich bei jeder Wehe an den Partner anlehnen können. Umherlaufen ist gut, das Becken kreisen oder hin und her wiegen auch. Treppensteigen kann die Wehen anregen und bewegt die inneren Beckenmuskeln. Alle diese Bewegungen können Sie sowohl während der Wehe als auch in den Wehenpausen ausprobieren.

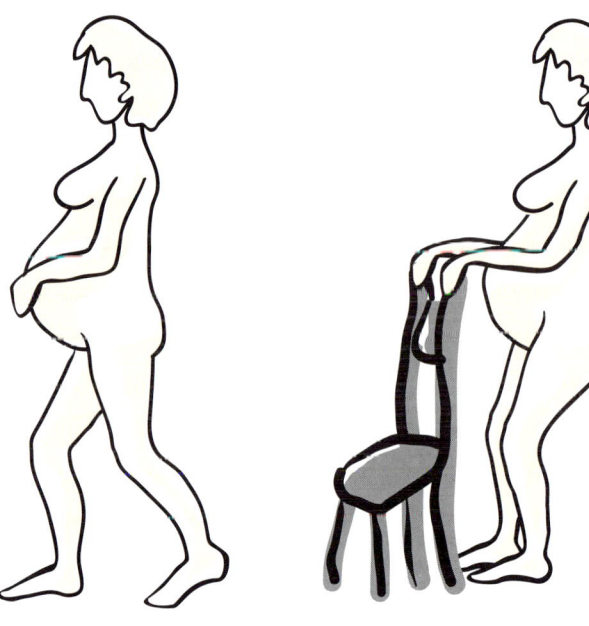

Umherlaufen

Stehen

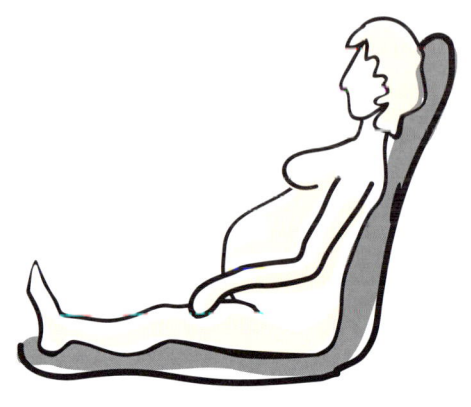

Sitzen (> 75°)

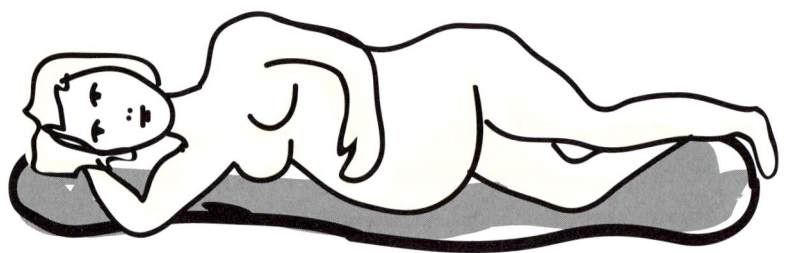

Seitenlage

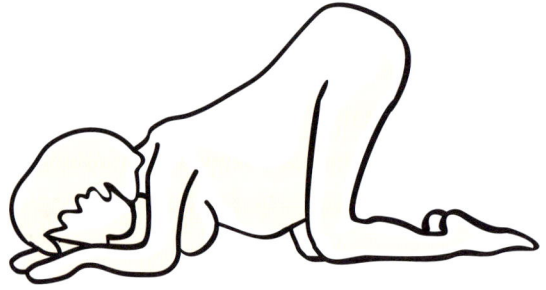

Knie-Ellenbogen-Lage

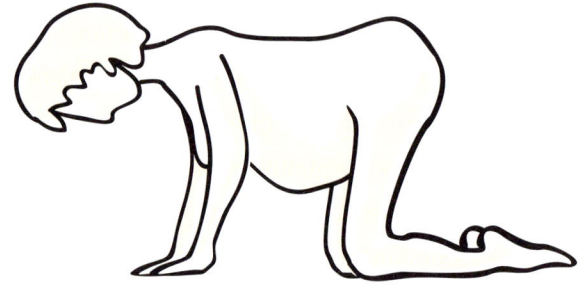

Vierfüßlerstand

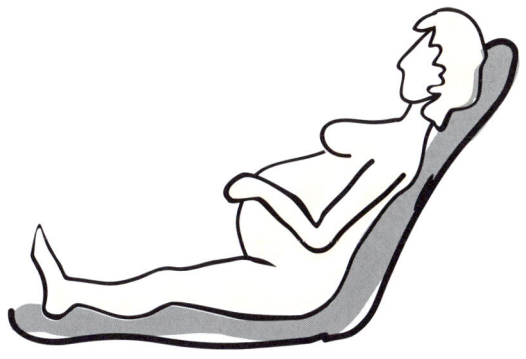

Halb sitzen (45°–75°)

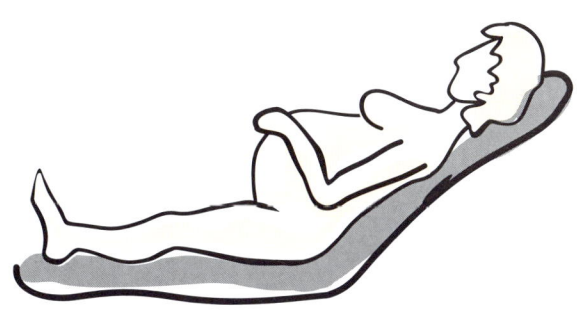

Halb liegen (30°–45°)

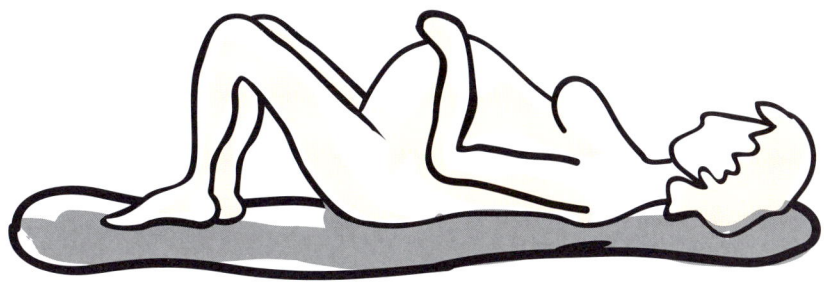

Rückenlage (< 30°)

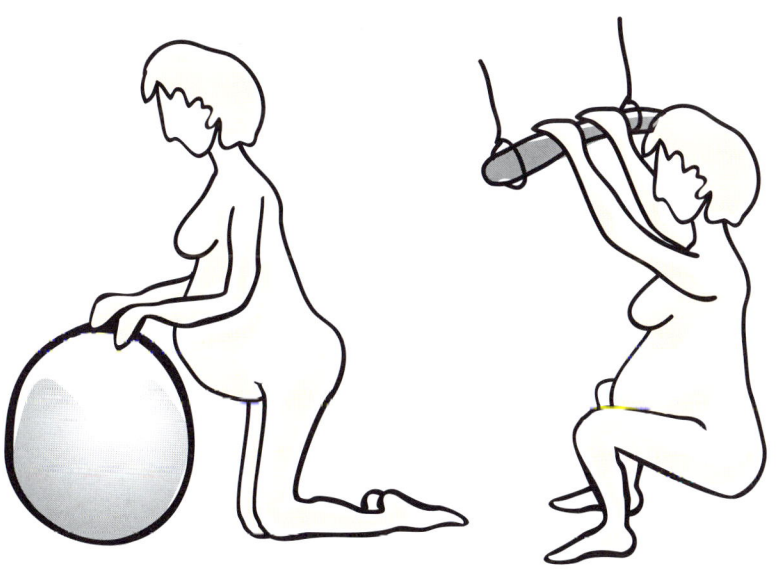

Knien

Hängen

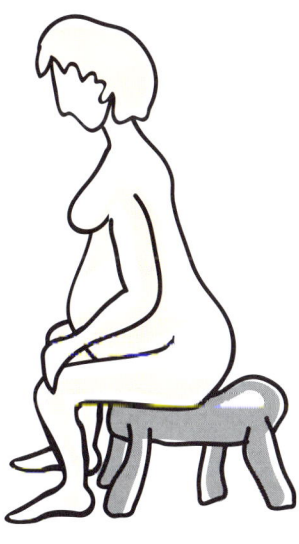

Auf dem
Gebärhocker sitzen

- Stehen
- Gehen
- Breitbeinig sitzen
- Kniend auf den Gymnastikball gestützt
- Am Partner anlehnen

In der Austreibungsphase ist die Position, in der das Baby am besten herauskommt, die beste. Oft muss man das während der Geburt herausfinden. Es ist gut, wenn man alle Möglichkeiten vorher ausprobiert.

In vielen Kliniken gibt es Möbel und Geräte, die aufrechte Körperhaltungen unterstützen. Das vermittelt den Eindruck, als brauche man für die Geburt ganz besondere Utensilien. Im Grunde kann man aber auch ein Fußbänkchen als Gebärhocker nutzen oder ein paar dicke Bücher in einer Plastiktüte, sodass Sie nicht frei hocken müssen, was vielen Frauen in unserer Kultur schwer fällt. So können Sie auch längere Zeit in der Hocke sein.

Auch in der Austreibungsphase gelten die oben beschriebenen Vorteile der aufrechten Gebärpositionen. Dazu kommt, dass Ihre Perspektive bei einer aufrechten Position völlig anders ist. Stellen Sie sich vor, dass Sie im Moment der Geburt halb sitzend auf dem Rücken liegen. Diese Position ist sicher bequem. Aber Sie sind in gewisser Weise hilflos. Wenn das Baby herauskommt, wird die Hebamme es Ihnen auf den Bauch legen. Wenn Sie diesen Moment kniend, auf allen vieren oder in der Hocke erleben, werden Sie diejenige sein, die das Baby nimmt und hochhebt. Sie bestimmen den Moment, in dem Sie den ersten Kontakt zu Ihrem Baby aufnehmen. Das heißt, bei allen aufrechten Positionen ist Ihre Aktivität stärker. Vielleicht sind Sie am Ende der Geburt sehr erschöpft und daher froh, liegen zu können. Es ist aber auch möglich, dass es Ihnen gut geht und Ihre Hebamme Sie unterstützt, eine andere Position einzunehmen. Für diesen Fall probieren Sie die folgenden Möglichkeiten:

Positionen für die Austreibungsphase, in denen Bauch und Beckenboden viel Platz haben

- Hocke
- Hängen
- Aufrecht knien
- Knie-Ellenbogen-Lage
- Seitenlage
- Halb sitzende Rückenlage

Darf ich während der Geburt essen oder trinken?

Es ist noch nicht so lange her, dass Frauen während der Geburt nicht einmal etwas zu trinken bekamen. Wenn sie durstig wurden, legte man eine Infusion mit einer Traubenzuckerlösung an. Inzwischen weiß man, dass das nicht sinnvoll ist. Es kann beim Baby nach der Geburt zu Unterzuckerungen führen und den

Nabelschnur-pH negativ beeinflussen. Das Argument, dass der Magen für einen eventuellen Kaiserschnitt leer sein müsse, rechtfertigt nicht Hunger und Durst der Frau. Da der Magen auch Stunden nach Geburtsbeginn noch Nahrung und vor allem Säure enthält, müssen die Anästhesisten im Notfall immer damit umgehen können. Daher ist es in vielen Krankenhäusern inzwischen erlaubt, zu essen und zu trinken.

Oft beginnt die Geburt jedoch damit, dass sie sich übergeben und Durchfall bekommen. Der Körper entledigt sich aller überflüssigen Dinge. Nur selten wollen Frauen während der Geburt essen. Ein paar schnelle Kalorien wie Traubenzucker, Honig oder ein isotonischer Durstlöscher sind empfehlenswert. Trinken ist wichtig, denn Sie arbeiten schwer. Das ist auch erlaubt, wenn Sie nichts essen dürfen: Füllen Sie Eisstückchen aus Zitronensaft mit Traubenzucker in eine Thermosflasche und lutschen Sie in den Wehenpausen Eisstückchen.

Gehen Sie öfter zur Toilette und entleeren Sie die Blase; wenn die Blase voll ist, können die Wehen nicht gut wirken.

Was tut die Hebamme während der Geburt?

Die Hebamme begleitet Sie während der Wehen. Sie gibt Ihnen Anleitungen und Tipps zum Atmen und wie Sie sich entspannen können. Sie erinnert Sie daran, sich zwischen den Wehen zu erholen. Sie zeigt dem Partner, wie er Sie halten und massieren kann. Sie überwacht die Herztöne des Babys. Wenn die Geburt ganz problemlos verläuft, leitet Sie die Geburt selbstständig. Wenn es Schwierigkeiten gibt, ruft sie den Arzt und hilft ihm dann. In der Austreibungsphase gibt Sie Ihnen genaue Hinweise zum Pressen. Sie hilft dem Baby auf die Welt. Eventuell macht sie einen Dammschnitt, und wenn kein Arzt da ist, näht sie ihn auch. Sie untersucht das Kind nach der Geburt und vielleicht badet sie es und zieht es auch an. Sie hilft Ihnen beim Aufstehen und Duschen. Dann bringt sie Sie auf die Wochenbettstation. Viele Hebammen arbeiten heute in personell unterbesetzten Kreißsälen. Sie haben einen enormen bürokratischen Aufwand an Dokumentation zu bewältigen. Oft betreuen sie mehrere Frauen gleichzeitig. So kommt die direkte Betreuung schnell zu kurz und reduziert sich auf reine Überwachung und Betreuung in der Austreibungsphase. Deshalb ist es wichtig, dass Sie eine Begleitperson Ihres Vertrauens haben. Jemand, mit dem Sie sich gemeinsam auf die Geburt vorbereitet haben. Jemand, der immer da ist, mit Ihnen atmet und Sie nach jeder Wehe daran erinnert, sich zu entspannen.

Eine bessere Chance für eine kontinuierliche Betreuung haben Sie bei einer Geburt in einem Geburtshaus, zu Hause oder mit einer Beleghebamme im Krankenhaus, die nur Sie betreut.

Was tut der Arzt während der Geburt?

Im Krankenhaus ist der Arzt nur im Hintergrund präsent, denn die Hebamme ist immer da. Vielleicht untersucht er Sie, wenn Sie im Krankenhaus ankommen,

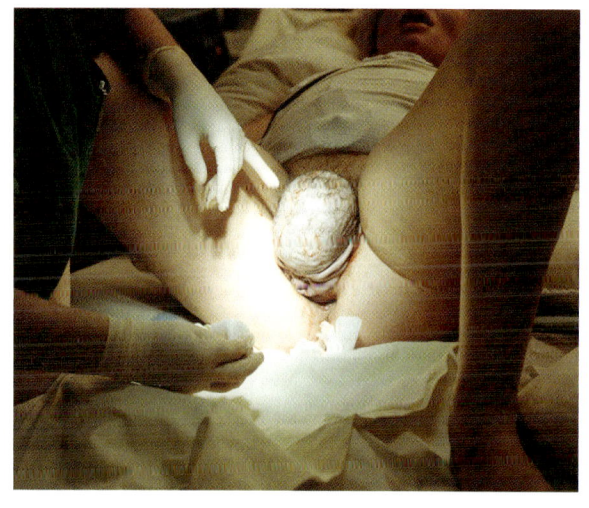
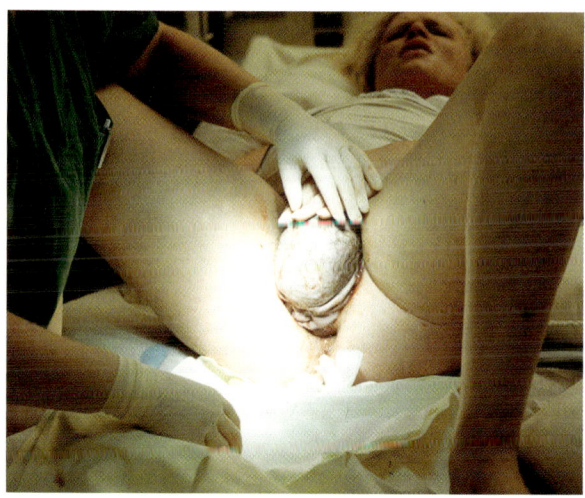
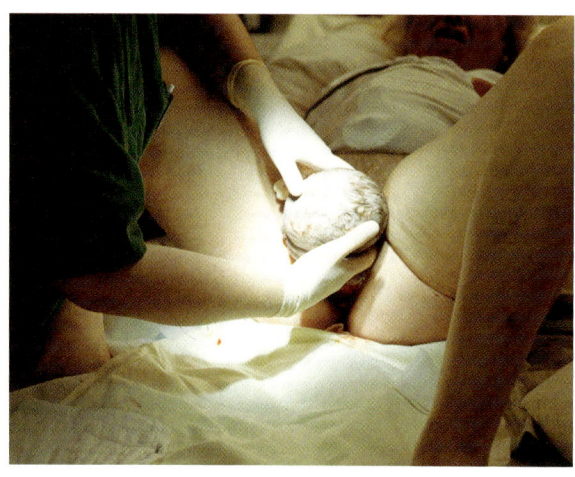
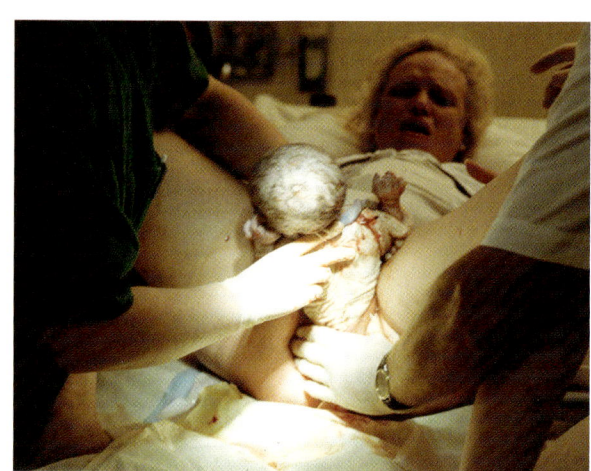
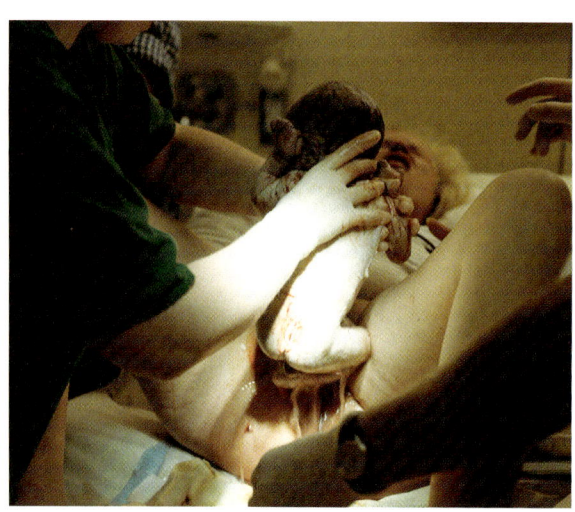
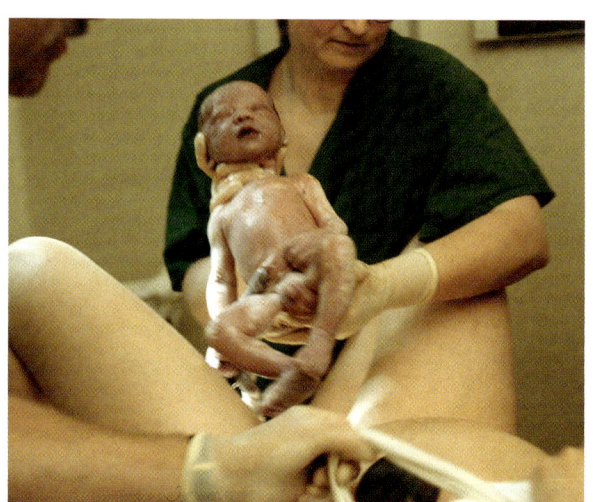

und bespricht mit der Hebamme, was zu tun ist. Der Arzt kommt, wenn medizinische Eingriffe notwendig werden und wenn das Baby geboren wird. Wenn Sie eine Infusion brauchen, wenn eine Saugglocke, eine Zange oder ein Kaiserschnitt notwendig wird, ist der Arzt dafür zuständig. Um eine PDA zu legen, wird häufig ein Anästhesist eingesetzt. Die erste Untersuchung des Neugeborenen macht unter Umständen der Kinderarzt.

Ist eine Wassergeburt empfehlenswert?

Wassergeburten waren lange ein umstrittenes Thema. Als ich im Jahr 1988 einen Vortrag über Unterwassergeburt vorbereitete und versuchte Material dazu zu finden, rief ich in Ostende (Belgien) in einer der wenigen Kliniken an, die damals Unterwassergeburten anboten und in größerem Umfang über praktische Erfahrungen verfügten. Es gab jedoch keine Zahlen. Als ich nach Komplikationen fragte, erhielt ich die wenig erschöpfende Auskunft: „Oh, almost nothing." – Fast keine. Inzwischen gibt es eine Reihe von Studien, die das bestätigen. Die Befürchtungen, die man hatte, dass das Kind Wasser in die Lunge bekommen könnte, dass es sich infizieren könnte, weil das Badewasser nicht keimfrei ist, oder dass man bei Komplikationen nicht schnell genug agieren könne, haben sich alle nicht bewahrheitet. Bestätigt wurden einige positive Aspekte: Der Verbrauch von Schmerzmitteln und die Dammschnittrate sinken um mindestens die Hälfte, die Apgar-Werte beim Neugeborenen sind besser, der Blutverlust bei Ablösung der Plazenta ist geringer und Frauen, die eine Unterwassergeburt erlebt hatten, empfanden ihr Geburtserlebnis wesentlich positiver.

Wann muss ein Dammschnitt gemacht werden?

Die Dammschnittrate lag die in den 80er-Jahren bei 90 %. Argumente für den Dammschnitt waren die Entlastung des Beckenbodens und das Vorbeugen einer späteren Inkontinenz der Harnblase. Wie so viele geburtshilfliche Praktiken wurde auch diese erst im Nachhinein durch wissenschaftlich untersuchte Ergebnisse in Frage gestellt. Heute weiß man, dass ein Dammschnitt nichts verhindert und wenig verbessert. So ist man in den letzten Jahren vorsichtiger geworden und sucht nach einem echten Grund, der eine derartige Verletzung notwendig macht. Ein Grund ist sicher immer wieder das Wohlergehen des Babys, dem man mit einem Dammschnitt die letzten zwei oder drei Wehen ersparen kann. Bei der vaginal-operativen Entbindung, das heißt Zange oder Saugglockengeburt, bei der mehr Platz benötigt wird, macht der Arzt fast immer einen Dammschnitt. Auch bei einer Frühgeburt versucht man dem Baby durch einen Dammschnitt so viel Anstrengung wie möglich zu ersparen.

Die Fotos auf der linken Seite zeigen die Geburt eines Kindes gewissermaßen in Zeitlupe.

Der mediane Dammschnitt wird normalerweise in der Mitte, vom Scheidenausgang Richtung Afterschließmuskel, gemacht. Er verheilt beschwerdeärmer als ein mediolateraler Schnitt, der von der Mitte ausgehend zur Seite gemacht wird, oder ein lateraler oder seitlicher Dammschnitt, der nach rechts oder links in den Muskel hineingeschnitten wird. Da man nicht zu Unrecht befürchtet, dass der Dammschnitt in der Mitte weiterreißt, schneidet man bei vaginalen Operationen immer seitlich.

Was ist besser, Riss oder Schnitt?

Ein Riss verheilt meist mit weniger Beschwerden und ist kleiner, als ein Schnitt gewesen wäre. Er entsteht meist in Richtung Afterschließmuskel, und da die Wundränder nicht ganz glatt sind, legen sie sich besser aneinander. Oft entstehen auch an den Schamlippen Risse, die man nur näht, wenn sie nicht gut aneinander liegen. Diese Verletzungen heilen recht schnell. Da ein Dammschnitt keine Versicherung gegen spätere Inkontinenzbeschwerden ist, tendiert man heute mehr dazu, einen Riss zuzulassen. Wenn nicht medizinische Gründe, wie das Wohlergehen des Kindes, dafür sprechen, dass man einen Dammschnitt macht, ist ein Riss oft unproblematischer. Hier will ich noch einmal auf den Nutzen einer intensiven Dammmassage in den Wochen vor der Geburt hinweisen. Dammmassage vermindert das Risiko von Schnitt, Riss und Saugglocken- bzw. Zangengeburt.

Wann wird die Plazenta geboren?

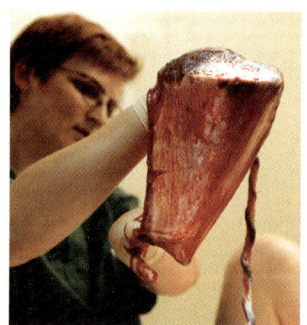

Wenn das Baby geboren ist, vergisst man leicht, dass noch ein Stück Arbeit vor einem liegt. Aber im Gegensatz zu dem Baby ist die Plazenta ein kleiner Fisch. Ungefähr 10 bis 30 Minuten nach der Geburt des Babys fühlt die Hebamme, ob sich die Plazenta gelöst hat. Das kann sie durch die Bauchdecke fühlen. Wenn die Plazenta gelöst ist, bittet die Hebamme Sie, noch einmal zu drücken. Schon ist es geschafft.

Viele Menschen denken, dass die Geburt ein blutiges Ereignis ist. Meistens blutet man kaum während der Geburt. Manchmal blutet der Muttermund, weil kleine Gefäße verletzt werden. Das ist wie Nasenbluten. Manchmal gibt es kleine Verletzungen in der Scheide oder am Damm, die bluten, wenn das Baby herauskommt. Nur in dem Moment, in dem die Plazenta sich löst, verliert man eine größere Menge Blut. Die Ablösefläche der Plazenta in der Gebärmutter ist eine große Wunde mit vielen Gefäßen, aus denen es blutet. Deshalb ist es wichtig, dass die Gebärmutter sich ganz schnell zusammenzieht, um den Blutverlust in Grenzen zu halten. Wenn sie das nicht tut, kann man schnell viel Blut verlieren.

Aus diesem Grund geben viele Geburtshelfer in diesem Moment ein Mittel, meist Oxytocin, in die Vene, das die Gebärmutter anregt, sich zusammenzuziehen. Aber da das Blutvolumen in der Schwangerschaft vergrößert ist, verkraftet der Organismus auch einen größeren Blutverlust oft erstaunlich schnell. Schon wenige Wochen nach der Geburt ist der Hb wieder normal. Nur selten muss man zu Transfusionen greifen. Spätestens nach zwei Stunden sollte die Plazenta geboren sein, sonst besteht der Verdacht, dass Sie in der Gebärmutterschleimhaut festgewachsen ist. Dann muss man unter Vollnarkose eine Ausschabung machen. Das kommt allerdings sehr selten vor. Wenn die Plazenta geboren ist, wird sie von der Hebamme genau inspiziert, um sicherzustellen, das sie vollständig geboren wurde. Wenn Reste in der Gebärmutter bleiben, kann das noch Wochen später zu schweren Blutungen führen. Wenn die Möglichkeit besteht, bitten Sie die Hebamme, Ihnen die Plazenta zu zeigen. Durch dieses kurzlebige Organ wurde das Baby die ganze Schwangerschaft hindurch ernährt. Um die Plazenta gibt es viele Bräuche. In manchen Kulturen wird die Plazenta zubereitet und gegessen oder der Frau wird ein Stück rohe Plazenta gegeben, um ihre Rückbildung zu fördern. Da die Plazenta sehr hormonreich ist, könnte das durchaus wirkungsvoll sein. Sicherlich ist das nicht jeder Frau Geschmack. Die Plazenta zu trocknen und pulverisiert als Medizin zu verwenden war ebenfalls üblich. Bei den Nordamerikanern galt die Trocknung und Aufbewahrung der Plazenta als Nachweis für die Zahl der Kinder, die eine Frau geboren hatte. Ein alter Brauch ist auch, die Plazenta zu vergraben und auf ihr einen Baum für das Kind zu pflanzen. In unserer Kultur landen Plazenten ganz prosaisch in der Pathologie, in der Müllverbrennungsanlage oder werden industriell verwertet.

Was tue ich, wenn ich nicht

Das 14-Punkte-Programm für die erste Hilfe während der Geburt.

Es kommt selten vor, jedoch manchmal hat ein Baby es so eilig, das es nicht wartet, bis seine Mutter am richtigen Ort angekommen ist.

Für diesen Fall beachten Sie Folgendes:

1 Behalten Sie die Ruhe. Jetzt brauchen Sie sich nicht mehr zu beeilen, Ins Krankenhaus zu kommen. Besser das Baby kommt zu Hause als im Taxi oder auf der Straße.

2 Wenn Sie alleine sind, versuchen Sie jemand zu rufen, der gleich da ist, vielleicht eine Nachbarin.

3 Atmen Sie.

4 Legen Sie ein Plastik unter sich: Eine Mülltüte, eine Plastiktischdecke oder ein Duschvorhang ist geeignet.

5 Legen Sie ein paar Handtücher bereit.

6 Begeben Sie sich in eine bequeme Position, so, dass das Baby beim Herauskommen nicht tief oder hart fällt. Legen Sie ein Kissen unter die Plastiktischdecke.

7 Wenn Sie ein starkes Druckgefühl spüren, atmen Sie und drücken so viel wie nötig mit.

8 Wenn das Köpfchen geboren ist, spüren Sie, ob Sie noch drücken können, sonst verschnaufen Sie einen Moment und atmen ruhig und gleichmäßig. Mit der nächsten Wehe schieben Sie das Baby ganz hinaus.

rechtzeitig im Krankenhaus bin?

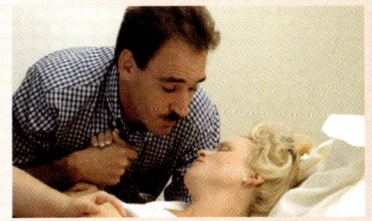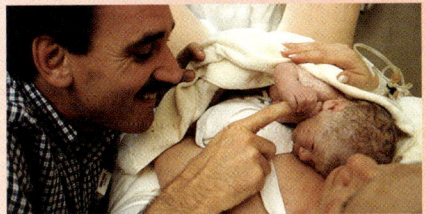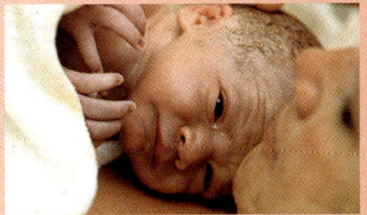

9 Wenn das Baby geboren ist, vergewissern Sie sich, das es atmet. Wenn es schreit, ist alles in Ordnung.

10 Wenn es nicht atmet, reiben Sie seinen Rücken. Vielleicht hat es Schleim in den Atemwegen. Saugen Sie diesen aus dem Mund und der Nase des Kindes ab.

11 In jedem Fall wärmen Sie das Baby. Der einfachste Weg es warm zu halten ist, dass Sie es sich auf die Brust legen und es warm zudecken. Das ist wichtig, weil Unterkühlung die Sauerstoffversorgung des Kindes verringert.

12 Lassen Sie die Nabelschnur so, wie sie ist. Es ist nicht nötig, sie durchzuschneiden. Die Pulsation der Nabelschnur endet nach 10 bis 20 Minuten, das ist der natürliche Abnabelungsprozess. So lange, wie sie pulsiert, wird das Baby zusätzlich mit Sauerstoff durch die Nabelschnur versorgt.

13 Wenn Sie es nicht schon getan haben, rufen Sie jetzt eine Hebamme oder die Feuerwehr an. Die Hebamme kann die Nabelschnur versorgen, nach der Plazenta schauen und kontrollieren, ob der Damm verletzt wurde. Die Feuerwehr bringt Sie ins nächste Krankenhaus, wo Sie versorgt werden können.

14 Wenn Sie wieder einen Druck spüren, drücken Sie die Plazenta heraus. Lassen Sie Nabelschnur und Plazenta einfach so liegen und halten Ihr Baby schön warm. Die Hebamme wird die Plazenta inspizieren, um zu sehen, dass sie wirklich vollständig ist.

Die Begleitpersonen

*Es ist noch nicht lange her, dass keine
andcren Personen außer der gebärenden Frau
in den Krcißsälen geduldet wurden.
Heute ist die Anwesenheit
des werdenden Vaters im Kreißsaal
zum Normalfall geworden.*

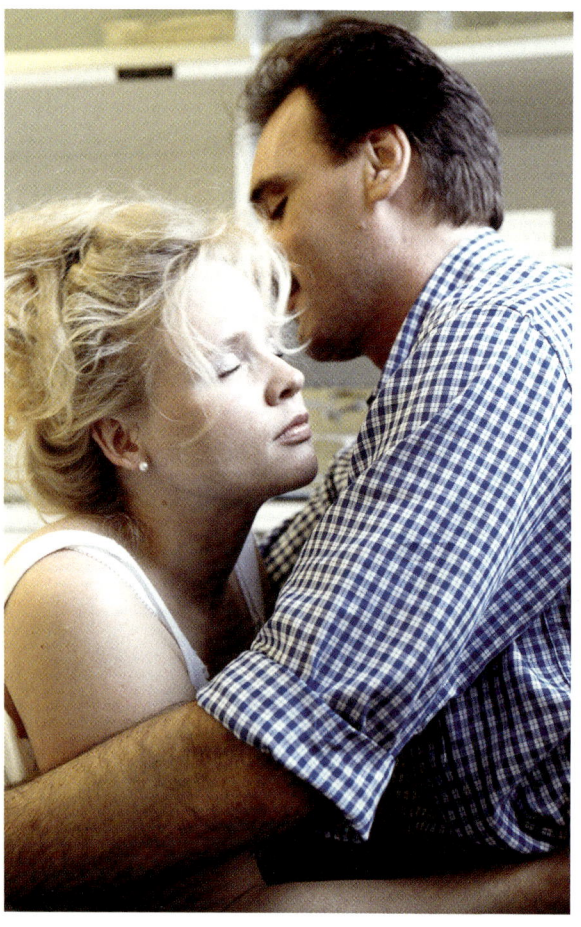

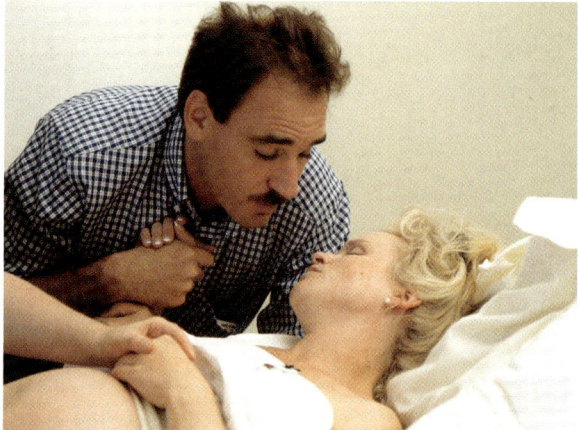

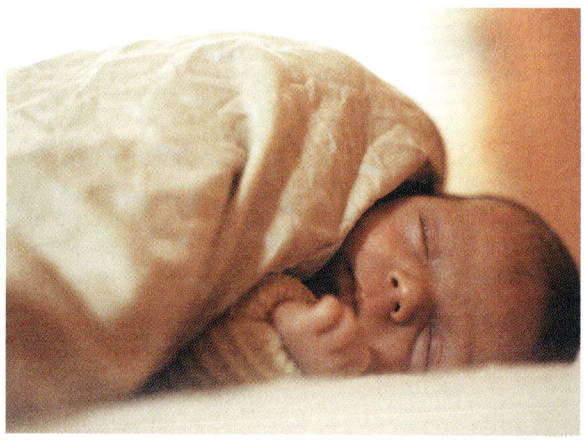

Wer soll mich begleiten?

Ich erinnere mich an eine Episode, als ich Ende der Siebzigerjahre in einem kleinen Krankenhaus arbeitete. Ich war allein im Kreißsaal. Da nachts kein Pförtner da war, musste ich, wenn es klingelte, selbst das Hauptportal öffnen. Eines Nachts klingelte es und vor der Tür stand eine türkische Familie. Es waren sieben Menschen, die die Gebärende begleiteten und fest entschlossen waren, sie auf keinen Fall allein zu lassen. Ich war im Konflikt. Spätestens wenn um sieben Uhr die anderen kamen, allerspätestens beim Auftauchen des Chefarztes mussten alle außer der Schwangeren verschwunden sein. Ich erklärte ihnen mein Dilemma und wir einigten uns darauf, dass der Ehemann seine Frau bis zum Morgen begleiten würde. Ich erinnere mich noch gut an die entsetzten Blicke meiner Kollegin, als sie am Morgen den Mann im Kreißsaal erblickte, aber auch an seinen verzweifelten Blick, als er seine Frau schließlich allein in den Händen fremder Menschen lassen musste.

Bald darauf begann ich Hausgeburten zu begleiten und erlebte von da an die unterschiedlichsten Zusammensetzungen meines Geburtshilfeteams.

Nicht nur werdende Väter, sondern auch Freunde, Freundinnen, Mütter, Schwestern, Brüder, Nachbarinnen der Frau und ältere Geschwisterkinder des Babys waren anwesend. Nur sehr selten kam es vor, dass eine Frau allein war und ich ihre einzige Begleitung durch die Geburt.

Inzwischen ist es selbstverständlich, dass der werdende Vater die Geburt begleiten kann. Es scheint fast so, als hätte er gar keine andere Wahl. Vielleicht ist aber eine Freundin, die Mutter oder die Schwester die bessere Begleitung.

Sicherlich hat es eine große Bedeutung für den werdenden Vater, bei der Geburt seines Kindes anwesend zu sein. Sollten aber zu viele Ängste mitspielen, sollte man es nicht erzwingen. Die Befürchtung vieler Männer, bei der Geburt ohnmächtig zu werden, möchte ich an dieser Stelle entschärfen. Niemals habe ich erlebt, dass ein Mann bei der Geburt ohnmächtig wurde. Nur einmal bekam ich mit, dass einem Mann nach der Geburt – als alles vorbei war und die Spannung nachließ – schwindelig wurde. Er legte sich schnell neben seine Frau, um sich zu erholen.

Wenn Sie darüber nachdenken, wer Sie zur Geburt begleiten kann und will, helfen Ihnen die folgenden Fragen:

► In wessen Gegenwart fühle ich mich sicher und kann mich gehen lassen?
► Wem traue ich genug Durchhaltevermögen, Gelassenheit und Bereitschaft zu liebevoller Unterstützung zu, um dieses Ereignis mit mir zu erleben?

Was kann mein Begleiter tun, um mir zu helfen?

Viele Menschen, die eine Geburt erlebt haben, berichten, dass sie sich sehr hilflos gefühlt haben. Es ist schwer mitanzuschauen, wenn ein anderer Mensch offensichtlich leidet und man vielleicht überhaupt nichts tun kann.

Jetzt, in diesem Moment, in dem Sie diese Sätze lesen, spüren Sie, wie es ist, einfach nur da zu sein. Nehmen Sie den Raum wahr, spüren Sie Ihren Atem und den Körper. Wenn Sie nicht allein sind, nehmen Sie die Präsenz der anderen Person, ihren Atem und die Atmosphäre wahr.

Die wichtigsten Regeln für den Geburtsbegleiter sind: einfach da zu sein, die Gebärende zu loben und sie an die richtige Atmung zu erinnern.

Da sein ist alles

Ein Mann kam in meinen Geburtsvorbereitungskurs und sagte: „Ich bin gekommen, weil ich bei der ersten Geburt nur so dumm herumgestanden habe. Das soll mir nicht noch einmal passieren."

Die meisten Frauen berichten, dass das Wichtigste für sie die Anwesenheit ihrer Begleitperson war. Nicht, dass er oder sie irgendetwas Spezielles gesagt oder getan hätte, nicht die Massagen oder irgendeine Aktivität war wichtig, sondern die reine Anwesenheit.

50 % der Frauen wollen während der Geburt nicht berührt werden. All die wunderbaren Massagen aus dem Geburtsvorbereitungskurs finden deswegen unter Umständen keine Anwendung.

Einfach nur da zu sein ist oft das, was uns am schwersten fällt. Es ist viel leichter, irgendetwas zu tun, um sich nützlich zu fühlen. Aber während der Geburt ist es oft nicht sinnvoll.

Achten Sie auf das Atmen der Schwangeren

Das Wichtigste ist, dass die Frau während der Wehen nicht die Luft anhält. Wenn Sie sie dabei ertappen, erinnern Sie sie daran, gut auszuatmen und das Einatmen leicht und ohne Anstrengung geschehen zu lassen.

Wenn ihr das schwer fällt, summen Sie zusammen oder tönen Sie „Aaaaah" oder „Oooooh", das hilft, den Atemrhythmus wieder zu finden und den Atem zu vertiefen.

Loben

Auch wenn die Geburt schwierig ist oder lange dauert, es ist immer alle Anerkennung wert, dass eine Frau sich allen diesen schwierigen und vielleicht schmerzhaften Momenten aussetzt, um das Baby zu gebären. Sie tut ihr Bestes, sie gibt alles, was unter diesen Umständen und in diesem Moment möglich ist. Sagen Sie ihr das ruhig. Wie bei einem Marathonlauf jenseits der 30 km braucht eine Frau während der Geburt manchmal jede Unterstützung, um ihre letzten Energien zu mobilisieren und den toten Punkt zu überwinden. Das ist der Moment, in dem sie sagt: „Ich kann nicht mehr" oder „Ich sterbe." Erschrecken Sie nicht, wenn sie das hören, sondern ermutigen Sie sie, nicht aufzugeben. Oft ist das der Punkt, an dem der Muttermund ganz geöffnet ist und die Geburt unmittelbar bevorsteht. Erinnern Sie sie in der Wehenpause daran, sich wieder zu entspannen und die Pause, auch wenn sie ganz kurz ist, zu nutzen. Wenn die Wehen sehr stark sind, ist es zu viel verlangt, während der Wehen ganz entspannt zu bleiben. Vielleicht gibt es eine Körperstelle, die besonders leicht verspannt, z. B. der Nacken, der Unterkiefer, die Beine, der Beckenboden. Dann erinnern Sie sie nach jeder Wehe wieder daran, entweder durch eine Berührung oder mit Worten: „Lass den Unterkiefer locker." Wenn die nächste Wehe kommt, erinnern Sie sie: „Atme aus."

Wenn Sie zur Geburt in ein großes Krankenhaus gehen, sind die Hebammen oft sehr beschäftigt und haben wenig Zeit, Sie anzuleiten und bei Ihnen zu sein. Umso wichtiger ist es, dass Sie da sind und diese Rolle übernehmen.

Viele Frauen berichten, dass auch in den anstrengendsten Momenten die Stimme ihres Partners für sie präsent war, während andere Personen um sie herum weit weg zu sein schienen. Deswegen kann es nützlich sein, wenn Sie alles, was die Hebamme sagt, wiederholen.

Es kann sein, dass Sie sehr beschäftigt sein werden. Manche Frauen brauchen während der Wehenzeit jemanden, der sie hält, das Kreuzbein drückt oder reibt, der ihnen zwischen den Wehen mit einem nassen Waschlappen die Stirn abwischt und ihnen zu trinken reicht.

Natürlich ist es auch wichtig, dass Sie gut für sich selbst sorgen und Ihre Kräfte einteilen, dass Sie zwischendurch essen und trinken und während der Massagen eine gute Körperhaltung einnehmen, damit Ihr Rücken nicht überanstrengt wird. Sie wären nicht der Erste, der das Baby am nächsten Tag nicht auf den Arm nehmen kann, weil er während der Geburt einen Hexenschuss erlitt.

Erinnern Sie sich selbst an Schmerzen?
Es kann hilfreich sein, sich selbst an Situationen aus dem eigenen Leben zu erinnern, in denen man dabei war, als jemand Schmerzen hatte. Denken Sie auch an Schmerzsituationen in Ihrem Leben.
▶ Wie haben Sie reagiert?
▶ Wie haben Sie sich gefühlt?
▶ Was hat Ihnen geholfen, mit der Situation umzugehen?
▶ Gibt es etwas in diesen Erinnerungen, das für die Geburt nützlich sein kann?

Durch Berührung und Massage können Sie der Gebärenden helfen, sich zu entspannen. Es ist nicht notwendig, spezielle Massagetechniken zu beherrschen. Es gibt einige einfache Methoden, die in der Schwangerschaft angenehm und während der Geburt nützlich sein können.

Den Rücken streichen
Setzen Sie sich so hinter den Rücken, dass Sie sich nicht anstrengen müssen. Legen Sie Ihre Handflächen auf den Rücken der Partnerin, ohne Druck, aber so dicht, dass keine Luft zwischen Ihren Händen und dem Rücken der Partnerin ist. Schon die Berührung der Haut bewirkt eine Entspannung. Der Blutdruck reguliert sich, der Hautwiderstand sinkt, der Puls wird regelmäßig.

Wandern Sie mit den Händen über den Rücken. Schließen Sie Ihre Augen, damit alle Aufmerksamkeit in Ihren Händen ist. „Sehen" Sie mit den Händen. Lassen Sie Ihre Hände ohne Absicht wandern. Vergessen Sie alles, was Sie über Massage gelernt haben. Wandern Sie mit den Händen über die ganze Rückseite des Körpers, Hinterkopf, Nacken, Arme, Hände, Wirbelsäule, Schulterblätter, Becken, Beine, Füße.

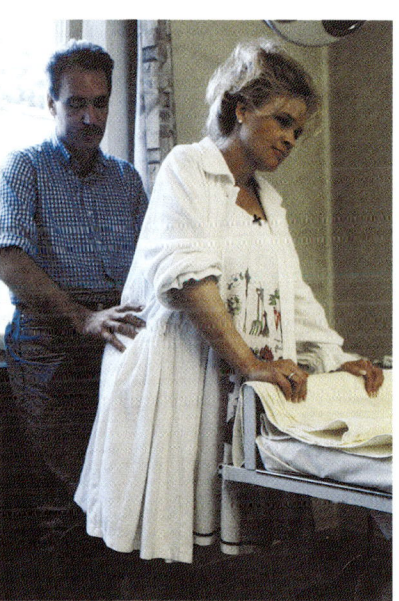

*Entspannende Massage
durch den Partner*

Schmetterlingsmassage

Streichen Sie über die gesamte Rückseite des Körpers. Beginnen Sie am Hinterkopf und streichen Sie dann über Kopf, Nacken und Schultern, als würden Sie warmes Öl über sie gießen. Dann legen Sie Ihre Hände auf den Nacken und lassen Sie sie leicht vibrieren, sodass die tiefen Gewebeschichten in Bewegung geraten. Streichen Sie weiter den Rücken Richtung Becken, lassen Sie jede Stelle des Rückens sanft vibrieren. Streichen Sie nach und nach bis zu den Fußsohlen und wechseln Sie mehrmals zwischen Streichen und sanftem Schütteln. Diese Massage sollte ungefähr zehn Minuten dauern. Sie können sie wahrend der Wehen oder in den Wehenpausen einsetzen.

Kreuzbeinmassage

Das Kreuzbein ist in der Schwangerschaft und während der Geburt großen Belastungen ausgesetzt. Die wachsende Gebärmutter zieht mit ihren Bändern, die Knorpelverbindungen zu den Beckenschalen sind aufgelockert und reagieren so oft schmerzhaft auf das wachsende Gewicht.

Setzen Sie sich hinter ihre Partnerin. Nehmen Sie sich fünf Minuten Zeit, alle Erhebungen und Vertiefungen des Kreuzbeins zu ertasten. Das braucht nicht fest zu sein, nur so, dass Sie das Gefühl haben, durch alle Schichten hindurch wirklich den Knochen zu spüren, mit Fingerspitzengefühl. Ertasten Sie die Übergänge zu den Beckenschalen. Wandern Sie die Wirbelsäule hoch und suchen Sie die fünf Lendenwirbel. Reiben Sie jeden Dornfortsatz und verweilen Sie einen Moment auf ihm. Denken Sie sich in den großen Wirbelkörper hinein, der hinter dem Dornfortsatz liegt. Reiben Sie Ihre Hände, bis sie ganz warm sind, und legen Sie sie zum Schluss auf das Kreuzbein.

Kreuzbeinklopfen in der Wehenpause

Setzen Sie sich seitlich so zu Ihrer Partnerin, dass Ihr Arm frei schwingen kann. Mit einer lockeren Faust klopfen Sie ihr das Kreuzbein. Achten Sie darauf, dass Ihr Handgelenk ganz locker ist. Zum Schluss reiben Sie das Kreuzbein mit dem Handballen.

Pomassage

Dies ist eine sehr einfache Massage mit überragender Wirkung. Sie kann täglich gemacht werden und geht so schnell, dass sie sogar in einer Wehenpause Anwendung finden kann.

Die Partnerin liegt auf der Seite. Sorgen Sie für sie und legen Sie ihr bei Bedarf ein Kissen unter den Kopf, eins unter das obere Knie und eins unter den Bauch. Sie soll es jetzt sehr bequem haben und genießen.

Gehen Sie zu dem Gesäßmuskel, der oben liegt, und kneten Sie ihn behutsam mit den Handballen. Bearbeiten Sie ihn ungefähr zwei Minuten von allen Seiten. Wenn Sie merken, dass er ein bisschen weicher geworden ist, packen Sie ihn und lassen ihn vibrieren wie einen Wackelpudding. Um den zweiten Gesäßmuskel zu bearbeiten, lassen Sie die Partnerin sich auf die andere Seite legen.

Zum Schluss wandern Sie mit den Händen über die gesamte Rückseite des Körpers.

Nehmen Sie sich Zeit und sprechen Sie darüber, ob das, was Sie tun, angenehm ist. Es ist nützlich, wenn Sie sich nicht auf Ihre Ahnungen verlassen, sondern konkret nachfragen.

Bei vielen Positionen, die Ihre Partnerin während der Geburt einnimmt, ist es gut, wenn Sie sie stützen. Dann ist es wichtig, dass Sie eine rückenschonende Körperhaltung einnehmen, denn manchmal sind auch Sie über viele Stunden körperlich eingespannt. Teilen Sie Ihre Kräfte gut ein und entspannen Sie sich immer wieder zwischendurch.

Was ist, wenn ich niemanden habe, der mich begleitet?

Erkundigen Sie sich, ob es in Ihrer Gegend eine Doula gibt. Doulas sind Geburtsbegleiterinnen. Sie sind keine Hebammen, sondern übernehmen die unterstützende Rolle, die sonst oft der Partner, die Freundin oder ein Familienangehöriger hat. Wenn sie gar niemanden finden, zu dem sie Vertrauen haben und der Lust hat, Ihre Geburt mitzuerleben, dann ist es umso wichtiger, dass Sie eine gute Hebamme finden, die sie begleitet. Vielleicht gibt es in dem Krankenhaus Ihrer Wahl eine Beleghebamme. Dann ist auf jeden Fall gewährleistet, dass sie Zeit für Sie hat und nicht im Schichtdienst mehrere Frauen betreuen muss. Klären Sie ab, dass Sie im Wochenbett betreut werden. Eine Haushaltshilfe und eine Nachbetreuungshebamme sind wichtige Unterstützerinnen in den Tagen und Wochen nach der Geburt.

Was muss mein Begleiter zur Geburt mitnehmen?

In vielen Krankenhäusern gibt es inzwischen Verpflegung und Übernachtungsmöglichkeiten für Begleitpersonen. Wenn das nicht der Fall ist, nehmen Sie etwas zu essen und zu trinken mit. Wenn es eine Verpflegung gibt, dann erkundigen Sie sich, ob man rund um die Uhr etwas bekommt. Es kann schrecklich sein, nach einer langen Geburt bis 7 Uhr auf das Frühstück warten zu müssen. Prinzipiell kann es nicht schaden, ein paar Müsliriegel, Traubenzucker, Schokolade oder Obst in der Tasche zu haben. Nehmen Sie bequeme und nicht zu warme Kleidung mit, der Kreißsaal ist oft gut geheizt. Eventuell ist es gut, ein T-Shirt zum Wechseln, warme Socken oder Hausschuhe mitzunehmen, besonders wenn man im Kreißsaal keine Schuhe tragen darf. In den meisten Krankenhäusern kann man heute Alltagskleidung tragen. Erkundigen Sie sich aber lieber, welche Kleidervorschriften es für die Geburt gibt. Wenn eine Wassergeburt in Erwägung gezogen wird, ist es gut, wenn Sie eine Badehose in der Tasche haben.

Medikamente und Technik während der Geburt

Heute und in unserer Gesellschaft ist die Geburt relativ ungefährlich geworden. In fast allen schwierigen Situationen gibt es durch den Einsatz von Medikamenten und Technik eine rettende Lösung. Dennoch betrachten viele Frauen medizinische Eingriffe in den natürlichen Ablauf der Dinge mit Misstrauen. Zu schnell geht durch die Verwendung von Technik und Maschinen der Blick auf das Wesentliche verloren: Die Beziehung zu einem neuen Menschen, der sein Leben auf seine eigene, unverwechselbare Weise beginnt. Inzwischen ist die Pflicht zur Patientenaufklärung im Übrigen gesetzlich festgeschrieben, sodass nichts mehr über Ihren Kopf hinweg geschehen darf.

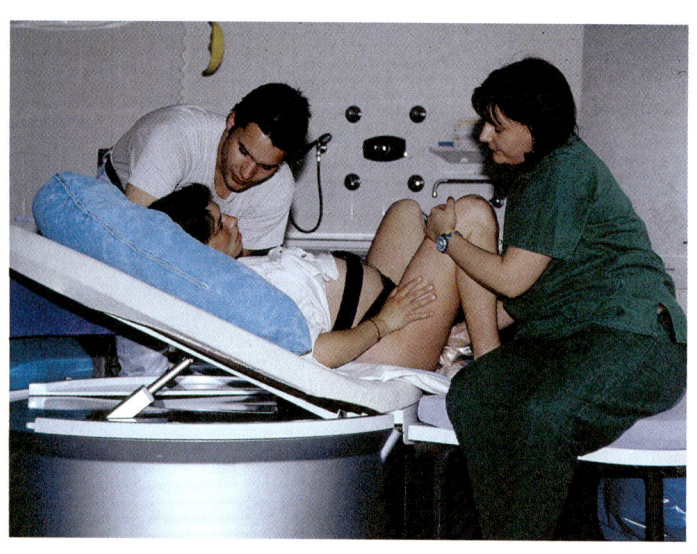

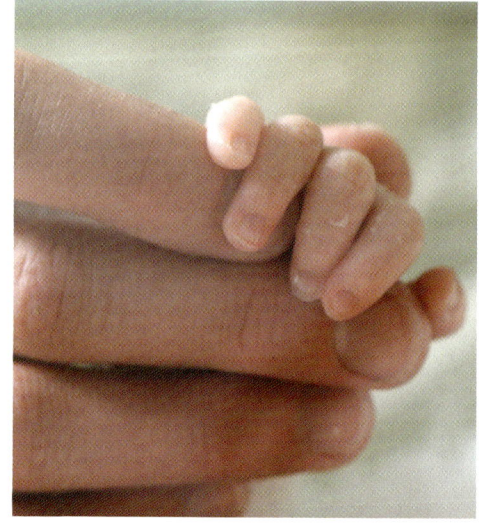

Wie wirkt Prostaglandin-Gel?

Prostaglandine sind am Hormonzyklus, der die Wehen in Gang setzt, maßgeblich beteiligt. Sie stimulieren die Wehenbereitschaft der Gebärmutter.

Heute bevorzugt man zur Geburtseinleitung die Gabe von Prostaglandin-Zäpfchen oder -Gel direkt an den Muttermund. Das Prostaglandin wirkt dabei erweichend auf das Bindegewebe des Muttermundes. Ein weiterer Vorteil liegt darin, dass mit Prostaglandin häufiger erfolgreich Wehen in Gang gesetzt werden als mit Oxytocin-Infusionen direkt in die Vene. Außerdem sind Sie in Ihrer Bewegungsfreiheit nicht so eingeschränkt, wie Sie es mit einer Infusion wären. In jedem Fall sollte man die Notwendigkeit und die Art einer Einleitung sorgfältig abwägen.

Wie wirken künstliche Wehen?

In den 70er-Jahren haben Wehenmittel einen schlechten Ruf bekommen. Damals ging man relativ unkritisch damit um. Die programmierte Geburt war modern. Man dachte, dass man mit einer Einleitung am Geburtstermin, oder sogar davor, die Ungewissheit für Frauen und Geburtshelfer beenden könne. Stattdessen riskierte man das Auftreten anderer Komplikationen, wie die Geburt eines unreifen Kindes oder mühsame Eröffnungsphasen, weil der Muttermund noch nicht bereit war für die Wehen. Bei einer Einleitung mit einer Oxytocin-Infusion kann die eingeschränkte Bewegungsfreiheit die Schmerzempfindlichkeit erheblich steigern. Bei einem künstlichen Wehenmittel sind die Wehen nicht unbedingt schlimmer, aber es entsteht der Eindruck, dass die Wehen dem Körper von außen zugefügt werden. Wehen sind Wehen, nämlich Arbeit der Gebärmuttermuskeln. Da man keinen Vergleich hat, ist schwer zu sagen, ob diese von außen initiierten Wehen schlimmer sind, als es die eigenen wären. Manchmal sind sie heftiger, aber auch wenn die Wehen von allein beginnen, können sie sehr heftig sein. Der Verbrauch an Schmerzmitteln ist bei eingeleiteten Geburten nicht höher als bei Geburten mit spontan einsetzenden Wehen.

Wie wirkt Rizinusöl zur Geburtseinleitung?

In manchen Büchern wird bei einer Übertragung ein Cocktail aus Rizinusöl, Aprikosensaft und Wodka empfohlen. Rizinusöl fördert die Prostaglandin-Synthese im Darm. Deshalb sollte man eine Einleitung mit Rizinusöl ähnlich behandeln wie eine mit Prostaglandin-Gel. Rizinusöl ist kein harmloses Abführmittel und Geheimrezept alter Hebammen, es kann heftige Wehen auslösen. Wenn Sie zu Rizinus greifen, sollten die Herztöne des Babys regelmäßig überwacht werden, besonders bei Risiken, wie vorangegangenem Kaiserschnitt oder grünem Fruchtwasser.

Welche medikamentöse Schmerzlinderung ist möglich?

Noch immer gibt es keine hundertprozentig wirksame, risikofreie Schmerzbeseitigung für die Geburt, denn es gibt außer Morphium kein Medikament, das den Wehenschmerz wirklich unterdrückt. Morphium wird heute jedoch bei Geburten kaum noch verwendet, weil es die Atmung des Neugeborenen beeinträchtigt. Ein anderer großer Nachteil ist, dass es Ihr Bewusstsein trübt und Ihre aktive Mitarbeit erschwert. Wenn Sie unter dem Einfluss von Morphium das Baby herausdrücken sollen, ist das, als wollten Sie volltrunken auf einen Berg klettern.

Buscopan ist ein Medikament, das bei der Geburt gerne gegeben wird, wenn ein Schmerzmittel gewünscht ist. Es ist jedoch kein ausgesprochenes Schmerzmittel, seine Wirkung besteht eher darin, dass es muskelentspannend ist und den Muttermund nachgiebiger werden lässt. Dadurch, dass der Muttermund sich leichter öffnet und die Wehen effektiver sind, lässt sich alles besser aushalten.

Auch Lachgas wird heute nur noch selten während der Geburt eingesetzt. Es hat den Vorteil, dass man es über eine Atemmaske leicht selbst dosieren kann. Der Nachteil ist, dass keine vollständige Schmerzfreiheit erreicht wird.

Sedativa und Tranquilizer wurden früher häufig gegeben, um Frauen besonders bei Geburtsbeginn zu beruhigen und ihnen die Angst zu nehmen. Da die Wirkung nicht schmerzlindernd und insgesamt umstritten ist, werden sie heute nicht mehr eingesetzt.

So genannte Leitungsanästhesien, örtliche Betäubung der Nerven, die die untere Körperhälfte betreffen, sind in den letzten Jahren zunehmend beliebter geworden. Die häufigste bei der Geburt verwendete Leitungsanästhesie ist sicher die Periduralanästhesie. Ihr Vorteil ist, dass sie eine wirksame Schmerzlinderung bewirkt, ohne das Bewusstsein zu verändern.

Verschiedene homöopathische Mittel werden je nach Symptom und Situation verabreicht.

Akupunktur kann sehr gut wirken. Vorbereitend in den letzten Wochen vor der Geburt eingesetzt verkürzen einige Akupunkturbehandlungen nachweislich den Geburtsvorgang und verringern den Gebrauch von Schmerzmitteln erheblich. Auch während der Geburt können Akupunkturnadeln schmerzlindernd eingesetzt werden. Homöopathie und Akupunktur sind nebenwirkungsfrei.

Wie wird eine Periduralanästhesie angewandt?

Die PDA ist heute die häufigste örtliche Betäubung während der Geburt.

Um die PDA zu legen, braucht man ein wenig Zeit. Von dem Moment, in dem Sie den Wunsch äußern, bis die PDA sitzt, vergehen ungefähr 30 bis 60 Minuten. Was geschieht in dieser Zeit? Zuerst kontrolliert man den Blutdruck. Da die Betäubung der unteren Körperhälfte dazu führt, dass sich alle Muskeln entspannen, sackt das Blut in die entspannten Muskeln und Ihr Blutdruck sinkt plötzlich. Deshalb bekommen Sie, bevor die PDA gelegt wird, eine Infusion, die das Blutvolumen steigert. Dann werden im Blut die Gerinnungsfaktoren bestimmt und schließlich die PDA gelegt. Dafür müssen Sie am besten im Sitzen den Rücken rund machen und einige Minuten stillhalten. Das ist, wenn Sie Wehen haben, nicht einfach. Danach bleiben Sie noch etwa zehn Minuten aufrecht sitzen, damit sich das Betäubungsmittel gleichmäßig verteilt. Sonst kann es passieren, dass nur eine Körperhälfte betäubt ist und Sie auf der anderen Seite die Wehen weiterhin spüren.

Die PDA ist, wenn sie richtig verabreicht wird, relativ risikoarm. Wenn Sie extrem niedrigen Blutdruck haben, die Gerinnungsfaktoren im Blut nicht stimmen oder Sie allergisch auf Lokalanästhetika reagieren, kann die PDA nicht gemacht werden. Der Vorteil dieser örtlichen Betäubung ist, dass Sie nicht benommen sind und dass das Betäubungsmittel das Kind nicht erreicht.

In Periduralanästhesie kann man sogar einen Kaiserschnitt machen. Viele Frauen fanden es wunderbar, auf diese Weise die Geburt mitzuerleben. Andere ziehen eine Vollnarkose vor, weil sie es fürchterlich finden, bei Bewusstsein zu sein, wenn der Arzt den Bauch mit einem Skalpell öffnet.

Es gibt einige Situationen, in denen man aus medizinischen Gründen eine PDA legt. Das ist immer der Fall, wenn es darauf ankommt, dass sich alle Muskeln völlig entspannen, zum Beispiel wenn der Muttermund sich trotz Wehen nicht öffnet, wenn das Kind sein Köpfchen nicht richtig ins Becken dreht oder wenn es in Beckenendlage liegt.

Nachteile der PDA sind, dass Sie unter Umständen in Ihrer Bewegungsfreiheit eingeschränkt sind, weil Sie Ihre Beine nicht richtig spüren. Eine erhöhte Rate an Vakuumextraktionen entsteht, weil der Muttermund manchmal so schnell aufgeht, dass die Betäubung noch wirkt und Sie kein Gefühl für das Herausdrücken des Babys haben. Die Sauerstoffversorgung des Babys ist etwas schlechter als ohne Betäubung. Die Kaiserschnittrate ist erhöht.

Wenn Sie allergisch auf lokale Betäubungsmittel reagieren, kann man unter Umständen keine PDA legen.

Nebenwirkungen können im Nachhinein heftige Kopfschmerzen oder Rückenschmerzen sein.

Eine örtliche Betäubung des Beckenbodens, der so genannte Pudendusblock, wird manchmal gemacht, wenn die Geburt durch Saugglocke oder Zange beendet wird. Dafür wird der Nervus pudendus mit einem örtlichen Betäubungsmittel blockiert. Diese örtliche Betäubung kann man auch für das Nähen von einem Riss oder Schnitt nutzen.

Was wird bei der CTG-Kontrolle geprüft?

Mit dem Cardiotokographen werden die Wehen mittels eines Druckmessers und die Herztöne des Babys mittels eines Ultraschallkopfes über die Bauchdecke oder einer Kopfschwartenelektrode dokumentiert.

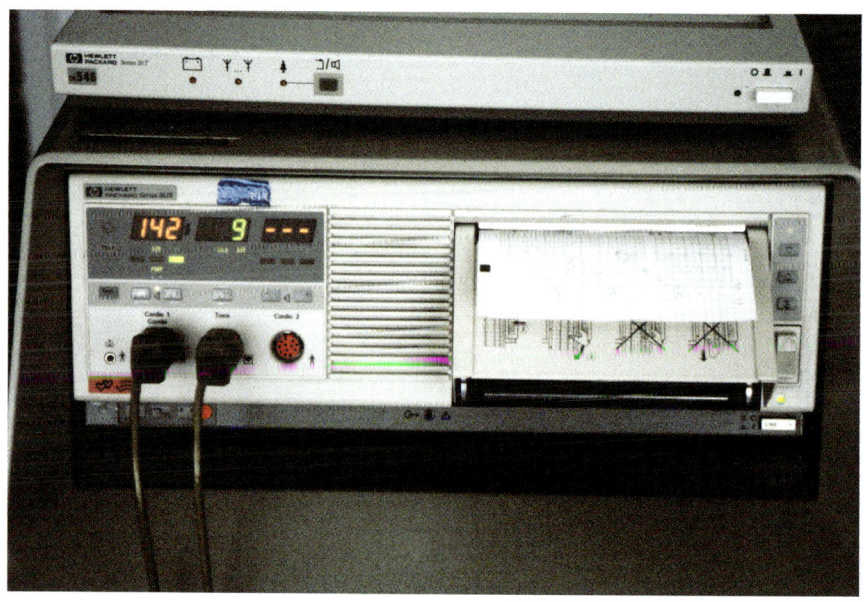

Ein Cardiotokograph (CTG)

Die Kopfschwartenelektrode ist ein dünner Draht zur Übertragung und Überwachung der kindlichen Herztöne. Dieser Draht wird mit zwei winzigen Nadeln in die Kopfhaut des Babys gebohrt. Die Elektrode lässt sich nur anlegen, wenn die Fruchtblase geplatzt und der Muttermund geöffnet ist. Die Herztöne lassen sich sehr genau aufzeichnen. Die Bewegungsfreiheit der werdenden Mutter ist besser als beim CTG, da die Elektrode im Gegensatz zum Ultraschallkopf nicht verrutschen kann. Die Verletzung der Kopfhaut des Babys ist schmerzhaft und führt manchmal zu einer pfenniggroßen kahlen Stelle am Kopf.

Aus der aufgezeichneten Herztonkurve versucht man Rückschlüsse auf die Versorgung und das Wohlergehen des Kindes während der Wehen zu ziehen. Normalerweise reagiert das Baby nicht auf die Wehen. Wenn sich während der Wehe die Herztöne verlangsamen, besteht möglicherweise während der Wehe ein Zug an der Nabelschnur. Da die Nabelschnur elastisch nachgibt, kann das Baby trotzdem in den meisten Fällen normal zur Welt kommen. Wenn die Herztöne nach der Wehe abfallen, besteht der Verdacht, dass die Plazenta nicht gut funktioniert. Das kann zum Beispiel passieren bei einer Plazentainsuffizienz infolge einer Übertragung. Auch in diesem Fall kann unter kontinuierlicher Beobachtung das Baby normal zur Welt kommen. Da es keinen direkten Zusammenhang gibt zwischen Herzfrequenz und Sauerstoffversorgung, ist man, wenn die Herztöne absinken, meist nicht sicher, ob das Kind wirklich in Gefahr ist. Einer der größten Nachteile des CTG ist, dass es die Kaiserschnittrate nach oben treibt. Deshalb versucht man heute, wenn das CTG Zweifel offen lässt, mit anderen Methoden wie Mikroblutuntersuchung (MBU) oder Pulsoximetrie festzustellen, ob es dem Kind gut geht. Ein weiterer Nachteil ist, dass die kontinuierliche CTG-Überwachung während der Geburt die Bewegungsfreiheit empfindlich stört. Andere Möglichkeiten der Überwachung der kindlichen Herztöne bieten das Dopton und das Pinard-Rohr. Das Dopton ist ein kleines Taschengerät, das mit

Ultraschall arbeitet. Mit ihm kann man die Herztöne hörbar machen. Es funktioniert in jeder Lebenslage und schränkt die Bewegungsfreiheit nicht ein. Man hört die Herztöne nicht kontinuierlich, sondern alle 15 Minuten. Das Pinard-Rohr ist ein spezielles Stethoskop aus Aluminium oder aus Holz zum Überwachen der kindlichen Herztöne. Es wird heutzutage fast nur noch von Hebammen benutzt. Um die Herztöne zu kontrollieren, muss die Gebärende sich hinlegen. Dadurch stört es ein wenig die Bewegungsfreiheit.

Was ist eine Mikroblutuntersuchung?

Bei Zweifeln an der Sauerstoffversorgung des Babys während der Geburt wird ein Tropfen Blut der Kopfhaut des Kindes entnommen und auf seinen pH-Wert untersucht. Diese Untersuchung lässt sich nur durchführen, wenn die Fruchtblase geplatzt und der Muttermund geöffnet ist. Wenn zu wenig Sauerstoff zirkuliert, sinkt die Wasserstoffionenkonzentration im Blut. pH bedeutet Potenz Wasserstoffionen (H^+). Ein pH-Wert von 7,33 während der Geburt gilt als normal, über 7,15 gilt auch noch als unbedenklich. Wenn der Wert während der Geburt weiter absinkt, tut man alles, um die Geburt bald zu beenden. In vielen Kliniken wird nach der Geburt der pH-Wert im Nabelschnurarterienblut untersucht und dokumentiert. Dazu muss man sagen, dass sehr wenig bekannt ist über die tatsächliche Gefährdung eines Babys durch einen akuten Sauerstoffmangel. Gesunde Babys sind bestens dafür ausgestattet, einen kurzfristigen Sauerstoffmangel auszuhalten. Man kann aus dem pH-Wert keine direkten Schlüsse auf die kindliche Entwicklung ziehen. Ungenügende Sauerstoffversorgung und daraus entstehende Entwicklungsstörungen und Hirnschäden sind eher das Ergebnis langer Entwicklungen, als dass sich aus einzelnen Werten und Momentaufnahmen eine Vorhersage machen ließe. Infektionen während der Schwangerschaft, genetische Defekte oder Plazentastörungen werden heute als Ursache einer Zerebralparese vermutet. In den wenigen Untersuchungen zu diesem Thema fand man heraus, dass es nur in 7 bis 15 % der Fälle von Sauerstoffmangel während der Geburt wirklich zu einer Hirnschädigung kam. Deshalb ist die Fixierung auf solche Messergebnisse umstritten und nicht endgültig erforscht. Trotzdem versuchen die Ärzte natürlich zum Wohle der Kinder, aber auch um sich rechtlich abzusichern, die Zustände während der Geburt lückenlos zu dokumentieren.

Was ist Pulsoximetrie?

Pulsoximetrie ist ein neues Verfahren, um die Sauerstoffversorgung des Babys während der Geburt zu überwachen. Dafür wird eine flache, mit Silikon überzogene Infrarotsonde in die Gebärmutter eingeführt und an die Wange des Babys gelegt. Der Muttermund muss dafür mindestens 2 cm geöffnet sein, der Kopf im Becken liegen und die Fruchtblase muss geplatzt sein. Parallel zum CTG wird die Sauerstoffsättigung im Blut aufgezeichnet. Im Moment hält man eine Sauerstoffsättigung von 30 % für ausreichend. Dieses Verfahren, das sich noch in der Entwicklung befindet, ist eine Ergänzung zum CTG. Es hat ebenfalls den Nachteil der Bewegungseinschränkung für die Gebärende.

Wann werden während der Geburt wehenhemmende Medikamente gegeben?

Wenn die Herztöne des Babys und eventuell ergänzend eine Mikroblutuntersuchung anzeigen, dass das Baby durch die Wehen sehr gestresst ist, gibt man in die Vene der Gebärenden ein wehenhemmendes Medikament.

Durch diese so genannte Tokolyse lassen die Wehen nach, das Baby bekommt eine Erholungspause und kann im besten Falle die Geburt bis zum Schluss gut aushalten. Wenn klar ist, dass man einen Kaiserschnitt machen muss, gibt diese Pause Gelegenheit, alles in Ruhe für die Operation vorzubereiten. Dieses Medikament hat die unangenehme Nebenwirkung, dass Sie Herzklopfen bekommen, das aber nur etwa 20 Minuten anhält.

Wann ist eine Saugglockengeburt notwendig?

Vakuumextraktion oder Saugglockengeburt ist eine vaginale Operation.

Wenn der Muttermund auf ist und das Baby so tief im Becken liegt, dass man es durch den Beckenboden herausziehen kann, braucht man keinen Kaiserschnitt zu machen. Man greift zur Saugglocke. Die sieht aus wie ein ca. 5 cm großer, altmodischer metallener Duschkopf. Sie wird am Kopf des Babys angelegt, dann wird ein Vakuum erzeugt und das Baby wird mit der Vierteldrehung, die es normalerweise von allein machen würde, herausgezogen. Ein Dammschnitt ist meist unumgänglich. Eine Vakuumgeburt ist angezeigt, wenn das Baby sich in der Austreibungsphase nicht richtig dreht. Wenn es nach vorne zum Schambein guckt, ist es manchmal möglich, das Baby mit eigener Kraft und guten Wehen herauszudrücken. Wenn es zur Seite schaut, dreht man es mithilfe der Saugglocke in die richtige Stellung und zieht es dann heraus.

In jedem Fall sind gute Wehen und Ihre Mitarbeit wichtig. Das Baby hat nach der Geburt einen ganz lang ausgezogenen Hinterkopf. Innerhalb von 24 Stunden bildet er sich zurück. Meist sitzt unter dieser Schwellung eine Wasseransammlung. Manchmal bildet sich ein Bluterguss, der länger braucht, bis er verschwindet. Die Kopfhaut ist manchmal oberflächlich verletzt. Schützen Sie den Kopf am ersten Tag mit Mull und später mit einer kleinen Baumwollmütze.

Was ist besser – Saugglocke oder Zange?

Es kommt darauf an, was der Geburtshelfer besser kann. Da die Zange mehr handwerkliches Geschick verlangt, kommt heute eher die Saugglocke zum Einsatz. Wenn der Geburtshelfer die Zange vorzieht, hat er wahrscheinlich mehr

Erfahrung mit diesem Instrument. Bei Frühgeburten benutzt man die Zange manchmal, damit der Kopf des Babys weniger Druck aushalten muss.

Was ist „Kristellern"?

Das ist der Moment, den manche Frauen so beschreiben: „Und dann schmiss sich der Arzt auf meinen Bauch." Es ist so, dass ein Geburtshelfer in der Austreibungsphase den Po des Babys gezielt mit der Wehe Richtung Beckenboden schiebt. Das unterstützt oder verhindert eine Saugglockengeburt. Eine umstrittene Methode.

Wann ist ein Kaiserschnitt notwendig?

Man unterscheidet zwischen Sectio und primärer Sectio. Die primäre Sectio oder der geplante Kaiserschnitt wird immer gemacht, wenn schon von vornherein eine normale Geburt ausgeschlossen ist. Zum Beispiel wenn die Plazenta vor dem Muttermund liegt, wenn das Baby in einer geburtsunmöglichen Lage liegt, wie in der Querlage oder der Gesichtslage. Gesichtslage bedeutet, dass das Baby seinen Kopf nicht eingerollt hat, sondern in den Nacken gelegt hat. Eine geburtsunmögliche Lage. Außerdem macht man einen Kaiserschnitt bei mehr als zwei Mehrlingen, bei Small-for-Date-Babys und wenn die Mutter eine Erkrankung hat, die eine Geburt unmöglich macht. Das gilt zum Beispiel bei manchen Herzkrankheiten, Gestose mit sehr hohem Blutdruck, HELLP-Syndrom oder bei einer frischen Herpes-genitalis-Infektion.

Eine Schnittentbindung, zu der man sich erst während der Geburt entschließt, kann zum Beispiel notwendig werden bei Nabelschnurvorfall, kindlichem Sauerstoffmangel, vorzeitiger Plazentalösung, bei Plazentainsuffizienz, wenn der Kopf nicht ins Becken eintritt, wenn der Muttermund sich nicht öffnet, wenn aufgrund eines Blasensprungs eine Infektion entsteht, die ein weiteres Abwarten nicht erlaubt.

Was geschieht bei einem Kaiserschnitt?

Zunächst werden Sie auf die Operation vorbereitet. Wenn es ein Notfall ist, kann das so schnell gehen, dass Sie erst, wenn Sie aus der Narkose aufwachen, realisieren, was geschehen ist.

Sie bekommen immer einen kleinen Plastikschlauch, die Venenverweilkanüle, in die Armvene und eine Infusion angelegt. Dann werden alle Schamhaare abrasiert. Ein Katheter wird durch die Harnröhre in die Harnblase eingeführt, damit die Blase leer ist und nicht verletzt wird. Dann werden Sie auf den OP Tisch gelegt. Die Bauchdecke wird desinfiziert. Erst wenn alle bereit sind, bekommen Sie die Narkose. Das ist wichtig, damit das Baby möglichst wenig Narkosemittel abbekommt. Die Operation geht dann sehr schnell. Vier Minuten später ist das

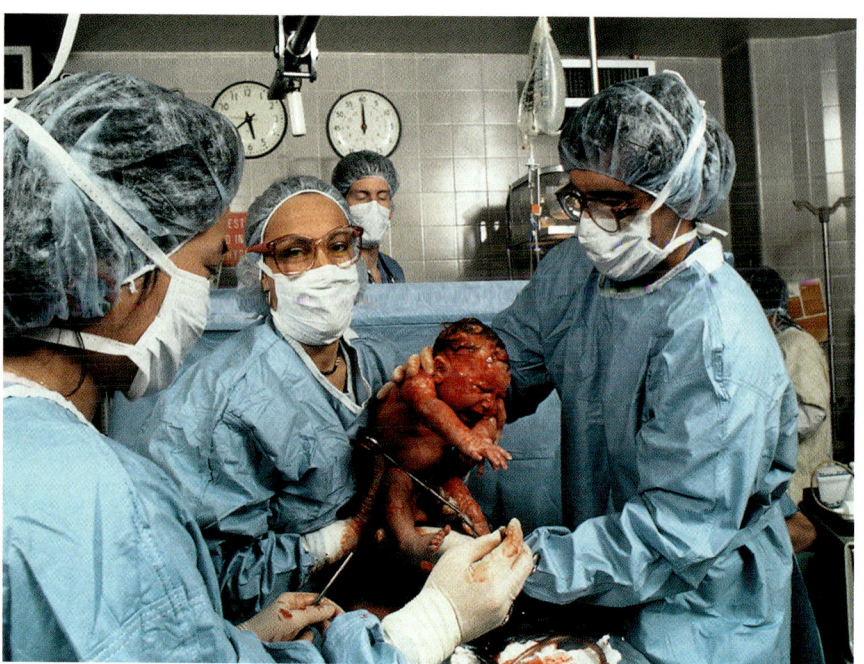

Eine Kaiserschnittgeburt

Baby da. Die Hebamme nimmt es und übergibt es dem Kinderarzt, der Schleim und Fruchtwasser aus Magen und Atemwegen absaugt und das Baby genau untersucht. Wenn es ihm gut geht, wird Ihr Partner es nehmen können. Er kann sich dann das Neugeborene auf die Brust legen. Wenn das Baby krank ist oder Probleme hat, wird es weiter versorgt und eventuell in die Kinderklinik gebracht. Es dauert dann noch einige Zeit, bis Ihr Bauch zugenäht ist, dann müssen die Gebärmutter, die Muskelschichten und die Haut geschlossen werden. Wenn Sie aufwachen und das Baby da ist, können Sie es nach zwei Stunden zum ersten Mal stillen. Nach einigen Stunden werden Sie auf die Wochenbettstation verlegt. In den ersten drei Tagen fühlen Sie sich nicht so besonders gut. Der Bauch schmerzt. Trotzdem werden Sie schon wenige Stunden nach der Operation von den Schwestern aus dem Bett gehoben und auf die Füße gestellt. Um einer Thrombose vorzubeugen, müssen Sie sich bewegen und aufstehen. Dann bekommen Sie in den ersten Tagen zwar Infusionen und etwas Tee, aber wenig zu essen. Wenn Sie essen, bevor die Verdauung wieder richtig in Gang ist, riskieren Sie einen Darmverschluss. Am dritten Tag wird die Verdauung mit Abführmitteln in Schwung gebracht. Wenn das geklappt hat, können Sie allmählich wieder etwas zu sich nehmen. Von da an geht es Tag für Tag besser. Wenn alles in Ordnung ist, können Sie zwischen dem 5. und 10. Tag nach Hause gehen.

Wann wird eine Ausschabung nach der Geburt notwendig?

Normalerweise löst sich die Plazenta innerhalb der ersten 20 Minuten nach der Geburt ab und wird spontan von den Wehen ausgestoßen. Ganz selten ist die

Plazenta an der Gebärmutterwand festgewachsen oder wird nicht vollständig geboren. Dann muss man eine Ausschabung oder eine manuelle Nachtastung machen. Besonders wenn Sie stark bluten, muss man schnell handeln. Unter Vollnarkose wird die Gebärmutter ausgetastet und eventuelle Reste mit der Hand abgelöst oder mit einer Curette ausgeschabt. Wenn die Blutung nicht zu stoppen ist, muss man die Gebärmutter entfernen. Die Vollnarkose beeinträchtigt das Stillen nicht. Wenn Sie aufgewacht sind, können Sie das Baby zwei Stunden später wieder anlegen. Eine Ausschabung oder eine manuelle Nachtastung ist unangenehm, aber sehr wichtig. Wenn die Plazenta nicht vollständig geboren wird, kann das zu schweren Blutungen Tage oder Wochen nach der Geburt führen. Aus einem unentdeckten Plazentarest kann sich auch ein Tumor entwickeln. Deshalb wird die Plazenta nach der Geburt von Arzt oder Hebamme genau angeschaut, um sicher zu sein, das nichts fehlt. Wenn Sie schon mal aus irgendeinem Grund eine Ausschabung hatten, erhöht dies das Risiko, dass Sie nach der Geburt wieder ausgeschabt werden müssen.

Wenn nicht alles nach Plan geht

In einem alten geburtshilflichen Lehrbuch aus dem Jahr 1910 steht, dass 90 % der Geburten normal verlaufen und keinerlei Eingriffe notwendig sind. Heute könnte man den Eindruck bekommen, dass das Verhältnis umgekehrt ist. Das ist sicher auch deshalb so, weil wir in einer Ära der medizinischen Überversorgung leben. Das heißt, manche Dinge werden vorsichtshalber angewandt oder einfach deshalb, weil sie zur Verfügung stehen.
Wenn Sie dieses Kapitel lesen, behalten Sie im Auge, dass von allen diesen Erkrankungen nur wenige Frauen und Babys betroffen sind. Die allermeisten Geburten verlaufen immer noch ohne größere Eingriffe und so, dass alle Beteiligten gesund bleiben.

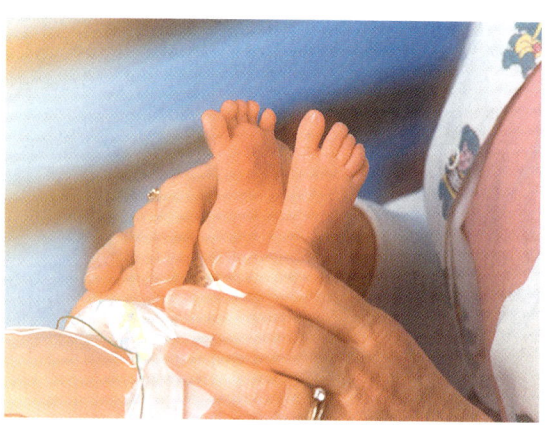 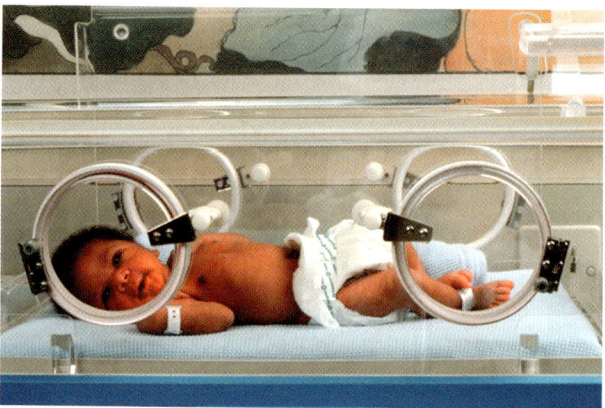

Was ist, wenn die Plazenta vor dem Muttermund liegt?

Placenta praevia bedeutet, dass die Plazenta ganz oder teilweise vor dem Muttermund liegt. Die Plazenta befindet sich immer da, wo das befruchtete Ei sich in die Gebärmutterschleimhaut eingenistet hat. Wenn die Plazenta zu nah am Muttermund sitzt, hat sich das Baby sozusagen gerade noch festgekrallt, als die befruchtete Eizelle durch die Gebärmutterhöhle wanderte. Meist zieht sich die Plazenta mit der wachsenden Gebärmutterwand weiter nach oben, sodass das Baby ganz normal geboren werden kann. Manchmal führt eine tief sitzende Plazenta zu Blutungen in der Schwangerschaft. Dann ist strenge Bettruhe erforderlich. Oft gibt es ab dem 7. Monat Blutungen. Wenn die Plazenta zum Entbindungstermin immer noch ganz oder teilweise den Muttermund bedeckt, kann man das im Ultraschallbild sehen. Dann ist ein Kaiserschnitt unumgänglich. Bei einer Placenta praevia ist es besser, wenn Sie nicht mit Ihrem Partner schlafen, sondern andere Formen des sexuellen Kontakts wählen. Wenn die Plazenta sich vorzeitig löst, was zum Glück sehr, sehr selten passiert, muss sofort ein Kaiserschnitt gemacht werden, um das Leben von Mutter und Kind zu retten.

Welche Infektionen sind für die Geburt gefährlich?

Beta-hämolysierende Streptokokken

Beta-hämolysierende Streptokokken sind Bakterien. Bis zu 30 % aller Schwangeren sind infiziert, ohne es zu wissen. Die Infektion kann eine Ursache für vorzeitige Wehen und vorzeitigen Blasensprung sein. 2 bis 3 von 1000 Neugeborenen erleiden eine schwere Infektion während der Geburt, die sich sofort nach der Geburt schnell dramatisch entwickelt und tödlich sein kann. Ab der zweiten Lebenswoche kann das Baby eine Meningitis entwickeln. In einem Abstrich aus der Vagina lassen sich diese Streptokokken nachweisen und werden mit Antibiotika behandelt. Leider sind sie schwer auszurotten und oft nach kurzer Zeit wieder nachweisbar. Deshalb behandeln manche Ärzte erst bei Wehenbeginn oder bei vorzeitigem Blasensprung.

Bronchitis

Wenn Sie husten und Schmerzen im Brustkorb haben, sollten Sie einen Arzt konsultieren, um eine Lungenentzündung auszuschließen. Manche Frauen bekommen Schmerzen in den Mutterbändern, ein Ziehen im Unterbauch, von den Seiten in die Leisten, weil sie so viel husten müssen. Das ist nicht gefährlich. Hier ist Wärme wichtig. Wenn Sie eine Bronchitis oder eine Lungenentzündung haben, wird Ihr Arzt Ihnen wahrscheinlich Antibiotika verschreiben. Ingwer und Quarkwickel haben eine entzündungshemmende und heilende Wirkung. Auf das Baby hat Brochitis keinen negativen Einfluss.

Ingwerwickel:

Bereiten Sie eine Paste aus Ingwerpulver (gibt es in asiatischen Lebensmittelläden) oder gemahlenem Ingwer und Wasser zu. Streichen Sie diese messerrückendick auf die Brust. Sie können sie mit Frischhaltefolie abdecken. Es ist sinnvoll, sowohl die Vorderseite als auch die Rückseite des Brustkorbs zu behandeln. Wickeln Sie ein sauberes Baumwolltuch um den Brustkorb, darüber ein dichtes Wolltuch. Lassen Sie den Wickel so lange auf dem Körper, wie Sie seine Wärme als wohltuend empfinden. Wichtig ist, das der Wickel ganz dicht ist, sodass er wirklich warm wird. Ingwer hat eine stark durchwärmende Wirkung und ist sehr heilsam.

Quarkwickel:

Hierfür nehmen Sie kühlschrankkalten oder zimmerwarmen Magerquark und streichen ihn fingerdick auf den Brustkorb. Mit Frischhaltefolie abdecken, dicht einpacken und 20 Minuten wirken lassen. Ein Quarkwickel für die Brüste ist auch bei heftigem Milcheinschuss und fieberhaftem Milchstau die beste Medizin.

Chlamydien

Chlamydien sind Bakterien, die meist beim Geschlechtsverkehr übertragen werden und im Verdacht stehen, vorzeitige Wehen oder einen vorzeitigen Blasensprung zu verursachen. Nach der Geburt können Sie davon Fieber bekommen, das Baby kann in den ersten Tagen nach der Geburt eine Bindehautentzündung entwickeln oder nach 6 bis 8 Wochen eine Lungenentzündung. Das ist der Grund, weshalb man, wenn eine Infizierung vorliegt, diese in den letzten Wochen der Schwangerschaft oft mit Antibiotika behandelt. Der Partner muss mitbehandelt werden.

Erkältung

Nasenspülung:

Lösen Sie einen gehäuften Teelöffel Salz in einem Liter Wasser auf. Mit einem kleinen Kännchen gießen Sie die Flüssigkeit durch jedes Nasenloch.

Während der Schwangerschaft sind die Schleimhäute aufgelockert und Erkältungsviren können sich leichter ausbreiten. Erleichternde Hausmittel und ausreichend Ruhe sind die beste Medizin. Trinken Sie reichlich heiße Flüssigkeit. Hühnersuppe ist zum Beispiel ein altes Großmutterrezept gegen Erkältung. Ätherische Öle wie Lavendel oder Majoranbutter erleichtern das Atmen, eignen sich als Badezusatz oder zum Inhalieren. Sorgen Sie für ausreichend frische Luft und Luftfeuchtigkeit. Salzwasser ist ein ungefährliches Mittel für Nasenspülungen und zum Gurgeln. Mentholhaltige Medikamente wie Pfefferminzöl sind mit Vorsicht zu genießen, da sie die Gefäße verengen. Übrigens, auch Kräutertees sind Drogen und sollten nur nach Rücksprache mit Arzt, Apotheker oder Hebamme eingesetzt werden.

Wenn Sie Fieber haben, sehen Sie das als eine gesunde Reaktion des Körpers, der versucht die Krankheitserreger zu bekämpfen. Bleiben Sie im Bett. Wenn das Fieber steigt und Ihnen kalt wird, packen Sie sich warm ein. Wenn das Fieber richtig hoch ist, wird Ihnen zu heiß. Sie können sich lauwarm abwaschen oder duschen, damit das Fieber sinkt. Fieber schadet dem Baby nicht.

Harnwegsinfekte und Nierenbeckenentzündung

Aufsteigende Infekte der Blase, der Harnleiter und der Nieren sind die häufigsten Infekte in der Schwangerschaft, weil die Harnwege durch die Schwangerschaftshormone erweitert sind. Besonders der rechte Harnleiter wird durch die wachsende Gebärmutter leicht gedrückt. Oft verläuft die Entzündung symptomlos. Erstes Anzeichen für eine Entzündung findet sich auf dem Urinteststäbchen bei der Vorsorgeuntersuchung. Eiweiß, Nitrit und Blut werden im Urin nachgewiesen. Eine Urinkultur wird angelegt, um herauszufinden, welche Erreger die Entzündung hervorgerufen haben. Um ein Aufsteigen der Infektion in die Nieren zu verhindern, wird sofort eine Antibiotikatherapie eingeleitet. Reichlich Flüssigkeit, Bettruhe und Wärme unterstützen die Heilung. Eine aufsteigende Infektion der Harnwege und der Niere ist die häufigste Ursache für Frühgeburten und wird deshalb sehr ernst genommen. Nierenentzündungen gehen einher mit Fieber, Schmerzen beim Wasserlassen und Schmerzen im Rücken unter dem Rippenrand. Nach der Gesundung wird der Urin weiter kontrolliert, um Rückfälle zu erkennen. Häufig werden diese Infekte durch Kolibakterien aus dem Darm verursacht. Hygiene ist eine gute Vorbeugung.

Hepatitis A

Hepatitis A oder Leberentzündung wird durch ungewaschenes, rohes Obst, Gemüse, aber auch durch Muscheln oder Austern übertragen. Bei Reisen in südliche Länder gehört diese Form der Gelbsucht zu den größeren Risiken. Für das Kind besteht die Gefahr einer Frühgeburt. Wenn sich das Neugeborene infiziert, kann es schwer erkranken. Vorbeugen kann man dieser Erkrankung durch Hygiene und Verzicht auf rohes Obst und Gemüse, rohen Fisch und Muscheln bei einer Reise in gefährdete Regionen. Die Inkubationszeit beträgt 10 bis 40 Tage. Immunglobuline werden zur Behandlung eingesetzt.

Hepatitis B

Hepatitis B wird durch Blut und Körperflüssigkeiten übertragen, durch Spritzen bei Drogenmissbrauch, durch Sexualkontakt, aber auch durch Bluttransfusionen. Das Kind kann sich schon in der Gebärmutter infizieren. Im besten Fall bekommt es gleichzeitig die Antikörper, die die Mutter schon entwickelt hat. Die frische Infektion der Mutter kann zu vorzeitigen Wehen führen. Die Untersuchung auf HBs-Antigen gehört zu den Vorsorgeuntersuchungen. Die Inkubationszeit beträgt 40 bis 160 Tage. Bei einer Infektion der Mutter wird das Baby gleich nach der Geburt geimpft und mit Immunglobulinen behandelt. Erst dann kann das Baby gestillt werden.

Hepatitis C

Hepatitis C wird ebenfalls durch Blut und Körperflüssigkeiten übertragen. Die Ansteckungsgefahr während der Geburt liegt bei ungefähr 4 %, unabhängig davon, ob das Baby per Kaiserschnitt oder durch eine normale Geburt zur Welt kommt. Inwieweit das Baby durch Muttermilch infiziert wird, ist nicht eindeutig erforscht. Die Gefahr ist aber so gering, dass nicht unbedingt vom Stillen abzuraten ist.

Herpes simplex

Genitaler Herpes gehört zu den sexuell übertragbaren Krankheiten. Das Baby kann sich bei der Geburt mit Herpes infizieren. Das ist eine seltene Komplikation. Wenn Sie zum ersten Mal Herpes haben und frische Herpesbläschen an den Genitalien, dann ist das ein Grund für eine Kaiserschnittgeburt. Die Gefahr, dass es sich bei seinem Weg durch den Geburtskanal mit Herpes infiziert, liegt bei einer Erstinfektion der Mutter bei ca. 40 %. Wenn Sie schon häufiger Herpesbläschen hatten, ist die Infektionsgefahr wesentlich geringer und liegt fürs Baby zwischen 1:3000 und 1:20.000. Infektionsgefahr besteht jedoch nur im akuten Bläschenstadium.

Eine Erstinfektion mit Herpes während der Schwangerschaft ist selten. In der frühen Schwangerschaft kann sie zu einer Fehl- oder Frühgeburt führen. Symptome sind Fieber, Kopf- und Gliederschmerzen, Schmerzen beim Wasserlassen, Schmerzen und Ziehen in der Scheide, schmerzende und juckende Bläschen an den Schleimhäuten der Scheide. Wenn Sie diese Symptome an sich beobachten, sagen Sie es Ihrem Arzt. Die Bläschen heilen nach zwei bis drei Wochen ab. In dieser Zeit besteht Infektionsgefahr. Wenn Ihr Partner nicht mit Herpes infiziert ist, sollten Sie jetzt keinen Geschlechtsverkehr haben. Achten Sie auf Hygiene. Waschen Sie sich die Hände. Sitzbäder mit ein Paar Tropfen Lavendel oder Teebaumöl mildern die Beschwerden. Nur die Erstinfektion verläuft so schmerzhaft und heftig. Alle folgenden Infektionen sind wesentlich harmloser. Bei einem akuten Lippenherpes nach einer Entbindung wird zum Schutz des Babys das Tragen eines Mundschutzes empfohlen.

HIV

Eine HIV-Infektion lässt sich erst drei Monate nach der Ansteckung nachweisen. Wenn die Mutter HIV-positiv ist, rechnet man in 20 bis 50 % der Fälle mit einer Übertragung auf das Kind. Das kann vor, während und nach der Geburt geschehen. Erst ein bis zwei Jahre nach der Geburt kann man sicher sagen, ob das Kind gesund ist. Bis dahin sind immer noch mütterliche Antikörper im Blut des Kindes nachweisbar. Inzwischen behandelt man infizierte Schwangere ab der 28. Woche und Neugeborene bis zur 6. Lebenswoche mit AZT. Dadurch konnte die Ansteckung von Kindern durch ihre Mütter erheblich gesenkt werden. Da das Virus auch in der Muttermilch ist, wird vom Stillen abgeraten.

Keuchhusten

Keuchhusten wird durch Tröpfcheninfektion übertragen. Die Inkubationszeit beträgt zwischen 7 und 14 Tagen. Da die Immunität innerhalb von Jahrzehnten nachlässt, können Erwachsene noch einmal an Keuchhusten erkranken. Bei Säuglingen kann Keuchhusten zu Lungenentzündung und Erstickungsanfällen führen. Durch Antibiotikatherapie wird der Verlauf abgeschwächt und abgekürzt. Heute werden die meisten Kinder gegen Keuchhusten geimpft.

Listeriose

Listeriosebakterien werden durch ungekochte tierische Produkte, wie Fleisch, Fisch, Rohmilch, Rohmilchprodukte und Eier, selten durch kranke Tiere übertragen. 80 % der Menschen sind durch eine Infektion immun. Nur in der Schwangerschaft und bei Neugeborenen kann eine Listerioseinfektion gefährlich werden. Die Symptome in der Schwangerschaft ähneln denen einer Nieren- und Harnwegsinfektion und können eine Fehl- oder Totgeburt verursachen. Beim Kind kann sich nach der Geburt eine schwere Infektion mit Lungen- und Hirnhautentzündung entwickeln. Gegen diese Bakterien setzt man hochdosierte Antibiotika ein.

Magen-Darm-Infekte

Auch wenn Sie sich ganz schlecht fühlen, können Sie beruhigt sein, denn Ihrem Baby geht es gut. Wenn Sie Durchfall haben und sich übergeben müssen, ist es wichtig, dass Sie genug Flüssigkeit und Elektrolyte zu sich nehmen. Trinken ist wichtiger als Essen. Eine salzige Fleisch- oder Gemüsebrühe gleicht den Salzhaushalt aus. Dünner schwarzer Tee kann den Darm beruhigen. Wenn Sie gar nichts zu sich nehmen können, lutschen Sie Eiswürfel. Es ist in Ordnung, wenn Sie einen Tag nichts essen. Bettruhe beruhigt die Verdauung. Wenn es Ihnen besser geht, beginnen Sie mit kleinen Portionen Reisschleim und Haferflocken, geriebener Apfel und Möhren mit Kartoffeln kommen als Nächstes dazu. Dann können Sie langsam etwas Joghurt zu sich nehmen und allmählich zu Ihrer normalen Ernährung zurückkehren.

Masern

Die meisten Menschen haben Masern in der Kindheit durchgemacht oder sie sind geimpft. Wenn Zweifel an einem Immunschutz besteht, kann Ihr Arzt das testen. Masern in der Schwangerschaft können vorzeitige Wehen auslösen. Für das Neugeborene ist eine Maserninfektion eine ernsthafte Erkrankung. Die Inkubationszeit beträgt 10 bis 14 Tage. Babys sind in den ersten vier Monaten durch die mütterlichen Antikörper geschützt. Im Falle einer Infektion werden Gammaglobuline verabreicht.

Mumps

Gegen Mumps sind die meisten Erwachsenen entweder durch Impfung oder durch eine Erkrankung in der Kindheit immun. Symptome sind Fieber, Appetitlosigkeit und Schwellung der Lymphknoten im Halsbereich, Ohrenschmerzen und Schluckbeschwerden. Wenn diese Symptome auftreten, sollten Sie Ihren Arzt informieren, weil Mumps zu vorzeitigen Wehen und Frühgeburtsbestrebungen führen kann. Die Inkubationszeit beträgt 12 bis 35 Tage.

Ringelröteln

Dies ist eine Kinderkrankheit, die einen roten Ausschlag hervorruft. Sie verläuft oft unbemerkt, weil meistens kein Fieber auftritt. Die Inkubationszeit beträgt 7 bis 14 Tage. Typisch ist ein roter Ausschlag auf den Wangen, der später auf Arme und Beine übergeht und bei Wärme stärker sichtbar ist. Eine Infektion in der Schwangerschaft ist selten, da die meisten Menschen durch eine Erkrankung in der Kindheit immun sind. Bei einer Infektion in der Schwangerschaft können die roten Blutkörperchen des Babys aufgelöst werden, ähnlich wie bei Rhesus-

Blutgruppenunverträglichkeit. Häufigere Ultraschallkontrollen sind hier ange-bracht, weil man im Ultraschall die für dieses Krankheitsbild typische Ödem-bildung am Körper des Kindes erkennen kann.

Röteln

Röteln werden durch Tröpfcheninfektion übertragen. Die Inkubationszeit beträgt 10 bis 16 Tage. Röteln sind eine Virusinfektion, die in den ersten drei Monaten der Schwangerschaft das Baby schwer schädigen kann. Es kann blind, taub oder mit Herzschäden geboren werden. Deshalb ist es ratsam, sich vor der Schwangerschaft gegen Röteln impfen zu lassen, wenn man nicht als Kind schon Röteln hatte. Das kann durch einen Röteln-HAH-Test festgestellt werden.

Scharlach

Scharlach wird durch Streptokokken ausgelöst, die durch Tröpfcheninfektion übertragen werden. Die Infektion erfolgt meistens zwischen dem 3. und 10. Lebensjahr. Säuglinge erkranken fast nie. Die Inkubationszeit beträgt 2 bis 8 Tage.

Toxoplasmose

Toxoplasmose verläuft meist mit leichten, grippeähnlichen Symptomen. Über-tragungswege sind Kontakt mit rohem Fleisch und Katzenkot.

Eine Erstinfektion in der Schwangerschaft ist sehr selten. Wie es in der Fachsprache heißt, ist die Durchseuchung der Bevölkerung hoch und die meis-ten Frauen sind immun, wenn sie schwanger werden. Wenn es doch zu einer Erstinfektion kommt, merkt man das daran, dass bei der ersten Toxoplasmose-Antikörper-Bestimmung keine Antikörper gefunden werden und dann bei einer Kontrolle der Antikörpertiter hoch ist. Wenn das der Fall ist, wird in der Schwangerschaft eine Chemotherapie eingeleitet, da Toxoplasmose zu schwe-ren Schäden beim Kind führen kann. Wenn Sie keinen Antikörpertiter haben, sollten Sie auf rohe Lebensmittel, wie Sushi, rohes oder nicht durchgebratenes Fleisch, rohe Eier und Rohmilchprodukte verzichten. Das Katzenklo sollte je-mand anders säubern.

Windpocken

Varizellen-Zoster-Viren rufen bei einer Erstinfektion Windpocken hervor, bei einer Wiederinfektion kann man an einer Gürtelrose erkranken. Aber nur die Windpocken können dem Baby schaden. Das Virus kann die Plazentaschranke übertreten und im ersten Schwangerschaftsdrittel zu Missbildungen der Arme und Beine führen. Das ist sehr selten und geschieht bei ca. 1,5 % der Infektionen in der frühen Schwangerschaft bis zur 20. Woche. Gegen Ende der Schwanger-schaft kann eine Windpockeninfektion noch einmal gefährlich werden. Wenn das Baby sich in den vier Tagen vor oder nach der Geburt infiziert, besteht in 20 % der Fälle die Möglichkeit einer für das Neugeborene lebensbedrohlichen Infektion. Die Inkubationszeit beträgt 12 bis 21 Tage. Die größte Ansteckungs-gefahr besteht zwei Tage vor bis vier Tage nach dem Auftreten der Bläschen. Das Neugeborene wird mit Zoster-Immunglobulinen und Aciclovir behandelt.

Zeckenborreliose

Zeckenbisse können zu schweren Erkrankungen führen. Es ist jedoch nicht bekannt, dass eine Schwangerschaft dadurch gefährdet ist. Trotzdem ist es besser, wenn Sie sich schützen. Inzwischen gibt es eine Impfung. Wenn Sie auf dem Land leben und draußen waren, duschen Sie gründlich. Suchen Sie Ihren Körper ab, ob eine Zecke auf Ihnen gelandet ist. Je eher sie entfernt wird, desto unwahrscheinlicher ist eine Infektion. Entfernen Sie die Zecke restlos mit einer Pinzette. Packen Sie sie so tief wie möglich und drehen Sie sie heraus. Entsorgen Sie sie über die Kanalisation. Wenn Sie infiziert sind, können Sie Symptome entwickeln wie rote Augen, Kopfweh, Fieberschübe mit Schüttelfrost und die Lymphdrüsen, die dem Biss am nächsten sind, können anschwellen. Die Inkubationszeit beträgt 3 bis 12 Tage. Behandelt wird mit Antibiotika.

Zytomegalie

Zytomegalieviren gehören zu den Herpesviren und rufen eine grippeähnliche Infektion hervor mit Symptomen wie geschwollenen Lymphknoten, Halsschmerzen und Fieber. Der Virus wird durch Schmier- und Tröpfcheninfektion übertragen. Eine Erstinfektion in der Schwangerschaft kann beim Baby zu Hirnschädigung, Schwerhörigkeit und schwerer Neugeborenengelbsucht führen. Bis zu 50 % aller Erwachsenen haben eine Zytomegalieinfektion durchgemacht. Eine Erstinfektion in der Schwangerschaft bleibt meist unerkannt, da die Symptome so unspezifisch sind. Ungefähr 1 % aller Neugeborenen infiziert sich bei der Geburt mit dem CM-Virus. Eine wirksame Behandlung gibt es nicht. Die Inkubationszeit beträgt 2 bis 10 Wochen. Um die körpereigene Abwehr zu stärken, gibt man hochdosierte Immunglobuline.

Was ist bei Mehrlingen zu beachten?

Mehrere Kinder auszutragen bedeutet eine große Belastung. Eine gute körperliche Begleitung in der Schwangerschaft ist sehr hilfreich. Yoga, Atemtherapie oder Akupunktur können Ihnen helfen, die 37. Woche zu erreichen. Suchen Sie sich eine Hebamme, die Sie auch zu Hause betreut und Ihnen Atem- und Entspannungsübungen zeigt. Wenn Sie schon Kinder haben, sollten Sie auf jeden Fall die Verordnung einer Haushaltshilfe mit Ihrem Arzt besprechen. Bei Zwillingen haben Sie eine 35- bis 60%ige Chance, Ihre Kinder bis zum Termin auszutragen und eine normale Geburt zu erleben. Die Risiken einer Frühgeburt, einer Mangelentwicklung eines der Babys nach der 28. Woche oder einer Präeklampsie sind größer als bei einer Einlingsschwangerschaft. Sie werden genauer und intensiver überwacht werden. Sobald Sie die 37. Woche erreicht haben und die Gefahr der Frühgeburt gebannt ist, werden die Geburtshelfer mit Ihnen über eine Einleitung der Geburt vor dem errechneten Termin sprechen. Zwillinge können oft ohne Probleme durch eine vaginale Geburt zur Welt kommen. Wie die Geburt verlaufen wird, hängt davon ab, wie die Kinder liegen. Wenn beide in Längslage liegen und mindestens eines mit dem Kopf nach unten, spricht nichts gegen eine normale Geburt. Dann kommt das zweite Baby meist innerhalb von 20 Minuten nach der Geburt des ersten. Nach der Geburt des ersten Zwillings wird oft eine Oxytocin-Infusion angelegt, damit die Gebärmutter sich schnell kontrahiert. Je kürzer der zeitliche Abstand zwischen der Geburt des ersten zum zweiten Zwilling ist, desto besser. Manchmal liegt eines der Babys quer, dann entscheidet sich unter Umständen erst während der Geburt, dass das zweite Kind durch Kaiserschnitt geboren wird. Wenn beide Kinder in Beckenendlage oder quer liegen, wird, besonders bei Erstgebärenden, ein Kaiserschnitt angeraten. In der Nachgeburtsperiode kann es zu stärkeren Nachblutungen kommen. Die Gebärmutter ist einfach zu überdehnt und zieht sich nicht schnell genug zusammen. Drillinge und mehr Kinder werden grundsätzlich durch Kaiserschnitt geboren.

Wie häufig sind Mehrlingsschwangerschaften?

Mit der so genannten Hellin-Regel berechnet man die Häufigkeit von Mehrlingen: Auf 85 Geburten kommt eine Zwillingsschwangerschaft, auf 85 x 85 Geburten eine Drillingsgeburt, auf 85 x 85 x 85 eine Vierlingsgeburt usw.

Bei hormonell ausgelösten Schwangerschaften ist die Häufigkeit von Mehrlingen höher. 25 % der Zwillinge sind eineiig. Wenn Sie selber ein zweieiiger Zwilling sind, ist die Wahrscheinlichkeit einer Zwillingsschwangerschaft bei Ihnen doppelt so hoch wie bei anderen Frauen. Bei eineiigen Zwillingen hat sich das befruchtete Ei geteilt. Sie haben eine gemeinsame Plazenta, jedes liegt in einer eigenen Fruchtblase und hat eine eigene Nabelschnur. Zweieiige Zwillinge haben jeweils eine eigene Plazenta und natürlich eine eigene Nabelschnur und Fruchtblase.

Da die Plazenten manchmal so nah beieinander liegen, dass man sie für eine halten könnte, kann es schwierig sein zu sagen, ob Zwillinge eineiig oder zweieiig sind. Letzte Gewissheit erhält man durch eine Genanalyse.

Was ist, wenn das Baby zu früh kommt?

Als Frühgeborene bezeichnet man Babys, die vor der 37. Schwangerschaftswoche zur Welt kommen. Erst nach der vollendeten 36. bis 37. Schwangerschaftswoche sind die Organe des Babys so ausgereift, dass es sicher ohne Hilfe atmen kann. Es ist dann zwar klein und dünn, aber es braucht in der Regel keine kinderärztliche Unterstützung. Trotz aller Maßnahmen zur Senkung der Frühgeborenenrate werden noch immer 6 % aller Neugeborenen zu früh geboren. Heute können schon sehr kleine Babys überleben. Im Moment liegt die Schallmauer in der 22. Schwangerschaftswoche. Trotz Unreife können diese kleinen Kinder außerhalb der Gebärmutter existieren. Man kann sagen, je länger das Baby im Bauch bleibt, desto besser. In diesem frühen Stadium bedeutet jeder Tag in der Gebärmutter einen Zuwachs an Lebenschance von 2 %. Je früher das Baby geboren wird, desto wichtiger ist es, dass eine Kinderklinik an die Geburtsklinik angeschlossen ist. Wenn eine Frühgeburt droht, sollte man ein Perinatal-

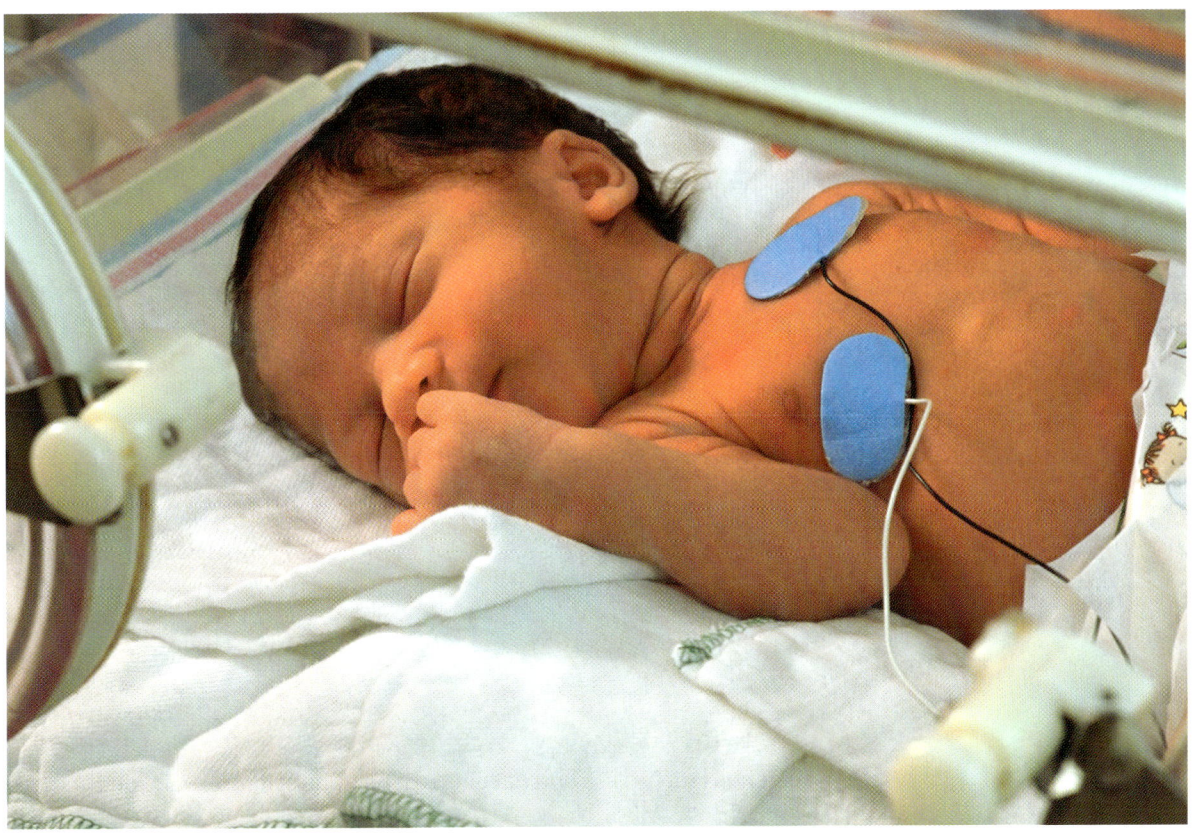

zentrum ansteuern, um dem Frühgeborenen lange Transporte zu ersparen. Man wird versuchen, die Geburt so lange hinauszuzögern, bis die Lungenreifebehandlung abgeschlossen ist. Durch hohe Dosen von Glukokortikoiden findet eine vorzeitige Reifung der Lungenbläschen statt. Nach zwölf Stunden kann das Baby geboren werden. Um eine vollständige Lungenreife zu erhalten, sollte diese Therapie, wenn man genug Zeit hat, für drei Tage durchgeführt und nach zehn Tagen wiederholt werden. Hohe Dosen von Cortison haben beträchtliche Nebenwirkungen und deshalb sollte ihr Einsatz nur im Notfall und bei Geburten vor der 36. Woche erfolgen. Wenn Ihr Baby Intensivbetreuung braucht, beginnt für Sie eine anstrengende Zeit in der Kinderklinik. Ihre Anwesenheit ist sehr wichtig für das Baby. Es braucht die Anregung durch Ihre Stimme und Berührung. Wenn man es aus dem Brutkasten herausnehmen kann, wird in vielen Kinderkliniken heute die Kängurumethode praktiziert. Sie bekommen Ihr Baby für einige Stunden auf die Brust gelegt. Hier hat es alles, was es braucht, Wärme, Bewegung, Geräusche und den vertrauten Geruch seiner Mutter oder seines Vaters. Der Haut-auf-Haut-Kontakt ist ein Reiz, der stabilisierend auf die Atmung und den Kreislauf des Babys wirkt und seine Entwicklung fördert. Diese Methode wurde in Kolumbien entwickelt. Da es an Geld für eine Intensivversorgung von Frühchen fehlte, legte man die nackten Babys den Müttern einfach zwischen die Brüste auf die nackte Haut. Das hatte so guten Erfolg, dass sich diese Vorgehensweise inzwischen auf der ganzen Welt durchgesetzt hat. Muttermilch ist gerade für Frühgeborene das Wichtigste. Auch wenn Sie zuerst wenig Milch haben und das Baby nur wenig trinkt, sollten Sie es versuchen. Wenn Sie das Baby noch nicht anlegen können, pumpen Sie sechs- bis achtmal am Tag beide Brüste, um die Produktion anzuregen. Bei sehr kleinen Frühgeborenen reicht der Nährwert der Muttermilch nicht aus und sie wird mit Proteinen, Mineralien und Vitaminen angereichert. Die Abwehrstoffe in der Muttermilch sind jedoch für das Frühchen überlebenswichtig. Sein Gehirn entwickelt sich besser mit Muttermilch. Deshalb sollte es zu jeder Mahlzeit Muttermilch bekommen, die bei Bedarf mit adaptierter Milch ergänzt werden muss. So bald wie möglich sollten Sie versuchen das Baby anzulegen. Das Saugen an der Brust ist nachgewiesenermaßen nicht anstrengender als das Saugen an einer Flasche. Nach der 34. Schwangerschaftswoche ist das Baby in der Lage, an der Brust zu trinken. Auch vor diesem Zeitpunkt ist Anlegen sinnvoll, das Nuckeln an der Brust fördert die Verdauung und die gesamte Entwicklung, selbst wenn die Milch durch eine Sonde gegeben wird.

Die Neigung zu Frühgeburten ist nicht vererbbar. Frühchen sterben nicht häufiger am plötzlichen Säuglingstod als andere Kinder.

Risiken, die eine Frühgeburt begünstigen, sind:
▶ Teenagerschwangerschaft
▶ Alter der Mutter über 38
▶ Nikotin- und Alkoholgenuss
▶ Nierenerkrankungen
▶ Gestose
▶ HELLP
▶ hoher Blutdruck
▶ starkes Übergewicht
▶ Diabetes
▶ Asthma bronchiale
▶ Vitaminmangel
▶ vorausgegangene Fehl- oder Frühgeburten
▶ Mehrlingsschwangerschaften
▶ Infektionen während der Schwangerschaft
▶ Stressfaktoren wie Überlastung im Beruf, körperliche Belastungen, Probleme in der Partnerschaft oder die Versorgung anderer kleiner Kinder.

Eine Frühgeburt droht, wenn Sie bluten, wenn die Fruchtblase platzt oder wenn Sie regelmäßige Wehen entwickeln, die den Muttermund öffnen.

Manchmal kommt ein Baby zu früh und man findet einfach keine Ursache. Immer ist die Zeit nach einer Frühgeburt eine sehr anstrengende Zeit für alle Beteiligten. Die anstrengendste Schwangerschaft ist nicht so stressig wie die Wochen, in denen ein Baby im Brutkasten liegt und seine Eltern ihre Zeit in der Neugeborenen-Intensivstation verbringen.

Kann das Baby sich bei der Geburt verletzen?

Manchmal hat ein Baby Druckstellen am Kopf, wenn es von den Wehen gegen die Beckenknochen gedrückt wurde. Auch eine Zange kann Druckstellen hinterlassen. Die Saugglocke führt manchmal zu einer ringförmigen Aufschürfung der Kopfhaut. Darunter ist eine Schwellung, eine Wasseransammlung oder in seltenen Fällen ein Bluterguss, das so genannte Kephalhämatom. Eine Wasseransammlung verschwindet innerhalb von einigen Tagen, ein Bluterguss resorbiert sich innerhalb von ungefähr sechs Wochen. Das Baby hat vielleicht Kopfschmerzen. Legen Sie es dann auf die andere Seite. Auch im Bereich der Genitalien kann es, besonders nach Beckenendlagengeburt, zu Wasseransammlungen kommen. Die Hoden oder die Schamlippen können geschwollen sein.

Wenn das Baby sehr groß ist und breite Schultern hat, bricht es sich manchmal das Schlüsselbein. Eine Klavikulafraktur kann man zum einen ertasten, zum anderen bewegt das Kind den Arm auf der Seite, auf der das Schlüsselbein gebrochen ist, nicht. Der Bruch heilt spontan in kurzer Zeit.

Eine Gesichtsnervlähmung kann entstehen, wenn starker Druck auf die Nervenenden vor dem Ohr ausgeübt wurde. Möglich ist auch eine Plexuslähmung, eine Armlähmung, bei der während der Geburt der Nervus plexus gedrückt wurde. Diese Lähmungen heilen meist im Laufe der nächsten Monate. Krankengymnastische Behandlung wirkt unterstützend. Inwieweit eine bleibende Schädigung entstanden ist, hängt davon ab, wie lange der Nerv gedrückt war.

Was sind die häufigsten Fehlbildungen und Erbkrankheiten?

Analatresie
Der Afterschließmuskel ist mit einer dünnen Haut überzogen, fehlt ganz oder hat keine Verbindung zum Darm. Diese Fehlbildung wird sofort operiert. Die Häufigkeit liegt bei einer von 1500 Geburten.

Down-Syndrom
Bei Down-Syndrom oder Trisomie 21 ist das Chromosom 21 dreimal anstatt normalerweise einmal vorhanden. Diese Chromosomenanomalie geht manchmal mit anderen Organfehlbildungen einher, wie zum Beispiel Herzfehlern. Die geistige Retardierung, die mit Trisomie 21 einhergeht, hängt eng damit zusammen, wie diese Kinder in ihrer Bewegungs- und Sprachentwicklung gefördert werden. Inzwischen sind die Förderungsmöglichkeiten für Kinder mit Trisomie 21 besser geworden, sodass sie oft eine positive Entwicklung zu einem selbstständigeren Leben machen können. Für Kinder mit Trisomie 21 ist es besonders wichtig, dass sie gestillt werden. Sie brauchen, da sie sehr infektanfällig sind, den Immunschutz der Muttermilch. Das Saugen an der Brust und der damit verbundene intensive Hautkontakt stimuliert die Mund- und Gesichtsmuskulatur, verbessert die Kontrolle der Zungenmuskulatur und stabilisiert den Unterkiefer.

Hydrozephalus

Der Wasserkopf entsteht dadurch, dass das Gehirnwasser nicht abfließen kann. Etwa 1 von 1000 Kindern hat einen Hydrozephalus. Die Ursache ist meist unbekannt. Der Hydrozephalus kann die Folge einer Toxoplasmose-Infektion sein, die bei dem Baby eine Hirnhautentzündung ausgelöst hat. Durch die Entzündung verklebt die Verbindung, die die Gehirnflüssigkeit ins Rückenmark fließen lässt. Die Behandlung besteht darin, dass ein Plastikschlauch gelegt wird, der im Bauch endet. So kann das Hirnwasser, das sich ständig neu bildet, gefahrlos abfließen, ohne dass das Gehirn durch die Wasseransammlung gedrückt wird. Das wird heute manchmal schon in der Schwangerschaft intrauterin durchgeführt, da Schwangerschaft und Geburt wegen der Größe des Kopfes für die Mutter nicht ohne Risiko sind. Die Hälfte der Kinder mit Hydrozephalus haben zugleich andere Fehlbildungen, wie Spina bifida oder Klumpfüße. Bei Frühgeborenen kann ein Hydrozephalus durch eine Hirnblutung entstehen. Hierbei verstopft ein Blutgerinnsel den Abfluss des Liquor. Eine Hirnblutung ist eine häufige Komplikation bei Frühgeborenen.

Pes varus (Klumpfuß)

Bei dieser Fehlbildung, die oft in Verbindung mit Spina bifida auftritt, ist ein oder sind beide Füße nach innen gedreht. Die Bänder sind sehr verkürzt, sodass die Füße nicht gestreckt, sondern wie kleine Klumpen aussehen. Diese Fehlbildung lässt sich mit orthopädischen Maßnahmen gut behandeln. Der Fuß wird eingegipst. Manchmal werden die verkürzten Bänder operativ verlängert. Je früher die Behandlung einsetzt, desto besser ist die Prognose, dass das Kind normal laufen lernt und normale Schuhe tragen kann. Viele Neugeborene haben eine nach innen gedrehte Fußstellung, so genannte Sichelfüße. Wenn man über die Außenkante des Fußes streicht, dehnen sie die Zehen. Durch diese kleine einfache Gymnastik, die man immer beim Wickeln machen kann, kräftigen sich die Fußmuskeln und der Fuß korrigiert sich schnell.

Lippen-Kiefer-Gaumen-Spalte

Eine Spaltbildung des Gesichts tritt bei einem von 2000 Kindern auf. Meist bleibt diese Fehlbildung im Ultraschallbild unerkannt. Sie entsteht dadurch, dass die Gesichtshälften in den ersten beiden Schwangerschaftsmonaten nicht vollständig zusammenwachsen. Die Behandlung wird gleich nach der Geburt eingeleitet. Innerhalb der ersten 72 Stunden bekommt das Baby eine Platte in den Oberkiefer eingesetzt, damit es an der Brust trinken kann. Gerade für LKG-Kinder ist das Trinken an der Brust wichtig, weil die gesamte Gesichtsmuskulatur sich so besser entwickeln kann. Ab dem 3. Lebensmonat wird dann die Spaltbildung schrittweise operativ korrigiert.

Mukoviszidose

Mukoviszidose oder zystische Fibrose ist mit 0,5 % die häufigste genetisch bedingte Krankheit in Europa. Bei dieser Krankheit sind alle Körpersekrete verdickt. Wenn Eltern wissen, dass in ihrer Familie Mukoviszidose auftritt, ist eine genetische Beratung wichtig. Durch Genanalyse kann man diese Erkrankung schon in der Schwangerschaft feststellen. Nach der Geburt sind die ersten Symptome eine fehlende oder schwere Ausscheidung von Mekonium in den ersten Lebenstagen und daraus entstehend ein Darmverschluss. In den ersten Lebenswochen sind oft eine verlängerte Neugeborenengelbsucht sowie eine fehlende Gewichtszunahme auffällig. Dadurch, dass der Schleim aus der Lunge nicht ausgeschieden wird, kommt es zu Bronchitis und Lungenentzündungen. In den letzten Jahren hat sich die Behandlung der Symptome sehr verbessert. Eine Heilung ist jedoch noch nicht möglich.

Muskeldystrophie

Eine rezessive Erbkrankheit, die nur Jungen trifft, das heißt, Mädchen sind die Träger des defekten Gens und geben es an männliche Nachkommen weiter, die dann an Muskeldystrophie erkranken. Die Chance, ein gesundes Kind zu bekommen, liegt bei Frauen, die dieses Gen in sich tragen, bei 50 %. Muskeldystrophie kommt bei einem von 3000 bis 6000 Jungen vor. Die Muskeln geben nach und nach ihre Funktion auf. Die ersten Symptome tauchen zwischen dem 2. und 5. Lebensjahr auf. Mit 15 Jahren sind diese Kinder auf einen Rollstuhl angewiesen. Ihre Lebenserwartung liegt bei 15 bis 30 Jahren.

Spina bifida

Bei Neuralrohrdefekten sind die knöchernen Hüllen des Gehirns oder des Rückenmarks nicht vollständig ausgebildet. Spina bifida kommt bei etwa einem von 3300 Babys vor und ist eine Fehlbildung des Gehirns und des Rückenmarks, die in der vierten Woche der Embryonalentwicklung stattfindet. Das Nervensystem bildet sich aus der äußeren Haut des Embryos und senkt sich dann vollständig in die Tiefe ab. Eine unvollständige Versenkung führt dazu, dass ein Teil des Nervensystems an der Körperoberfläche bleibt. Das führt zu einem offenen Rücken. Das Rückenmark liegt nicht in den Wirbelkörpern der Wirbelsäule, sondern die Wirbel sind in einem kleinen Abschnitt der Wirbelsäule gespalten (Spina bifida). Das nicht in den Körper eingebettete Nervengewebe ist stark funktionsgestört. Das kann zu Lähmungen, Inkontinenz und Empfindungsstörungen führen. Bei Kindern mit Spina bifida können zusätzliche Fehlbildungen bestehen. Sie können einen Hydrocephalus oder Fehlbildungen der Füße haben. Spina bifida wird sofort operativ behandelt. Die Chancen für das Baby hängen von der Schwere der Erkrankung ab. Man weiß, dass eine ausreichende Versorgung mit Folsäure vor und im ersten Drittel der Schwangerschaft das Risiko senkt.

Der Anenzephalus ist die schwerste Form des Neuralrohrdefekts, seine Häufigkeit liegt bei einer von 10.000 Geburten. Das Hirn hat keine knöcherne Hülle. Diese Kinder sterben meist während der Schwangerschaft oder sofort nach der Geburt.

Heute werden diese Fehlbildungen in der Schwangerschaft durch Ultraschall diagnostiziert. Eine Erhöhung des Alphafetoproteins im Blut der Mutter in der 16. bis 18. Schwangerschaftswoche kann den Verdacht wecken. Alphafetoprotein ist ein Eiweiß, das das Baby ausscheidet und das im Blut der Mutter nachweisbar ist. Die AFP-Werte können nur Verdachtsmomente liefern. Sie müssen durch weitere Untersuchungen, wie eine Amnioszentese, Fetoskopie und Nabelschnurpunktion, bestätigt werden. Alle diese Untersuchungen sind mit dem Risiko einer Fehlgeburt, unsicheren Ergebnissen und falschen positiven Ergebnissen behaftet.

Trisomie 13 oder 18

Diese Gendefekte führen zu schweren Missbildungen. Die Kinder sterben meist vor der Geburt oder leben nur wenige Monate. Hinweise sind im Ultraschallbild der Feindiagnostik sichtbar.

Zerebralparese

Eine Zerebralparese kann vielfältige Ursachen haben. Mit diesem Wort bezeichnet man die Folgen eines frühkindlichen Hirnschadens. Die meisten Zerebralparesen entstehen nicht durch Sauerstoffmangel während der Geburt, sondern durch Infektionen oder Schädigungen in der Schwangerschaft und Kindheit. Einen ersten Hinweis kann die Überprüfung der Reflexe bei den Vorsorgeuntersuchungen geben. Zur Diagnose werden eine Computertomographie und eine neurologische Untersuchung gemacht. Die gesamte Entwicklung ist mehr oder weniger stark verzögert. Die erste Therapie ist krankengymnastische Behandlung.

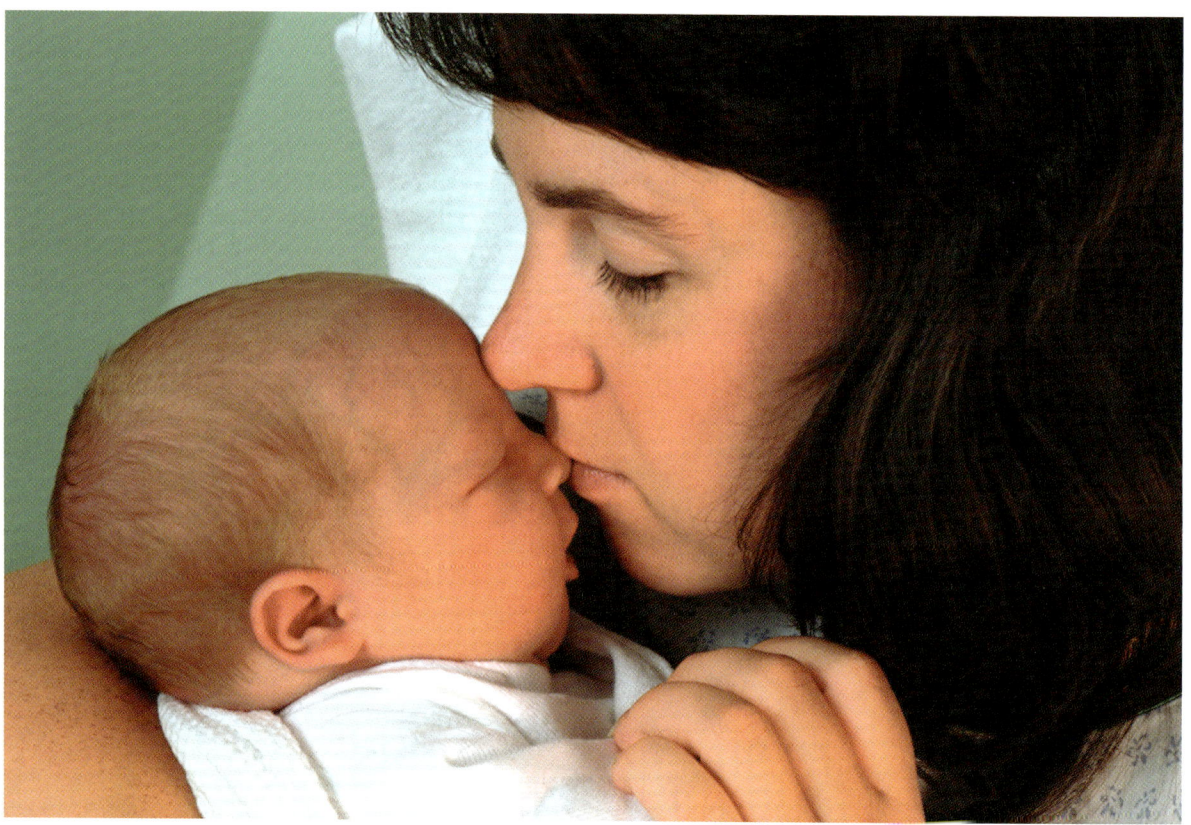

Zöliakie

Zöliakie ist eine Erkrankung der Dünndarmschleimhaut im Säuglings- und Kindesalter. Das in vielen Getreidesorten vorkommende Klebereiweiß Gluten führt zu schweren Veränderungen der Dünndarmschleimhaut. Die Krankheit tritt auf, sobald das Kleinkind Getreideprodukte zu essen bekommt, und zeigt sich durch einen aufgetriebenen Bauch und große Mengen fettigen Stuhls. Therapie ist eine lebenslange glutenfreie Ernährung.

Wo finde ich Hilfe, wenn mein Baby krank geboren wird?

Für zahlreiche spezielle Erkrankungen gibt es Selbsthilfegruppen. In diesen Gruppen finden Sie nicht nur Menschen, die sich in Ihre Erfahrungen hineinversetzen können, weil sie etwas Ähnliches erlebt haben, sondern oft auch ein hohes Maß an Wissen über eine spezielle Krankheit, über Therapiemöglichkeiten, Aussichten und finanzielle Hilfen. Für viele Aktivisten in Selbsthilfegruppen wurde die Geburt ihres kranken Kindes zu einer Tür in eine Welt des Austauschs und der gegenseitigen Hilfe. Im Anhang dieses Buches finden Sie einige Adressen. Auch das Internet ist eine gute Quelle zur Erforschung möglicher Kontakte.

Warum sterben manche Babys?

Wenn ein Baby im Mutterleib oder während der Geburt stirbt, spricht man von einer Totgeburt. Oft bemerken Sie selbst, dass etwas nicht in Ordnung ist: Sie vermissen die Kindsbewegungen oder die Brüste werden wieder kleiner. Eine Ultraschalluntersuchung kann zeigen, ob das Herz des Babys noch schlägt. Wenn das Kind tot ist, wird die Geburt mit Wehenmitteln eingeleitet. Sollten Sie ein Schmerzmittel brauchen, bekommen Sie eine PDA. Verzichten Sie jedoch besser auf Beruhigungsmittel, denn wenn Sie sediert sind, sind Ihre Wahrnehmung und Ihre Kommunikationsfähigkeit eingeschränkt. Die brauchen Sie aber, um zu verarbeiten, was geschehen ist. Sie brauchen einen klaren Kopf und Ihren Partner, um sich auszutauschen und getröstet zu werden.

Wenn ein Baby stirbt, gehört das wohl zu dem Traurigsten, was wir überhaupt erleben können, denn das Wachsen eines Babys ist mit so viel Hoffnung verbunden. Sobald eine Schwangerschaft feststeht, entsteht im Kopf eine neue Welt von Möglichkeiten, Gedanken und Wünschen. Mit dem Tod des Babys müssen alle diese Erwartungen losgelassen werden. Es ist nur schwer zu akzeptieren und man ist schockiert, traurig und hoffnungslos. Dieser Verlust schmerzt furchtbar und wird uns lange begleiten und zu einem Teil unserer Lebensgeschichte werden. Inzwischen wissen wir, dass es einige Dinge zu beachten gilt, um auf lange Sicht mit dem Verlust des Babys leben zu können. Auch wenn Sie das Gefühl haben, am liebsten nicht da sein zu wollen oder sich betäuben zu müssen, sollten Sie dem nicht nachgeben, denn es hilft Ihnen nicht. In diesem Moment ist es wichtig, sich selbst bewusst zu sein, auch wenn es wehtut.

Schauen Sie sich Ihr totes Baby an. Manche Menschen denken, dass das Baby schrecklich aussieht. Aber keine Wirklichkeit ist so schrecklich wie unsere Fantasien, die uns in unseren Träumen verfolgen. Deshalb überzeugen Sie sich. Auch wenn das Baby vielleicht krank war oder eine Fehlbildung hat, bitten Sie die Hebamme, es Ihnen zu zeigen. Sehen Sie sich das Schöne an dem Baby an. Vielleicht hat es kräftige Haare oder ein hübsches Gesicht oder zarte Hände. Lassen Sie ein Foto machen. Eine kleine Haarsträhne oder ein Fußabdruck sind wichtige Zeugnisse für das, was geschehen ist. Auch wenn Sie es jetzt nicht sehen wollen, es kann bei den Akten bleiben und Sie können es in späteren Jahren anschauen, denn die Akten werden 30 Jahre lang aufgehoben. Wenn das Krankenhaus schließt, werden sie beim zuständigen Gesundheitsamt gelagert.

Vielleicht waren Sie nach der Geburt zu erschöpft, um das Baby anzuschauen, dann können Sie es noch in der Pathologie oder im Beerdigungsinstitut anschauen. Es ist wichtig, sich zu verabschieden. Alle Riten, die unsere Gesellschaft dafür eingerichtet hat, sind wichtig und man sollte sie nicht weglassen, nur weil das Baby vielleicht noch ganz klein war.

Es ist gut, das Baby richtig zu beerdigen und zu wissen, wo es begraben ist, damit man einen Platz hat, wo man hingehen kann. Es ist wichtig, die eigenen Gefühle ernst zu nehmen und zu akzeptieren. Ein totes Baby ist eine heftige Attacke gegen das Selbstwertgefühl. In den nächsten Tagen und Wochen werden Sie durch Gefühle von Lähmung, Grübeln und Depression, Schuld, Verzweiflung, Wut und Eifersucht gehen. Das alles gehört zum Trauern und trägt zur Heilung bei.

Alle Menschen, die ein Baby verlieren, und alle, die sie dabei begleiten, sind zuerst einmal geschockt. Wie eine große Leere gibt es am Anfang manchmal keine Gefühle. Es ist, als wollte man das, was geschieht, nicht wahrnehmen. Die Gefühle kommen oft erst, wenn alles überstanden ist. Große Schuldgefühle gehören dazu. Manchmal martert man sich mit Träumen und Gedanken darüber, was man falsch gemacht hat. Oft ist es ein langer und mühsamer Weg, sich selbst zu verzeihen. Viele Menschen betrachten den Verlust des Babys wie einen großen Misserfolg, den man nicht zeigen sollte. Denken Sie nicht so. Der Tod Ihres Babys ist Ihre persönliche Erfahrung und ein ganz besonders wichtiger Teil Ihrer Lebens- und Ihrer Familiengeschichte. Auch wenn Sie diese Erfahrung lieber nicht gemacht hätten, sie wird in ihrer Tiefe und Intensität Ihr zukünftiges Leben beeinflussen.

Es ist wichtig, über Ihre Gedanken und Gefühle zu sprechen oder etwas aufzuschreiben. Wenn Sie schon Kinder haben, erlauben Sie ihnen, mit Ihnen zu trauern. Schließen Sie sie nicht aus in der gut gemeinten Absicht, sie zu schonen. Geben Sie ihnen Gelegenheit, sich von dem toten Baby zu verabschieden. Sagen Sie ihnen, dass sie nicht schuld am Tod des Babys sind. Akzeptieren Sie, dass Väter anders trauern, dass ihre Trauer vielleicht weniger intensiv erscheint. Trauer tut weh, wie eine körperliche Wunde. Und wie eine Wunde brauchen Sie Zeit, Ruhe und gute Pflege, um zu heilen.

Manche Frauen verbringen nach der Geburt noch einige Tage im Krankenhaus. Wenn Sie wieder zu Hause sind, ist es wichtig, dass Sie eine gute Wochenbettbetreuung haben. Vielleicht haben Sie Hormontabletten bekommen, die den Milcheinschuss unterbinden oder abschwächen. Vielleicht ziehen Sie es vor, mit physikalischen und homöopathischen Mitteln abzustillen. Sie haben auf jeden Fall Anspruch auf Wochenbettbetreuung durch eine Hebamme.

Suchen Sie sich Begleitung, wenn Sie sich wieder in die Welt hinausbewegen. Eine Freundin kann die Fragen beantworten, die auf Sie zukommen, und außerdem kann sie alle informieren, die wissen sollen, was geschehen ist. Viele Menschen sind befangen und hilflos und wissen nicht, wie sie auf Sie zugehen können. Wo finden Sie jetzt Unterstützung und Gespräch? Sie brauchen ein Netz, das Sie trägt, bestehend aus Familie, Freunden, professionellen Helfern, wie Hebamme, Arzt, Seelsorger/in, Sozialarbeiter/in und Therapeut/in. Es reicht nicht aus, einmal mit jemandem über das Erlebte zu sprechen. Trauer braucht Zeit, nicht nur sechs Wochen, sondern viele Monate und Jahre. Vielleicht haben Sie nach ein paar Wochen das Gefühl, dass die Menschen in Ihrer Umgebung von dem Thema nichts mehr hören wollen. Suchen Sie sich andere Menschen, die Trauer kennen und die Sie verstehen. Nehmen Sie Kontakt zu Selbsthilfegruppen auf. Suchen Sie sich professionelle Hilfe, wenden Sie sich an eine Beratungsstelle oder an einen Therapeuten.

Lassen Sie sich Zeit, bis Sie eine neue Schwangerschaft planen. Jedes Baby ist einzigartig und unersetzbar. Ein neues Baby kann die Trauer nicht abkürzen oder verhindern.

Die Ursache der Totgeburt ist häufig nicht offensichtlich. Manchmal schafft eine Obduktion Klarheit, manchmal aber findet man keine sichtbare Ursache. Gründe können sein: Nabelschnurkomplikationen, vorzeitige Plazentaablösung, Fehlbildungen, Plazentainsuffizienz oder Infektionen. Die Häufigkeit liegt in Deutschland bei 0,25 bis 1 %. Wenn das Baby tot geboren wird und mehr als 500 g wiegt, spricht man von einer Totgeburt. Das Baby bekommt eine Sterbeurkunde und wird beerdigt. Wenn es weniger als 500 g wiegt, spricht man von einer Fehlgeburt. Es bekommt dann keine Sterbeurkunde und wird nicht bestattet, es sei denn, die Eltern wünschen es. Wenn das Baby erst nach der Geburt stirbt, ist es eine Lebendgeburt. Es bekommt einen Namen, eine Geburtsurkunde und eine Sterbeurkunde. Für den Transport des toten Babys ist ein Bestatter zuständig. Er transportiert es in die Pathologie oder von der Kinderklinik zu seiner Mutter, wenn sie in der Frauenklinik liegt, oder in die Leichenhalle des Friedhofs.

Wenn die Todesursache unklar ist, wird mit Einwilligung der Eltern eine Obduktion gemacht. Diese Einwilligung kann innerhalb von 12 Stunden widerrufen werden (gerechnet wird die Zeit von 6 bis 18 Uhr). Die Plazenta histologisch zu untersuchen kann manchmal Aufschlüsse über die Todesursache geben.

Das Baby

Die Geburt des Babys stellt Sie vor viele neue Fragen. Das Seltsame ist, dass die meisten dieser Fragen wirklich erst auftauchen, wenn das Baby da ist. Zu sehr steht vorher die Geburt im Mittelpunkt der Aufmerksamkeit. Umso wichtiger, dass Sie dabei Unterstützung und Austausch mit anderen Frauen und Männern in der gleichen Situation haben. Alle Eltern erleben Momente, in denen sie ratlos sind und nicht weiterwissen. Es dauert einfach ein paar Wochen, bis man die Babysprache versteht.

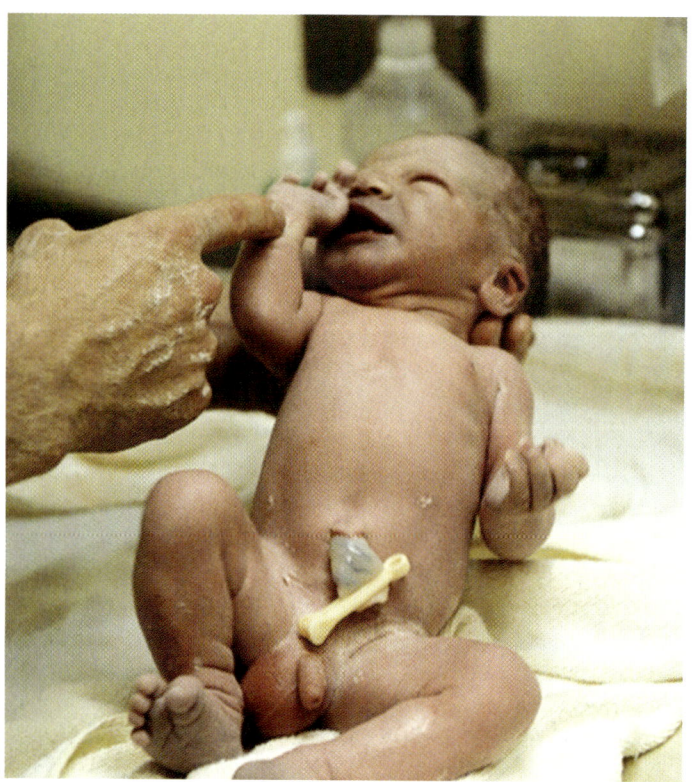

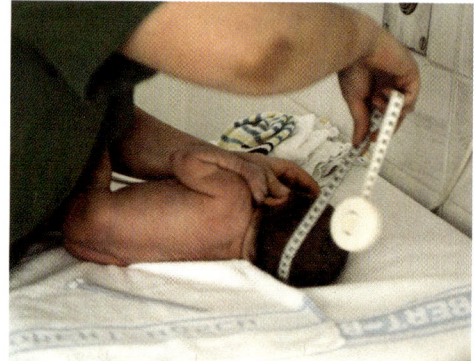

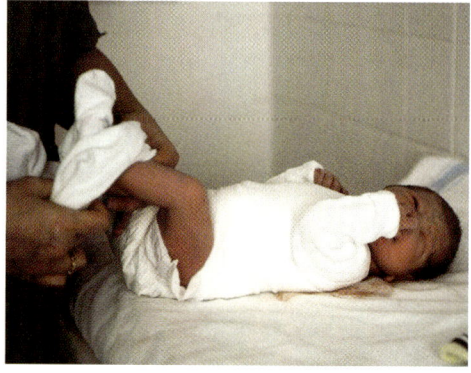

Was geschieht in der ersten Stunde nach der Geburt?

Wenn das Baby endlich da ist, dann ist das wie die Ruhe nach dem Sturm. Auf einmal sind alle Schmerzen und alle Anstrengung vorbei. Nichts tut mehr weh. Es gibt einen kurzen Moment des Innehaltens. Geschafft! Einmal verschnaufen, dann schauen Sie sich das Baby an. Ist alles in Ordnung? Ist alles dran? Atmet es? Auch wenn Sie es vorher schon wussten, wird geschaut, ob es ein Junge oder ein Mädchen ist. Wenn es atmet und nicht wieder belebt werden muss, nehmen Sie es in den Arm. Wenn Sie liegen, legt die Hebamme es Ihnen auf den Bauch. Babys reagieren unterschiedlich auf das Geborenwerden. Manche schreien erschrocken, andere sind gleich ganz ruhig und neugierig.

Vielleicht schreit Ihr Baby und beruhigt sich nur langsam, selbst wenn Sie es im Arm halten und beruhigend zu ihm sprechen. Es hört aber Ihre Stimme, spürt Ihren Herzschlag, Ihren Atem, Ihre Wärme, Ihre Hände und es erkennt all dies wieder aus seiner Zeit in der Gebärmutter. Wenn es schmatzt und anfängt zu suchen, stillen Sie es zum ersten Mal. Inzwischen ist auch die Plazenta geboren. Vielleicht muss noch etwas genäht werden. Dafür bekommen Sie eine örtliche Betäubung. Das Baby wird untersucht, der Nabel wird versorgt. Mit einer Plastikklammer wird die Nabelschnur ziemlich nah am Bauch abgeklemmt. Der kleine Rest der Nabelschnur fällt dann meist innerhalb der ersten Woche nach der Geburt ab.

Danach ist Zeit, zu duschen, zu essen und sich endlich auszuruhen.

Wann stille ich mein Kind zum ersten Mal?

Während der Geburt hat das Baby einen sehr hohen Adrenalinspiegel, vergleichbar dem Adrenalinspiegel eines Rennfahrers beim Formel-1-Rennen.

Adrenalin ist das Stresshormon, das unseren gesamten Organismus auf Höchstleistung bringt. Dadurch kann das Baby während der Geburt enorme Strapazen verkraften und ist in der ersten Stunde nach der Geburt hellwach. So wach wird es für Tage nicht mehr sein.

Wenn es dem Kind gut geht und es keine medizinische Hilfe braucht, sollten Sie diese Stunde unbedingt nutzen, um einander kennen zu lernen und um das Baby zum ersten Mal zu stillen. Es beginnt mit großen Augen um sich zu schauen. Nach ungefähr 20 Minuten beginnt es zu schmatzen. Es sucht die Brust. Das ist die sensible Phase für das Stillen. Legen Sie das Baby so neben sich, das es die Brustwarze erreichen kann. Es streckt die Zunge heraus und leckt ein bisschen an der Brustwarze. Wenn es den Mund weit öffnet, ziehen Sie es so nah, dass die Brustwarze tief in seinen Mund reicht. Es saugt sich ganz fest und trinkt dann ausgiebig. Meist trinkt es aus beiden Brüsten. Vielleicht muss Ihnen auch die Hebamme beim ersten Anlegen helfen. Aber in dieser Stunde gelingt es dem Baby, an der Brust zu trinken, selbst wenn Ihre Nippel nicht gut ausgebildet sind. Und wenn es ihm einmal gelungen ist, dann wird es lernen, an der Brust zu trinken. Dieses Erfolgserlebnis wird Ihnen helfen, die ersten Wochen der Stillzeit

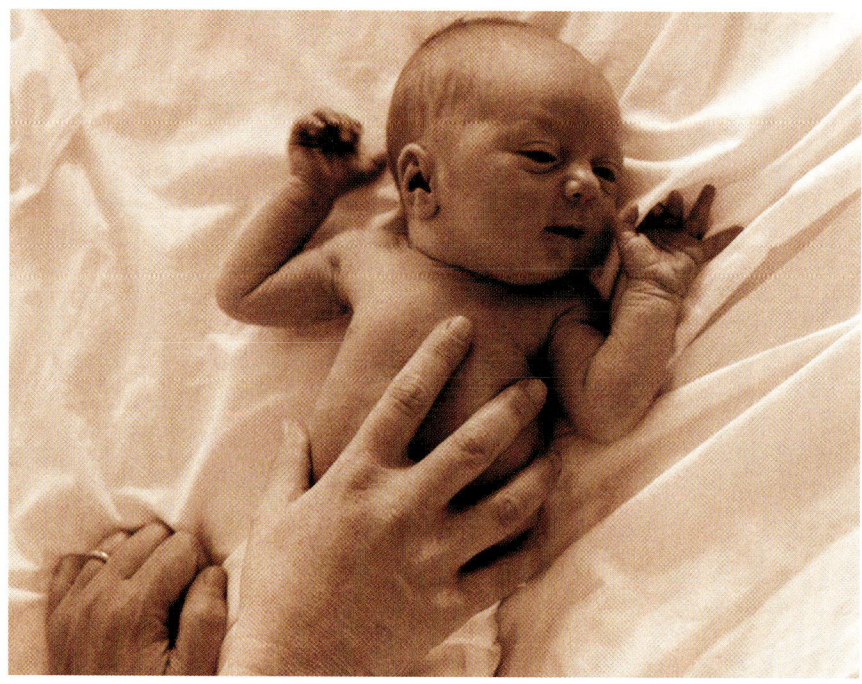

durchzuhalten, selbst wenn Sie am Anfang Probleme haben. Bitten Sie die Geburtshelfer, mit dem Wiegen, Messen und Anziehen bis nach dem Stillen zu warten und diese sensible Zeit nicht zu stören.

Nach ungefähr einer bis eineinhalb Stunden wird das Baby sehr müde und schläft dann bald ein, um sich von allen Anstrengungen zu erholen. Der Milcheinschuss beginnt etwa am dritten Tag. Aber sofort nach der Geburt und in den ersten Tagen trinkt das Baby die Vormilch (Kolostrum), ein Eiweiß-Mineral-Immunstoff-Konzentrat. Von der Vormilch produziert die Brust nur kleine Mengen, sie ist optimal geeignet, dem Baby bei der Umstellung seines Organismus zu helfen. Es ist gut, dass es nicht gleich große Mengen verdauen muss. Das Baby ist in den ersten Tagen sehr damit beschäftigt, seine Verdauung, seinen Kreislauf und seinen Stoffwechsel in Gang zu bringen. Es braucht viel Ruhe und schläft viel.

Was bedeutet „Apgar"?

Mit Apgar bezeichnet man ein Punktesystem zur Beurteilung des Neugeborenen. Virginia Apgar, eine amerikanische Ärztin, hat dieses System entwickelt. Das Baby wird fünf und zehn Minuten nach der Geburt beurteilt nach den fünf Kriterien Herzschlag, Atmung, Reflexe, Muskeltonus und Hautfarbe. Für jedes Kriterium erhält es zwischen 0 und 2 Punkten. Das heißt, wenn es dem Baby sehr gut geht, sein Herz schlägt, es atmet und seine Haut rosig ist, dann bekommt es 10 Punkte. Die Geburtshelfer tragen das Ergebnis dieses Checks in das gelbe Kinderuntersuchungsheft ein.

Was sind Nabelschnur-pH und Base-Excess?

Das sind zwei Laborwerte, die manchmal im Geburtsbericht verzeichnet sind. Gleich nach der Geburt wird der Nabelarterie Blut entnommen, um die Sauerstoffsättigung des kindlichen Blutes zu kontrollieren.

Ein pH von 7,41 ist normal. Je nach Klinik spricht man bei einem pH unter 7,20 bis 7,10 von einer Azidose, einer Übersäuerung des Blutes, die mit Sauerstoffgaben behandelt wird. Der Base-Excess (BE) ist der Basenüberschuss im Blut des Kindes. Ein Wert bis zu −7 mmol aus der Nabelarterie direkt nach der Geburt ist normal.

Welche Aussagekraft für die Entwicklung des Babys haben CTG, MBU und pH-Messung?

Bei allen heute bekannten Methoden, mit denen man versucht herauszufinden, wie es dem Kind während der Geburt geht, wie CTG, MBU und pH-Messung, gibt es keinen direkten Zusammenhang zwischen Zahlen und der späteren neurologischen Entwicklung des Kindes. Der tatsächliche Wert dieser Methoden ist inzwischen umstritten. In verschiedenen Untersuchungen hat man festgestellt, dass nur bei 7 bis 15 % der Kinder nach pathologischen Werten unter der Geburt tatsächlich eine Hirnschädigung folgte. Ein gesundes Baby ist sehr gut dafür ausgestattet, die Strapazen der Geburt zu verkraften. Sein Blut hat eine höhere Fähigkeit, Sauerstoff zu binden. Dadurch sorgt sein Organismus dafür, dass seine Organe auch in schwierigen Situationen genügend mit Sauerstoff versorgt sind. Deshalb ist die Fixierung auf solche Messergebnisse umstritten und nicht endgültig erforscht. Schädigungen werden durch lang wirkende Einflüsse während der Schwangerschaft, durch Infektionen, genetische Defekte oder Erkrankungen in der Kindheit verursacht, oft finden wir keinerlei offensichtliche Ursache. So viele komplexe Einflüsse arbeiten zusammen, damit ein Baby gesund auf die Welt kommt. Wir müssen akzeptieren, dass die seltene Möglichkeit besteht, dass das Baby krank, geschädigt oder behindert zur Welt kommt, obwohl wir unser Bestes getan haben. Da die Beeinträchtigung der Bewegungsfreiheit für die Gebärende erheblich ist, sollte man diese Überwachungsmethoden nicht routinemäßig, sondern nur in begründeten Fällen einsetzen. Trotzdem versuchen die Ärzte natürlich zum Wohle der Kinder, aber auch um sich rechtlich abzusichern, die Zustände während der Geburt lückenlos zu dokumentieren.

Was wird bei der U1 untersucht?

Die U1 ist die erste von neun Vorsorgeuntersuchungen, die bis zum fünften Lebensjahr gemacht werden.

Diese erste Untersuchung geschieht noch im Kreißsaal. Außer den Apgarwerten werden Länge und Gewicht des Babys bestimmt. Das Baby wird genau

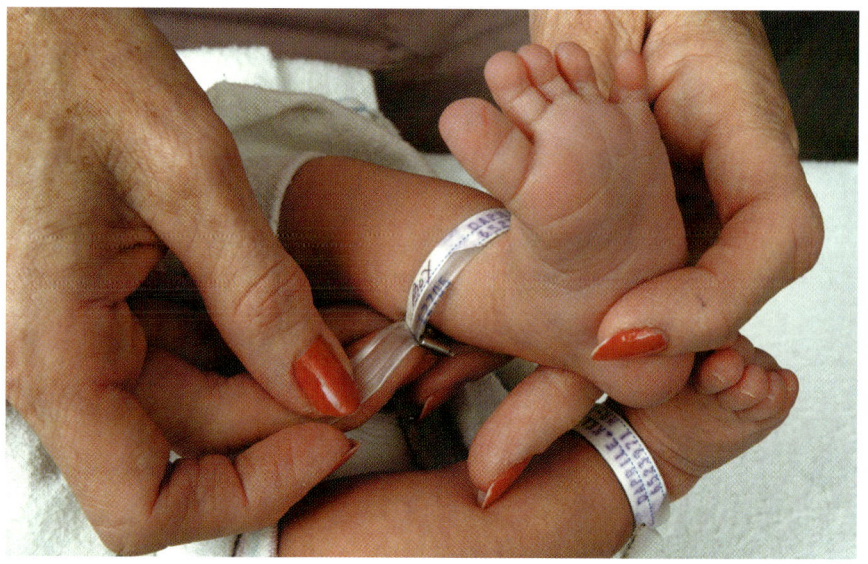

untersucht, ob die Wirbelsäule und der Gaumen geschlossen, der After und die Geschlechtsorgane normal ausgebildet sind, ob es keine Geburtsverletzungen hat, ob die Fontanellen gut zu tasten sind. Es gibt zwei Fontanellen. Die kleine Fontanelle befindet sich als winziges Dreieck am Hinterkopf. Die große Fontanelle befindet sich oben auf dem Kopf und ist ein kleines Quadrat von ca. 1 bis 2 cm Seitenlänge. Die Fontanellen schließen sich am Ende des zweiten Lebensjahres.

In vielen Kliniken wird dem Baby nach der Geburt Schleim und Fruchtwasser mit einem dünnen Plastikschlauch aus Mund, Nase, Rachen und Magen abgesaugt. Das ist eine Maßnahme, die eigentlich nur Sinn hat, wenn das Baby nicht gut atmet, nach einem Kaiserschnitt, wenn das Fruchtwasser grün ist oder wenn es einen Verdacht auf einen Speiseröhrenverschluss gibt. Absaugen ist eine erste Maßnahme, um die Atemwege freizulegen. Grünes Fruchtwasser bekommt dem Baby nicht. Wenn es grünes Fruchtwasser im Magen hat, erbricht es in den ersten 24 Stunden und ihm ist sichtbar übel. Auch nach einer Kaiserschnittgeburt hat das Baby viel Fruchtwasser im Magen. Manche Babys erbrechen in den nächsten Stunden, auch wenn das Fruchtwasser klar ist. Dem Verdacht auf einen Speiseröhrenverschluss muss man nachgehen bei Hydramnion und wenn das Baby andere Fehlbildungen hat. Bei gesunden und normal geborenen Babys kann man auf das Absaugen verzichten.

Woher kommt das Mekonium?

Von der 12. Schwangerschaftswoche an, sobald das Verdauungssystem des Babys im Bauch funktioniert, trinkt es Fruchtwasser. Seine Nieren arbeiten und es uriniert. Alle festen Bestandteile, die im Fruchtwasser schwimmen, wie Härchen und abgeschilferte Hautzellen, sammeln sich im Darm des Kindes.

In den ersten Tagen nach der Geburt scheidet es diese schwarze Masse, das Mekonium oder Kindspech, aus. Es ist steril, ziemlich geruchlos, aber klebrig wie Pech und lässt sich am besten mit Waschlappen, warmem Wasser und Öl entfernen. Nach zwei bis drei Tagen ist alles ausgeschieden und der Stuhl wird bräunlich-grünlich, bis er dann nach einigen Tagen als typischer Muttermilchstuhl eine goldgelbe Farbe entwickelt.

Wie muss ich den Nabel behandeln?

Der Nabel wird mit einer nicht zu öffnenden Plastikklemme abgenabelt. Diese kann am nächsten Tag entfernt werden, wenn der Nabel eingetrocknet ist. Der Nabelschnurrest ist dann hart wie Plastik. Halten Sie den Nabel trocken. Achten Sie darauf, dass die Windel unterhalb des Nabels endet. Wenn der Nabel sehr feucht ist und schmiert, reinigen Sie ihn mit Alkohol und einem Wattestäbchen. Puder oder spezielle Tinkturen sind nicht notwendig und verbessern das Ergebnis nicht. Dass der Nabel abfällt, ist ein natürlicher Prozess. Normale Hygiene reicht aus. Da die Ausscheidungen des Babys fast steril sind, ist es nicht schlimm, wenn Urin oder Stuhl an den Nabel kommt. Meist fällt der Nabel innerhalb der ersten beiden Lebenswochen ab.

Manchmal hält er sich länger. Ich habe schon erlebt, dass der Nabelschnurrest erst nach 4 Wochen abfiel. Darunter erscheint dann der Bauchnabel. Wie er aussieht, ist genetisch festgelegt und hat nichts damit zu tun, wie abgenabelt wurde. Manchmal hat sich unter dem Nabelschnurrest wildes Fleisch gebildet. Wenn es sich nicht von allein innerhalb weniger Tage zurückbildet, wird es von der Hebamme oder dem Kinderarzt mit Silbernitrat verätzt. Das ist schmerzlos. Manchmal kommt aus dem Nabel noch ein wenig dunkles Blut, das als Kruste an der Haut klebt. Das ist nicht schlimm und zieht sich manchmal noch über zwei bis drei Wochen hin. Reinigen Sie den Nabel mit Wasser oder Öl. Manche Hebammen schwören darauf, dass in diesen Fällen ein Tropfen Muttermilch in den Nabel Wunder wirkt. Versuchen Sie es. Sie können das Baby baden, auch wenn der Nabel noch nicht verheilt ist. Föhnen Sie den Nabel nach dem Bad trocken.

Woher kommt ein roter Fleck in der Windel?

Manche Babys haben am Tag nach der Geburt einen kleinen roten Fleck in der Windel. Nicht erschrecken, das ist kein Blut, sondern eine Mineralablagerung aus der Harnblase, die man Ziegelmehl nennt.

Kleine Mädchen haben manchmal ein paar Tage nach der Geburt eine kleine Blutung. Das ist eine Abbruchblutung der Gebärmutterschleimhaut. Sie wird dadurch verursacht, dass nach der Geburt das mütterliche Östrogen fehlt. Auch das ist normal.

Mädchen und Jungen können aus dem gleichen Grund ein paar Tage nach der Geburt geschwollene Brüste haben, aus denen sogar ein Sekret austreten kann, die so genannte Hexenmilch. Die Brust ist berührungsempfindlich. Auch das ist nicht schlimm und geht ohne Behandlung schnell vorbei. Manche Hebammen legen dann eine Schicht Watte auf die Brust.

Welche Prophylaxen gibt es?

Gleich nach der Geburt kommen Entscheidungen auf Sie zu. Eine davon ist, ob das Baby Augentropfen bekommen soll.

Silbernitrattropfen werden prophylaktisch gegeben, um eine Infektion mit Gonokokken, den Erregern der Geschlechtskrankheit Gonorrhö oder Tripper, zu verhindern. Wenn Sie sicher sind, dass Sie und Ihr Partner keine Gonorrhö haben oder hatten, können Sie auf diese Prophylaxe verzichten. Die Tropfen sind nur wirksam gegen Gonokokken, nicht gegen andere Bakterien oder Pilze. Manchmal führen sie zu Bindehautreizungen beim Baby.

Außerdem bekommt das Baby Vitamin K. Dies ist ein Vitamin, das für die Blutgerinnung wichtig ist. Das Baby selbst produziert noch kein Vitamin K und auch in der Muttermilch sind nur geringe Mengen vorhanden. Um innere Blutungen zu verhindern, erhält es bei den ersten drei Vorsorgeuntersuchungen jeweils zwei Tropfen dieses fettlöslichen Vitamins.

Was geschieht bei der U2?

Die zweite Untersuchung wird gemacht, wenn das Baby mindestens 24 Stunden lang Muttermilch getrunken hat. Da der Milcheinschuss etwa am dritten Tag beginnt, macht man diese Untersuchung am besten zwischen dem 4. und 7. Tag nach der Geburt. Das ist wichtig, weil in die U2 das Neugeborenenscreening eingeschlossen ist. Das heißt, dem Baby wird Blut abgenommen, das in einem Labor auf verschiedenen Stoffwechselstörungen untersucht wird. All diese Stoffwechselstörungen sind selten zu Beginn symptomfrei und fallen erst auf, wenn sie dem Kind schon geschadet haben. In allen Bundesländern ist ein Screening nach Schilddrüsenunterfunktion, die bei einem von 4000 Babys auftritt, Phenylketonurie (PKU), die bei einem von 10.000 Babys auftritt, und Galaktosämie, die bei einem von 40.000 Babys auftritt, vorgeschrieben. Das Vorliegen eines Adrenogenitales-Syndroms, das bei einem von 10.000 Babys auftritt, einer Ahornsirupkrankheit (1:400.000), eines Biotinidase-Mangels (1:60.000) oder einer Zystinurie (1:7000), wird nur in einigen Bundesländern untersucht. Auch eine Urinprobe ist nicht überall vorgeschrieben. Viele Frauen bleiben nicht bis zum 4. Tag im Krankenhaus. Das führt dazu, dass die Blutprobe im Krankenhaus manchmal zu früh abgenommen wird, wenn das Kind, wie für den Nachweis von PKU und Galaktosämie notwendig, noch nicht 24 Stunden Muttermilch bekommen hat. Fragen Sie schon in der Schwangerschaft den Kinderarzt, ob er die U2 bei Ihnen zu Hause machen kann. Viele Kinderärzte sind dazu bereit. Das Blut wird aus einer Vene am Kopf oder aus der Ferse abgenommen. Damit der Fuß gut durchblutet wird und die Blutabnahme nicht unnötig schmerzhaft ist, müssen Sie dafür sorgen, dass das Baby ganz warme Füße hat. Legen Sie eine Wärmflasche an seine Füße, wenn die Blutabnahme bevorsteht, oder halten Sie den Fuß einige Minuten in warmes Wasser.

Außerdem werden bei der U2 die Hüftgelenke angeschaut, um zu sehen, ob die Hüftgelenkspfannen gut ausgebildet sind. Eventuell wird das mit einer Ultraschalluntersuchung, der so genannten Hüftsonographie, überprüft.

Sollten die Hüftgelenkspfannen nicht in Ordnung sein, wird sofort eine orthopädische Behandlung eingeleitet. Je früher diese beginnt, desto schneller ist sie wirksam. Das Baby bekommt eine Spreizhose, mit der die Beine ständig in Hockstellung fixiert sind. Für diese Babys ist es günstig, wenn man sie viel im Tragetuch trägt. Bei aufrechten Positionen im Tragetuch sind die Beine automatisch in dieser für die Hüftgelenke förderlichen Stellung.

Bei der U2 bekommen Sie ein Paket Vitamin-D-Tabletten zur Rachitisprophylaxe. Rachitis entsteht durch Vitamin-D-Mangel und bewirkt, dass die Knochen nicht verknöchern, sondern weich werden und sich verformen. Vitamin D wird durch Sonnenlicht im Körper synthetisiert. In Mitteleuropa kommt im Winter nicht genug Sonne an die Haut. Deshalb kann Rachitis entstehen und es ist sinnvoll, dem Baby zumindest in den ersten beiden Wintern jeden Tag eine Tablette zu geben. Die Tabletten lösen sich ganz leicht auf. Wenn man sie mit einem Tropfen Muttermilch oder abgekochtem Wasser auf einem Löffel vermischt, zerfallen sie sofort. Oft ist Vitamin D kombiniert mit Fluorid (D-Fluoretten). Fluorid wird zur Vorbeugung gegen Karies gegeben, da es den Zahnschmelz härtet. Die Gabe von Fluorid im Säuglingsalter ist umstritten, denn die Zähne sind ja noch gar nicht da. Dass man den ganzen Organismus mit Fluorid überschwemmt, ist nicht sinnvoll. Heute weiß man, dass eine gute Zahnhygiene vom ersten Zahn an viel wichtiger als frühe Fluoridgaben ist. Die Zähne selbst können dann mit fluoridhaltigen Gels und Zahnpasten behandelt werden. Fluoridgaben werden heute erst ab dem 6. Monat empfohlen. Dann kann man dem Baby täglich 0,25 mg geben. Wenn der Fluoridgehalt des Trinkwassers bei mindestens 0,3 mg/l liegt, sollte man sogar erst ab dem 4. Lebensjahr zusätzliches Fluorid geben. Die beste Vorbeugung gegen Karies ist, dass Sie dem Baby keine gesüßten Getränke geben und es nicht an Dauernuckeln an einer Teeflasche gewöhnen. Vielleicht schwankt sein Blutzucker in den ersten 24 Stunden nach der Geburt. Dann braucht es eine kleine Dosis Glukoselösung. Danach sollte es am besten Muttermilch bekommen. Wenn Sie nicht stillen, geben Sie ihm adaptierte Milch, die der Muttermilch angeglichen ist, oder (bei Familienvorbelastung) zur Vorbeugung von Allergien HA-Nahrung. Auch dann braucht das Baby keinerlei gesüßte Getränke zusätzlich. Wenn Sie ihm Flüssigkeit geben wollen, was selbst im heißesten Sommer nicht notwendig ist, geben Sie ihm einfach abgekochtes Wasser. Wenn das Kind daran gewöhnt ist, Wasser zu trinken, wird es nicht auf die Idee kommen, süße Getränke zu wollen.

Die U3 beim Kinderarzt

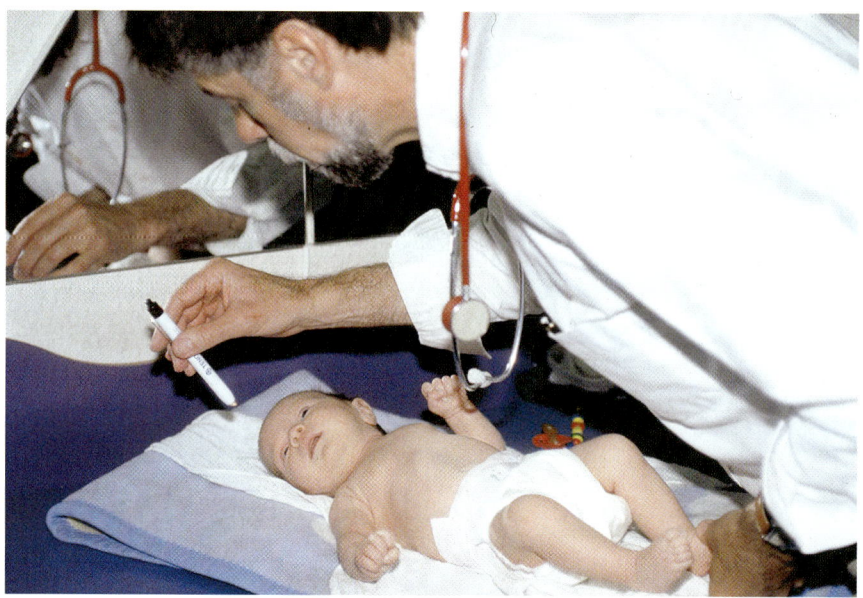

Wann gehe ich zum Kinderarzt?

Wenn Sie in den letzten Wochen der Schwangerschaft Zeit haben, gehen Sie zu einem Kinderarzt in Ihrer Nähe. Es ist gut, wenn er gut erreichbar ist. Jeder, der mit einem kranken Kind einen weiten Weg zurücklegen musste, weiß die Nähe zu schätzen.

Der erste Besuch mit Ihrem Baby beim Kinderarzt findet meist anlässlich der Vorsorgeuntersuchungen statt. Die erste Untersuchung macht normalerweise die Hebamme oder der Arzt nach der Geburt. Für die zweite Untersuchung, optimal zwischen 4. und 7. Lebenstag, sind Sie entweder noch in der Klinik oder Sie gehen zum Kinderarzt. Wenn eine Hebamme Sie zu Hause im Wochenbett betreut, kann sie dem Baby das Blut für das Neugeborenenscreening abnehmen. Die dritte Vorsorgeuntersuchung findet dann zwischen der vierten und sechsten Lebenswoche statt. Bei allen Vorsorgeuntersuchungen wird das Kind gemessen und gewogen.

Wie entsteht eine Neugeborenengelbsucht?

Wenn das Baby geboren ist, muss es vom ersten Tage an seine roten Blutkörperchen selbst produzieren und abbauen. Die roten Blutkörperchen leben ungefähr drei Tage. Der Abbau geschieht in der Leber. Nach drei Tagen gibt es, da die Leber eventuell noch unreif ist, einen Stau an abgestorbenen roten Blutkörperchen. Ein Abfallprodukt ist das Bilirubin, das sich als gelber Farbstoff in der Haut und dem Augenweiß zeigt. Zwischen dem 3. und 5. Tag ist der Höhepunkt der Hyperbilirubinämie. Normalerweise macht das dem Baby nichts aus. Manchmal ist sein Stoffwechsel so beansprucht, dass es sehr müde wird und viel schläft. Wenn es so müde wird, dass es nicht mehr trinken kann, braucht es Unterstützung. Es bekommt Phototherapie. Dafür wird es unter eine helle Lampe gelegt. Das Licht wirkt durch seine Helligkeit, es ist kein UV- oder Rotlicht und baut den gelben Farbstoff in der Haut ab. Wenn im Sommer die Sonne durch das Fenster scheint, kann man das Baby leicht bekleidet ins Licht legen. Früher versuchte man der Neugeborenengelbsucht durch reichliche Gaben von Tee mit Traubenzucker entgegenzuwirken. Heute weiß man, dass dies das Problem nicht behebt. Muttermilch ist, wie so oft, das Beste. Wenn es sich um eine ganz normale Neugeborenengelbsucht handelt, besteht keine Gefahr für das Baby. Wenn die Gelbsucht durch eine Blutgruppenunverträglichkeit verursacht ist oder eine organische Störung dahinter steckt, muss man diese durch weitere Untersuchungen herausfinden und behandeln. Bei gestillten Babys kann die Gelbsucht manchmal über viele Wochen hinweg bestehen. Das ist kein Grund zur Beunruhigung.

Was kann ich tun, damit mein Baby glücklich ist?

„Stillen und Tragen", lautet die einfache Antwort, die der amerikanische Kinderpsychoanalytiker Winnicott auf diese Frage gab. Wir, die wir aus einer Zeit kommen, als Stillen und Tragen als Verwöhnung galt, haben es manchmal schwer, diese einfachen Dinge zu tun. Vielleicht werden wir an unsere eigenen ungestillten Bedürfnisse erinnert. Großeltern und andere Nichtwissende geben schnell Kommentare ab wie: „Du wirst es nie mehr aus deinem Bett bekommen." Oder: „Du verwöhnst das Kind." Lassen Sie sich nicht irritieren. Für das Baby ist es das Schönste, bei Ihnen zu sein, getragen zu werden und an der Brust zu saugen, wie ein kleines Kätzchen. Es ist überhaupt nicht schlimm, wenn die hübsche Babywiege nicht zum Einsatz kommt. Für ein Baby ist es sehr erschreckend, wenn es ganz ruhig und still ist. Das ist so, als wäre seine Mama gestorben. Aus dem Bauch ist es ständige Bewegung und Geräusche gewohnt. Die Darmgeräusche rumpeln und gluckern vor der immer gleichen, rhythmischen Klangkulisse der Aorta, die ein schabendes Geräusch macht. Das klingt etwa wie „Pschschsch, pschschsch, pschschsch". Wenn Ihr Baby unruhig ist, flüstern Sie ihm diesen Laut ins Ohr. Wahrscheinlich wird es aufhorchen und interessiert lauschen. Vielleicht stellen Sie auch fest, dass das Baby, wenn Sie viel Besuch haben und laute Geräusche herrschen, selig schläft.

Lassen Sie sich ein Tragetuch schenken. Sie können das Baby von Anfang an damit tragen. Inzwischen gibt es Untersuchungen, die gezeigt haben, dass das Tragen im Tragetuch dem Rücken nicht schadet, sondern im Gegenteil die Muskulatur anregt und die Hüftgelenke formt.

Kaufen Sie dem Baby eine Hängematte oder ein Lullababy zum Schaukeln.

Schauen Sie beim Stillen nicht auf die Uhr. Die Uhr ist ein schlechter Ratgeber für das Stillen. Lassen Sie das Baby so lange trinken, bis es wie eine reife Pflaume abfällt. Wenn es genug gesaugt hat, wird es schläfrig und entspannt neben Ihnen liegen. Es ist jetzt in einer Alphatrance, in der Sie es nicht stören sollten.

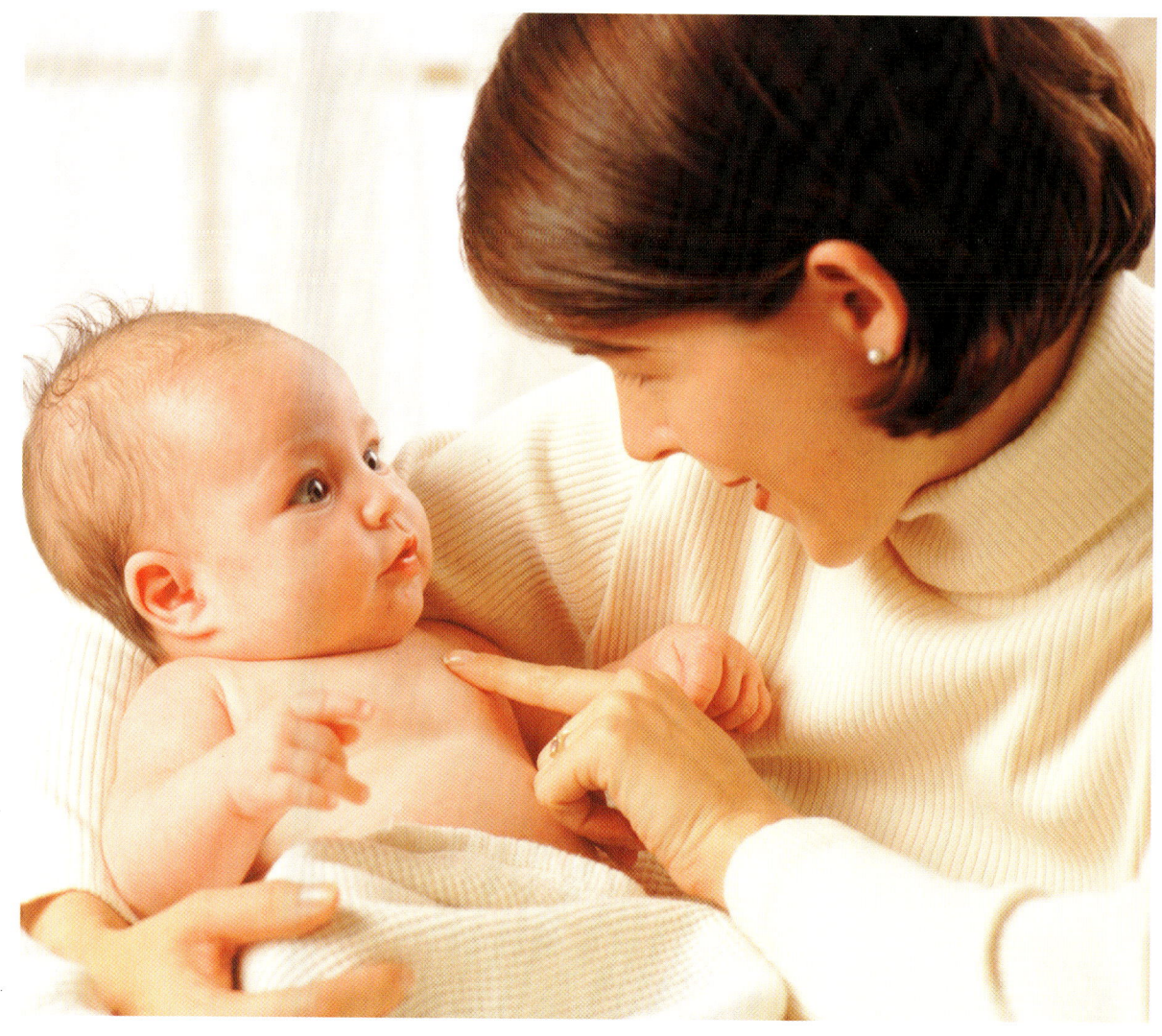

Wenn die Gehirnwellen im Alpharhythmus sind, ist ein Zustand wie in tiefer Meditation erreicht. Das ist kein Schlaf. Lassen Sie das Baby so liegen und genießen. Beobachten Sie, wie seine Augen sich bewegen. Es träumt. Jetzt sollten Sie es weder für das berühmte Bäuerchen noch zum Wickeln hochnehmen. Dass das Baby diese Zeit ausleben kann und nicht gestört wird, trägt entscheidend zu seinem Glück und Zufriedenheit bei. Wenn sein Saugbedürfnis nicht genügend gestillt wurde, kaufen Sie ihm einen Schnuller.

Berühren Sie Ihr Baby ausgiebig. In wärmeren Ländern ist es üblich, das Baby täglich zu massieren. „Durch Massage wird es zum Menschen geformt", sagt man in Afrika. Jeden Tag eine Ganzkörpermassage, die nicht länger als 5 bis 10 Minuten dauert, entspannt das Baby und ist eine Anregung für alle Organe und alle Gehirnfunktionen. Viele Babys lieben es, nackt zu sein. Es muss allerdings warm genug sein. Wenn Sie sich das Baby unter der Bettdecke nackt auf die

Brust legen, wird es ganz warm und entspannt. Eine Wärmelampe kann helfen, Wickeln und Massage zu einem schönen Spiel zu machen.

Sprechen Sie mit dem Baby. Es kennt und liebt Ihre Stimme. Erzählen Sie ihm alles, was Sie mit ihm tun. Singen Sie ihm ein Lied vor. Es kann immer dasselbe Lied sein. Babys sind sehr konservativ. Jeden Tag das Gleiche zur gleichen Zeit gibt ihnen ein Gefühl von Sicherheit in der großen, fremden Welt.

Was ist, wenn mein Baby immer schreit?

Manche Babys sind nicht glücklich. Sie schreien, spucken und scheinen Schmerzen zu haben. Es ist auf jeden Fall sinnvoll zu untersuchen, welche Ursache dahinter stecken könnte. Da das Baby nichts sagen kann, ist es oft schwierig, diese zu finden.

Zwischen der dritten Woche und bis zum Alter von drei Monaten entwickeln einige Babys Koliken, sie schreien, weil die Verdauung sie schmerzt. Früher sagte man, dass die Mutter, wenn sie stillte, alle blähenden Speisen in ihrer Ernährung weglassen muss. Heute geht man davon aus, dass es sich nur in seltenen Fällen um eine Nahrungsmittelallergie handelt. Die wird aber nicht von Erbsen und Knoblauch verursacht, sondern eventuell von Kuhmilch, Eiern, Nüssen, Schokolade oder Kaffee. Es lohnt sich in schweren Fällen, durch Weglassen auszuprobieren, ob die Koliken durch eines dieser Nahrungsmittel hervorgerufen werden. Wenn das nicht hilft, ist es gut, eine rhythmische Bewegung von außen in Gang zu setzen. Legen Sie sich das Baby im Fliegergriff auf den Unterarm und klopfen ihm leicht und gleichmäßig den Rücken. Binden Sie es ins Tragetuch und gehen Sie gleichmäßig schnellen Schrittes auf und ab.

Suchen Sie sich so viel Entlastung wie möglich. Ein schreiendes Baby ruft große Gefühle von Unsicherheit und Wut hervor. Schnell fühlt man sich persönlich abgelehnt, dabei drückt das Baby nur seine Schmerzen aus und braucht Trost.

Schrei-Babys bringen ihre Eltern an ihre Grenzen. Untersuchungen haben gezeigt, dass sie öfter misshandelt, geschüttelt oder geschlagen werden als ruhige Kinder.

Alle Mütter und Väter kommen an ihre Grenzen, und erleben aggressive Gefühle. Wichtig ist in diesem Moment so klar zu sein, es nicht zu tun, den Raum zu verlassen oder das Kind abzugeben. Kinderschutzzentren und in manchen Städten bestehende spezielle Schreiambulanzen bieten Beratungen zu diesem Thema an.

Eine andere Ursache für anhaltendes Schreien kann sein, dass das Baby Schmerzen hat oder sich unwohl fühlt, weil bei der Geburt Nerven der Wirbelsäule gedrückt wurden. KISS bedeutet kopfgelenkinduzierte Symmetriestörung und ist ein Phänomen, dem erst in den letzten Jahren vermehrte Aufmerksamkeit geschenkt wird. Meist zeigt sich KISS, wie der Name schon sagt, in einer frühkindlichen Fehlhaltung oder Asymmetrie in den ersten sechs Monaten. Symptome, die ebenfalls im Zusammenhang mit KISS geschildert werden, sind Schreien, Spucken, Sabbern und Schlafstörungen. Wenn ein Kind viel schreit,

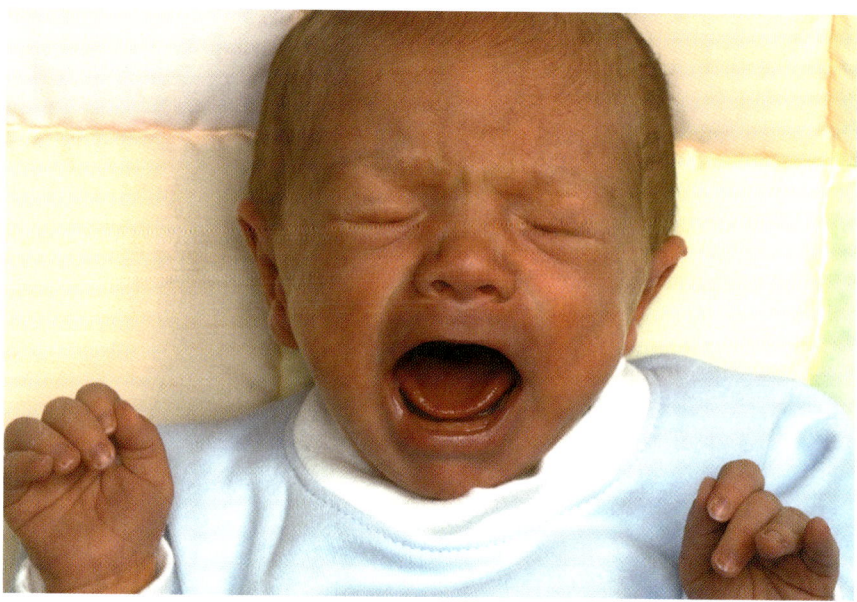

sollte ein erfahrener Praktiker untersuchen, ob die Schädelplatten oder die Wirbelgelenke verschoben sind.

Manualmedizinische Behandlungen wie Ostheopatie oder Craniosacral-Integration sind sanfte Behandlungsmethoden, die, wenn sie früh eingesetzt werden, schnell Besserung zeigen.

Warum hat mein Baby rote Flecken auf der Haut?

Vielleicht entdecken Sie gleich nach der Geburt einen Storchenbiss an der Stirn oder im Nacken des Babys (da hat der Storch es gepackt und aus dem Teich gezogen), eine Art rotes Muttermal, das innerhalb der ersten zwei Lebensjahre verschwindet.

Einige Tage nach der Geburt beginnt das Baby sich zu pellen. Es platzt aus der Haut wie eine Schlange, die ihre alte Haut abwirft. Das ist kein Grund, die Haut zu ölen. Unter der alten Haut erscheint die neue, ganz zart und schön. Manchmal hilft ein Bad ohne Badezusätze, die alte Haut zu lösen. Nur an den Übergängen von Fuß- und Handrücken entstehen manchmal kleine Risse, die Sie mit einer guten Heilsalbe behandeln können.

Viele Babys haben nur wenige Tage ihre reklameträchtige zarte schöne Pfirsichbabyhaut. Plötzlich entdecken Sie rote Pickel oder Flecken. Das ist ein Neugeborenenexanthem, ein vorübergehender fleckiger oder pickeliger Ausschlag, der über den ganzen Körper wandern kann. Dieser Hautausschlag wird nicht behandelt und verschwindet von allein, ebenso die Neugeborenenakne. Sie ist normal und hormonell bedingt. Neugeborenenakne kann genauso heftige Formen wie Pubertätsakne annehmen und zieht sich über Wochen und Monate hin.

Babys reagieren vieles über die Haut ab. Am besten ist, wenn man keine Cremes oder Kosmetika benutzt. Alles, was man auf die Haut aufträgt, irritiert das eigene Hautmilieu. Manchmal hilft eine einfache Fettsalbe. Wenn die Haut des Babys sehr empfindlich ist, benutzen Sie keine parfümierten Waschmittel. Milchschorf auf der Kopfhaut und im Bereich der Augenbrauen können Sie über Nacht einölen und dann am nächsten Morgen vorsichtig ablösen.

Alle Babys haben weiße Mitesser auf der Nase. Die verschwinden nach einiger Zeit von selbst.

Wenn sich nach dem ersten halben Jahr eine Neurodermitis herausstellt, beginnt oft eine langwierige Ursachenforschung und Behandlung. Homöopathie, Diät und immunstärkende Behandlungsverfahren haben manchmal Erfolg.

Viele Babys kratzen sich schon in den ersten Tagen, weil die Fingernägel schon so lang sind und scharfe Ecken haben. Sie können die Ecken abschneiden oder abbeißen, wenn das Baby nach dem Stillen ganz ruhig und entspannt ist.

Manchmal haben Babys Nagelbettentzündungen. Der kleine Babyfinger sieht rot, geschwollen und vereitert aus. Das heilt von selbst ab und bedarf keiner Behandlung.

Was ist, wenn das Baby sich erkältet?

Niesen allein ist kein Zeichen für einen Schnupfen. Babys niesen häufig, wenn etwas sie in der Nase kitzelt. Der Immunschutz durch die Muttermilch wirkt nur gegen Viren, gegen die Sie schon Antikörper gebildet haben. Vielleicht haben die älteren Geschwister gerade eine Erkältung, schon beginnt das Baby zu schniefen und seine Nase läuft.

Frische Luft und Luftfeuchtigkeit sind wichtig für die Atemwege. Hängen Sie nasse Tücher auf und öffnen Sie das Fenster. Heizungsluft ist nicht gut für die Bronchien. Packen Sie das Baby warm ein, setzen Sie ihm eine Mütze auf und öffnen Sie das Fenster. Ein wenig Majoranbutter unter die Nase ist ein altes ätherisches Hausmittel. Um die Schleimhäute zu reinigen, hat es sich bewährt, die Nase mit Salzwasser zu spülen. Mischen Sie abgekochtes Wasser mit Salz, sodass es wie eine gute Suppe schmeckt. Dann hat es die gleiche Salzkonzentration wie unsere Körperflüssigkeiten und brennt nicht in der Nase. Mit einer Pipette spritzen Sie einen kräftigen Schuss durch jedes Nasenloch. Das reinigt und spült den Schleim aus den Nasengängen.

Wenn das Baby hustet oder fiebert, muss der Kinderarzt die Lunge abhören. Wenn das Baby kalte Hände und Füße hat, ist eine Mütze wichtiger als warme Socken. Über die Kopfhaut finden 30 % des Wärmeaustausches statt. Eine dünne Baumwollmütze ist in den ersten Wochen auch in der Wohnung sinnvoll. Wenn das Baby schwitzt, bekommt es nasse Haare. Dann ist es Zeit, ihm etwas auszuziehen.

Auch Bindehautentzündung kann bei Babys auftreten. Diese kann sehr langwierig sein. Viele Kinderärzte behandeln sie mit antibiotischen Augentropfen. Das hilft oft wenig, weil die Tränenkanäle vielleicht verstopft sind und das Auge nicht genug gespült wird. Meist reicht es aus, den Tränenkanal, dessen Ausgang sich im unteren Lid am inneren Augenwinkel befindet, ein paar Mal kräftig Richtung Ausgang zu streichen. Ein Tropfen Muttermilch heilt ebenfalls. Außerdem ist es gut, das Auge mehrmals täglich mit einem Wattebausch und abgekochtem Wasser von außen nach innen zu reinigen. In schweren Fällen helfen homöopathische Augentropfen (Euphrasia D3).

Wie oft soll man das Baby baden?

Das können Sie halten, wie Sie wollen. Die Bandbreite liegt zwischen einmal täglich und einmal jährlich. Baden und Waschen werden erst wichtig, wenn das Kind im Sandkasten spielt. Bis dahin ist nur eines wichtig: Kontrollieren Sie täglich alle Hautfalten. Schauen Sie hinter die Ohren, unter die Arme, ziehen Sie die Halsfalten auseinander und überprüfen Sie die Beinfalten. Nur zwei oder drei Tage reichen aus, um aus Schweiß, Hautabsonderungen und anderen kleinen Resten rote und entzündete Hautreizungen entstehen zu lassen. Deshalb schauen Sie nach und reinigen Sie diese Stellen vorsichtig, aber gründlich mit purem Wasser.

Manche Menschen glauben, dass Baden die Haut austrocknet. Das geschieht nur, wenn man Badezusätze benutzt. Wasser wäscht die oberste Fett-Schweiß-Schicht ab, die Talgdrüsen der Haut sind in der Lage, schnell nachzufetten. Deshalb ist es auch nicht notwendig, nach dem Baden die Haut zu ölen oder zu cremen. Dermatologen raten davon ab. Vielleicht lieben Sie und Ihr Baby es, die Haut mit Öl zu massieren. Probieren Sie aus, ob es der Babyhaut bekommt.

Reinigen Sie die äußere Ohrmuschel mit Wattestäbchen. Die Augen werden von außen nach innen ausgewischt. Der Windelbereich wird mit warmem Wasser und Waschlappen oder direkt unter der warmen Dusche gereinigt. Bei Mädchen wird die Scheide äußerlich von vorn nach hinten gesäubert. Bei Jungen lässt sich die Vorhaut in den ersten drei Lebensjahren nicht zurückziehen. Versuchen Sie es nicht. Erst dann entscheidet sich, ob eine behandlungsbedürftige Phimose vorliegt.

Wie muss der Stuhlgang des Babys aussehen?

Wenn das Baby Muttermilch verdaut, ist der Stuhl goldgelb, manchmal mit kleinen Körnchen drin, die aussehen wie Vogelfutter. Der Stuhl riecht ein bisschen säuerlich und kann ganz flüssig sein. In diesem Zustand bleibt er so lange, bis das Baby etwas anderes bekommt als Muttermilch.

Für die Häufigkeit des Stuhlgangs gilt die alte Faustregel: zwischen 14-mal am Tag und einmal in 14 Tagen. Es gibt also keine. Manche Babys haben wirklich nur einmal in zwei oder sogar drei Wochen Stuhlgang. Dann haben sie einen sehr anstrengenden Tag. Wenn es ihnen sonst gut geht, ist das in Ordnung. In schwierigen Fällen hilft Milchzucker. Grundsätzlich ist bei allen Verdauungsbeschwerden Muttermilch die beste Medizin.

Was tun bei Blutschwämmchen?

Ein Blutschwamm oder Hämangiom ist eine gutartige Neubildung von Blutgefäßen, die bereits bei der Geburt vorhanden sind oder sich in den ersten Monaten entwickeln. Das Blutschwämmchen kann überall am Körper, zum Beispiel auf der Haut oder Schleimhaut, sein, es kann flach oder erhaben und unterschiedlich groß sein. Meist verschwindet es innerhalb der ersten zwei bis fünf Jahre. Wenn es sich nicht spontan zurückbildet, kann es mit Laser entfernt werden.

Das Wochenbett

Das Wochenbett ist eine außergewöhnliche Zeit im Leben einer Frau, eines Paares, einer Familie. Das Neugeborene bringt eine besondere Atmosphäre mit. Zeit, Ruhe und viel Unterstützung sind die wichtigsten Zutaten für einen gelungenen Anfang. Plötzlich bekommen die Weihnachtsbilder einen Sinn, auf denen Maria und Josef fasziniert in die Krippe schauen. Genauso wird es Ihnen auch gehen. Es ist wichtig, dass Sie Ihren Blick nicht abwenden, denn das Baby verändert sich in den ersten Tagen fast von Minute zu Minute.

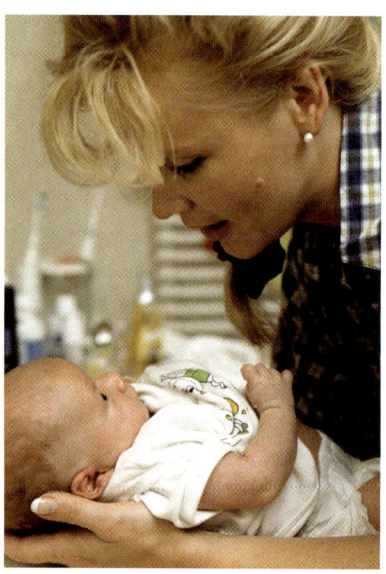
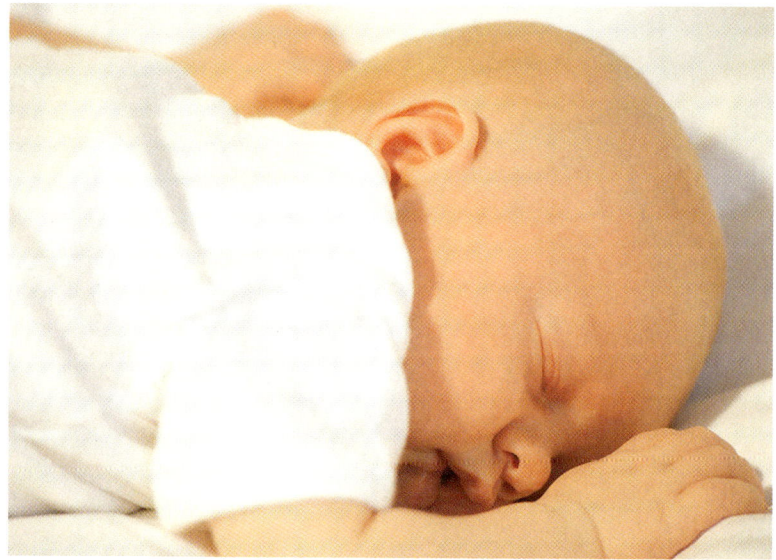

Was kann ich für die Tage nach der Geburt vorbereiten?

Gleichgültig ob Sie sofort nach der Geburt zu Hause sein werden oder ob Sie einige Tage im Krankenhaus sind, nehmen Sie sich viel Zeit und Ruhe für die Umstellung auf das Leben mit einem Baby.

Ich sehe immer wieder, wie sehr dieser „Kulturschock" alle Beteiligten anstrengt. Deshalb ist es wichtig, die äußeren Umstände so komfortabel wie möglich zu gestalten. In anderen, mehr traditionellen Kulturen gibt es oft strikte Regeln, die die Aktivität und die Versorgung der Wöchnerin für Wochen bestimmen. Sie ist eingebettet in ein Familienleben, das die Grundversorgung gewährleistet. Sie hat andere Frauen um sich, die sich auskennen und sie unterstützen. In unserer Kultur der Alleinstehenden und Kleinfamilien ist das selten. Hinzu kommt, dass wir gewohnt sind, alles selbst zu tun, um andere nicht zu belasten. Vielen Menschen fällt es schwer, Hilfe anzunehmen. Ich habe erlebt, dass die Wöchnerin sich verpflichtet fühlte, Gäste zu bewirten.

Deshalb möchte ich Ihnen einige Tipps geben für die Zeit, in der Sie durch die Geburt, eventuellen Schlafmangel, die normalen Heilungsprozesse, den Beginn der Stillbeziehung und die Einstimmung auf das gemeinsame Leben plötzlich viele Veränderungen erleben.

Wie finde ich Unterstützung in dieser Zeit?

Entlasten Sie sich von aller gewöhnlichen Arbeit. Bleiben Sie im Bett und ruhen sich aus. Ihr Körper befindet sich in einer intensiven Regenerationsphase. Alle Erholung, die Sie sich jetzt gönnen, wirkt für das ganze Leben nach. Auch der Partner sollte Zeit haben, das Wochenbett zu genießen und nicht zu viel mit Kochen, Putzen und Ämtergängen belastet sein. Ich hatte zwei Großtanten, die beide sieben Kinder hatten. Eine heute fast unvorstellbare Anstrengung. Als ich Sie einmal fragte – damals waren beide schon über achtzig Jahre alt –, wie sie das geschafft hätten, sagten sie übereinstimmend: „Wir sind mit jedem Kind gesünder geworden." Und: „Wir hatten so viel Hilfe in der Familie, heute würden wir das auch nicht mehr schaffen."

Sorgen Sie für gute Verpflegung, denn Essen und Trinken sind wichtig. Vielleicht können Sie vorher schon Gerichte einfrieren. Oder Sie lassen sich jeden Tag etwas kochen. Bitten Sie Besucher, Ihnen anstelle von Blumen eine Mahlzeit mitzubringen. Eine Frau erzählte mir: „Das Schönste war, dass meine Freundin jeden Tag für uns gekocht hat. Sie hat den Topf mit dem fertigen Essen vor die Tür gestellt und geklingelt. Sie ist noch nicht einmal hereingekommen. So waren wir ganz ungestört und bekamen jeden Tag etwas Leckeres zu essen."

Wenn Sie größere Kinder haben, organisieren Sie deren Versorgung, Transport in den Kindergarten oder in die Schule.

Die Krankenkassen zahlen Ihnen in den ersten Tagen, und bei Problemen auch länger, eine Haushaltshilfe. Die Bestimmung lautet: „…wenn ein Kind unter 12 Jahren im Haushalt ist und kein Familienangehöriger Sie versorgen kann."

Einen Antrag dafür bekommen Sie von der Krankenkasse. Dieser muss vom Arzt oder von der Hebamme unterschrieben werden. Arbeiterwohlfahrt, Caritas, Diakonisches Werk, Rotes Kreuz und freie Pflegeeinrichtungen vermitteln Haushaltshilfen.

Wie lange dauert das Wochenbett?

Das Wochenbett dauert sechs Wochen. Dann sind alle Organe wieder an ihrem alten Platz. Der Wochenfluss ist oft schon nach drei oder vier Wochen versiegt.

Sechs Wochen waren früher der Zeitraum, in der die Wöchnerin nicht voll in den normalen Alltag eingespannt war. Oft erhielt sie spezielle, besonders reichhaltige Speisen. Es wäre gut, wenn Sie sich auf 14 Tage Ausnahmezustand einrichten würden. Unter Umständen fühlen Sie sich schon viel schneller wieder fit. Aber die Erholung, die Sie jetzt dem Körper gönnen, wirkt das ganze Leben nach. Das Wochenbett ist eine intensive Heilungszeit und viele Frauen fühlen sich in den ersten Tagen nicht so gut. „So habe ich mir das nicht vorgestellt", beschwerte sich meine Hebammenkollegin, als sie ihr erstes Kind bekommen hatte. „Überall tropft es – die Milch, der Wochenfluss, die Tränen …"

Tun die Nachwehen auch noch weh?

In den ersten drei Tagen haben viele Frauen spürbare Nachwehen. Diese können von Kind zu Kind stärker werden. Besonders beim Stillen wird Oxytocin ausgeschieden und die Gebärmutter zieht sich schmerzhaft zusammen. Was hilft, ist Wärme. Wickeln Sie sich in einen warmen Schal, legen Sie sich eine Wärmflasche ins Kreuz. Atmen Sie wie bei den Eröffnungswehen. In schlimmen Fällen ist eine Schmerztablette erlaubt. In den ersten 24 Stunden bluten Sie recht stark. Wenn Sie lange im Bett gelegen haben und auf die Toilette gehen, kommt manchmal ein dickes Blutkoagel raus. Es sieht dunkelrot und faserig aus, geronnenes Blut, das sich in der Scheide gesammelt hat. Das ist normal und kein Plazentarest.

Ist der Wochenfluss gefährlich?

Das ist auch solch ein Ammenmärchen. Ich vermute, dass die Geschichte so war: Mitte des 19. Jahrhunderts arbeitete der berühmte Geburtshelfer Semmelweis in Wien in der ersten Gebärklinik. Er entdeckte, dass man dem Kindbettfieber, an dem zu dieser Zeit viele Wöchnerinnen starben, entgegenwirken konnte, indem sich die Ärzte die Hände in Chlorlösung wuschen. Damals kamen die Studenten aus den Seziersälen der Pathologie, wo sie Leichen untersucht hatten, direkt zu den Geburten und infizierten die Frauen mit gefährlichen Keimen. Semmelweis wurde von seinen Kollegen verlacht und den Frauen wurde erklärt, dass der Wochenfluss hochgiftig sei. Erst nachdem Semmelweis schon tot war, wurden die Bakterien entdeckt und man musste ihm Recht geben. Irgendwie hat sich das Märchen vom giftigen Wochenfluss aber gehalten. Ich erinnere mich noch, dass die Wöchnerinnen ihre eigenen Binden nur mit der Pinzette anfassen durften. Das Baby durfte niemals unter die Bettdecke der Mutter und das ganze Haus wurde desinfiziert. Wenn man im Krankenhaus Desinfektionsmittel benutzt, ist das sicher sinnvoll. Dort sind viele Menschen und viele Keime auf engem Raum. Aber in Ihrem Zuhause genügt normale Sauberkeit. Waschen Sie sich die Hände mit Wasser und Seife, wenn Sie auf der Toilette waren und bevor Sie das Baby anfassen. Halten Sie auch die älteren Kinder dazu an, sich die Hände zu waschen, bevor sie das Baby anfassen. Lutschen Sie nicht den Schnuller ab, bevor Sie ihn dem Baby in den Mund stecken. Karies ist ansteckend und in der Mundflora eines Erwachsenen sind mehr Keime als auf dem Fußboden. Kochen Sie den Schnuller und alle Flaschen und Sauger in den ersten Monaten oft aus. Legen Sie alles zehn Minuten in kochendes Wasser. Das reduziert den Bakteriensturm auf den kleinen Organismus enorm.

Ist das der Babyblues oder eine Wochenbettdepression?

Ungefähr am dritten Tag nach der Geburt erreichen die körperlichen und seelischen Umstellungen, die durch das Ende der Schwangerschaft in Gang gesetzt wurden, ihren Höhepunkt. Das ist nicht nur der Tag, an dem die Milch einschießt, sondern auch der Tag, an dem viele Frauen über alles weinen müssen. Meist dauert dieser Zustand ein oder zwei Tage und dann fühlen sie sich wieder stabiler. Manchmal hält er an und eine Wochenbettdepression entsteht. Noch immer ist die Ursache für eine Wochenbettdepression ungeklärt. Ohne Zweifel sind die Geburt und die Zeit danach nicht nur eine große körperliche Leistung, sondern auch eine enorme Lebensumstellung, die mit Stress, Versagensängsten und Schlafmangel belastet ist und eigene Gefühle von Bedürftigkeit, Abhängigkeit, Ausgeliefertsein wecken kann. Dazu kommt, dass in unserer Gesellschaft das Bild der glücklichen Mutter vorherrscht. Wo gibt es einen Ort, an dem eine Mutter offen sagen kann, dass sie nicht glücklich ist, sich eingeschränkt fühlt, dass sie ärgerliche oder aggressive Gefühle gegen ihr Kind hat, dass Stillen ihr keinen Spaß macht und dass sie es überhaupt nicht lustig findet, den ganzen Tag mit ihrem Kind zu verbringen? Dieses beschränkte Mutterbild in unserer Gesellschaft trägt dazu bei, dass Wochenbettdepressionen ein Tabuthema sind. Wenn Sie zu den 15 % der Frauen gehören, die eine Depression entwickeln, ist es wichtig, dass Sie Gesprächspartner, Unterstützung und, wenn der Alltag nicht mehr funktioniert, professionelle Hilfe bekommen. Zeichen für eine Depression sind anhaltende Gefühle von Traurigkeit, Lustlosigkeit, Pessimismus, Schlafstörungen, Esszwang, Langeweile und Minderwertigkeitsgefühle als Mutter. Vielleicht werden Sie jetzt sagen: „Ja, das habe ich auch, bin ich deshalb psychisch krank?" Wenn es keine lichten Momente in Ihrem Leben gibt, dann könnte das der Fall sein, aber es könnten auch, wie Sheila Kitzinger, die große alte Dame der Schwangerschaftsliteratur, es ausdrückt, „emotionale Wachstumsschmerzen" sein. Diese sind eine angemessene Reaktion auf die Herausforderungen Ihrer

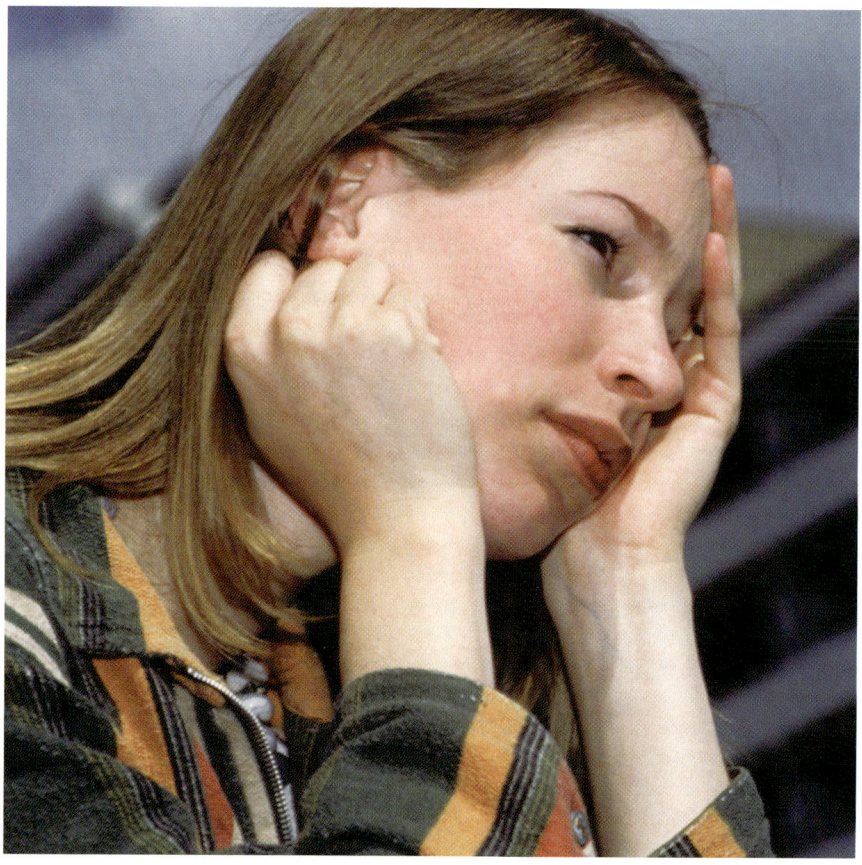

neuen Rolle und Sie teilen diese Gefühle mit allen Müttern, auch wenn Sie vielleicht den Eindruck haben, dass es nur für Sie so anstrengend und mühsam ist, Mutter zu sein, und dass die anderen das alles mit Leichtigkeit bewältigen.

Was kann ich tun, damit der Damm heilt?

Fast ist man geneigt zu sagen, dass im Wochenbett alles von selbst heilt, da das Becken so gut durchblutet ist. Als es noch kein so gutes Nahtmaterial gab, mussten Frauen nach der Geburt ein paar Tage im Bett liegen, die Beine übereinander geschlagen.

In den letzten Jahren sind sowohl die Nahttechnik als auch das Nahtmaterial besser geworden, sodass es wirklich kaum Komplikationen bei der Wundheilung gibt.

Einige Dinge sollten Sie aber beachten, damit die Dammnaht gut heilt: In den ersten drei Tagen ist es besser, die Naht nicht zu belasten. Deshalb sitzen Sie am besten gar nicht. Sie können liegen, stehen und auf allen vieren sein. Vermeiden Sie, im Schneidersitz zu sitzen. Wahrscheinlich wird Ihnen Ihr eigenes Schmerzempfinden sagen, wenn Sie zu viel auf den Beinen waren. Auch in den nächsten

Tagen ist es besser, wenn Sie auf einem ganz dicken Kissen oder besser noch auf einem halb aufgeblasenen Schwimmring sitzen.

Spülen Sie den Beckenboden mit warmem Wasser. Wenn Sie kein Bidet haben, nehmen Sie eine Flasche Wasser mit auf die Toilette, deren Inhalt Sie zum Spülen benutzen. Manche Frauen finden es angenehm, die Naht trocken zu föhnen. Benutzen Sie keine Seife oder Lotionen, sondern nur klares Wasser. Wenn Sie Probleme mit dem Geruch des Wochenflusses haben, fügen Sie dem Wasser einen Tropfen Lavendelöl hinzu. Nach fünf Tagen können die Fäden leichte Beschwerden verursachen. Sie lösen sich zwar selbst auf, aber das dauert mehrere Wochen. Wenn sie sehr stören, kann die Hebamme sie ziehen.

Sitzbäder können sehr angenehm sein. Zusätze sind im Normalfall nicht nötig. Wenn die Naht sich entzündet oder schlecht heilt, hat sich als Zusatz Calendula-Tinktur oder Eichenrinde bewährt. Nur in seltenen Fällen geht die Naht ganz oder teilweise wieder auf. Wenn möglich, lässt man sie dann von innen heilen. Das dauert vier bis sechs Wochen und tut nicht weh. Öfter entwickelt sich kurz nach dem Nähen im Bereich der Naht ein Bluterguss. Das ist recht unangenehm und lässt sich kaum behandeln. Ein homöopathisches Mittel, das nach der Geburt immer sehr gut wirkt, ist Arnica C 30. Arnika hilft bei allen Verletzungen. Damit verschwinden Beschwerden oft schnell. In den ersten Tagen kann es beim Wasserlassen brennen. Deshalb ist es empfehlenswert, unter der Dusche Wasser zu lassen, während Sie warmes Wasser über den Beckenboden fließen lassen.

Was kann ich tun, um meine Verdauung anzuregen?

Nach der Geburt dauert es manchmal eine Weile, bis der Darm sich auf die neue Situation eingestellt hat. Oft kommt auch die Angst hinzu, dass durch Stuhlgang eine Naht aufgehen oder schmerzen könnte, und so verzögert man es unbewusst. Viel Flüssigkeitszufuhr ist nicht nur wegen des Stillens gut, sondern fördert auch die Verdauung. Weizenkleie in ihren verschiedenen Formen ist ein weiteres wirksames Mittel. Eine Bauchmassage, bei der man dem Darmverlauf im Uhrzeigersinn folgt, hilft auch manchmal und fördert zugleich die Rückbildung der Gebärmutter. Vielleicht kennen Sie selbst ein persönliches Geheimrezept, das Ihrer Verdauung förderlich ist. Für mich zum Beispiel ist ein sicheres Mittel das Schmökern in einer Buchhandlung. Einer Frau fiel ein, dass bei ihr ein Konzertabend bei den Philharmonikern die beste Wirkung hat. Wenn nichts hilft, kann man ein Mikroclist aus der Apotheke benutzen. Wenn Sie in den Tagen nach der Geburt unter Darmkrämpfen leiden, helfen feuchtwarme Wickel.

Feuchtwarme Wickel
Legen Sie sich auf ein ca. 30 cm breites gefaltetes Handtuch, das so lang ist, dass Sie es sich bequem einmal um den Körper wickeln können. Legen Sie dann ein möglichst heißes, feuchtes Tuch direkt auf den Bauch, sodass der ganze Bauch bedeckt ist. Jetzt wickeln Sie das trockene Handtuch so fest herum, dass das feuchte Tuch ganz bedeckt ist und es nicht kalt werden kann. Legen Sie noch

eine Wärmflasche auf den Bauch, damit es länger warm bleibt. Lassen Sie den Umschlag eine halbe Stunde lang wirken.

Wie kriege ich meinen Kreislauf wieder in Gang?

Kurz nach der Geburt, beim ersten Aufstehen, haben viele Frauen Probleme mit dem Kreislauf. Manche Frauen schildern, wie eigenartig sich der leere Bauch anfühlt, die Muskeln haben keine Spannung und sind gedehnt, die Organe müssen ihren Platz erst wieder finden. Manchmal ist es kaum möglich, sich richtig aufzurichten. Nach größerem Blutverlust wird Ihnen dann leicht schwarz vor Augen. In diesem Moment ist es gut, wenn Sie nicht warten, bis Sie umfallen, sondern sich gleich so nah wie möglich Richtung Erde begeben. Gehen Sie auf alle viere. Es kann einfacher sein, zur Toilette zu krabbeln. Geben Sie nicht auf – es ist gut, wenn Sie sich bewegen.

Ein paar Stunden später sieht die Situation schon besser aus. Wenn Sie ausgeruht sind, gut gegessen und getrunken haben, versuchen Sie es erneut.

Es hilft, wenn Sie vor dem Aufstehen den Kreislauf mit Gymnastik aktivieren. Strecken Sie ein Bein in die Luft und kreisen Sie mit dem Fuß, dann nehmen Sie das andere Bein, dann beide Hände. Ballen Sie Ihre Fäuste und lassen Sie sie wieder los, dann schütteln Sie die Hände kräftig. Räkeln Sie sich ausgiebig. Rosmarin hilft, den Kreislauf anzuregen. Reiben Sie den Rücken mit Rosmarinöl ein oder waschen Sie den ganzen Körper mit Rosmarinbademilch im Waschwasser ab. Trinken Sie eine Tasse Rosmarintee. Jetzt sind Sie bereit zum Aufstehen. Bei vorzeitigen Wehen sollten Sie Rosmarin mit Vorsicht und nur wenn Ihr Kreislauf sehr schwach ist, verwenden.

Ist die Vormilch wirklich ausreichend?

Ja. Das Kolostrum oder die Vormilch ist eine dicke, gelbliche Milch, die gleich nach der Geburt aus der Brust kommt. Die Vormilch fließt nicht in den Mengen wie später die reife Muttermilch und ihre Zusammensetzung ist anders. Sie ist völlig auf die anfänglichen Bedürfnisse des Neugeborenen abgestimmt. Dieses Eiweiß-Mineralien-Immunstoff-Konzentrat schützt das Baby vor dem Ansturm der Bakterien, denen es jetzt ausgeliefert ist, und regt die Ausscheidung des Mekoniums an. Dadurch, dass es noch nicht so viel verdauen muss, aber trotzdem mit allem Notwendigen versorgt wird, kann das Neugeborene seine Energien auf die Umstellung seines Kreislaufs und seiner Organe konzentrieren. Deshalb ist es nicht sinnvoll, so genannte Wiegeproben zu machen, um dann festzustellen, dass das Baby 10 g getrunken hat. Es ist auch nicht sinnvoll, ihm Flüssigkeit oder Glucoselösung zu geben. Das irritiert die Entwicklung der Stillbeziehung und kann die Neugeborenengelbsucht steigern. Wenn Sie, wie empfohlen, 6 Monate lang stillen wollen, haben Sie bessere Chancen, eine erfolgreiche Stillbeziehung aufzubauen, wenn Sie sich in die wachsende Symbiose von Brust und Kind nicht einmischen. Brust und Kind müssen sich aufeinander einspielen. Häufiges Anlegen ohne zeitliche Begrenzung der Still-dauer, ist das beste Mittel, um das Stillen, die Milchproduktion und die Versorgung des Babys zu gewährleisten. Ein gesundes, termingerecht geborenes Baby braucht keine zusätzliche Flüssigkeit. Selbst an heißen Tagen kann das Baby seinen Durst ohne Probleme mit Muttermilch stillen.

Wie lerne ich zu stillen?

Zum Stillen brauchen Sie 90 % Entspannung und 10 % Technik. Besonders wenn das Baby Schwierigkeiten hat, die Brustwarze richtig zu packen, ist es gut, dass Sie in den ersten Tagen viel üben können. Am besten ist es, wenn Sie mit viel Zeit und Ruhe darangehen und Kind und Brust zueinander finden. Lassen Sie das Baby viel in der Nähe der Brustwarze liegen. Wenn es die Brustwarze nicht gleich packen kann, wird es sehr schnell ärgerlich und frustriert. Dann ist es umso wichtiger, dass Sie die Ruhe behalten. Das Geheimnis liegt darin, dass die Brustwarze den Gaumen berühren muss, damit der Saugreflex stimuliert wird. Wenn das nicht ausreichend geschieht, wirft das Baby seinen Kopf aufgeregt hin und her und schreit ärgerlich. Wenn Sie den Gaumen des Babys mit einem Finger berühren, saugt es gleich. Manche Babys müssen richtig lernen, die Brustwarze so

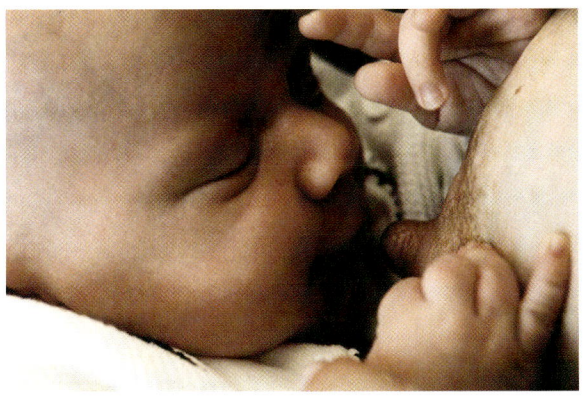
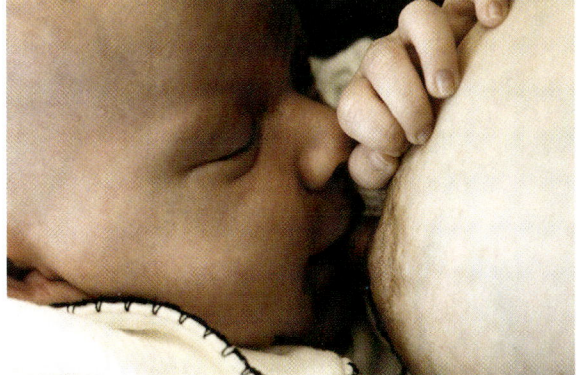
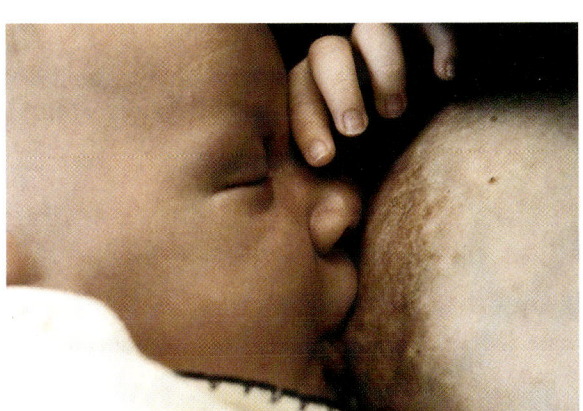
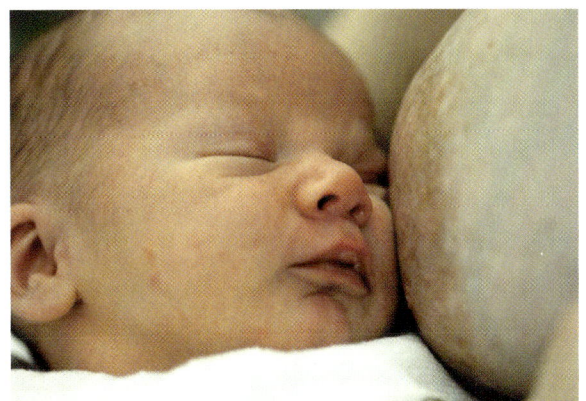

rauszuziehen und zu packen, dass es funktioniert. Wenn das Baby neben der Brustwarze liegt, wird es zuerst die Zunge herausstrecken und ein wenig lecken. Dann öffnet es den Mund weit und packt die Brustwarze. Ziehen Sie das Baby so nah heran, dass Brustwarze und Vorhof so tief wie möglich in seinen Mund kommen. Liegen Sie so bequem, dass Sie sich völlig entspannen können. Eine unbequeme Körperhaltung macht aus dem Stillen eine Strapaze. Rückenschmerzen und wunde Brustwarzen sind die Folge. Wenn das Baby angedockt ist, versuchen Sie sich selbst zu spüren: Liegen Sie bequem? Können Sie die Schultern entspannen? Liegt Ihr Kopf hoch genug oder brauchen Sie ein zusätzliches Kissen?

Die Milchmenge wird dadurch bestimmt, wie viel das Baby saugt. Manche Frauen denken, die Brust sei ein Vorratsbehälter, den das Baby leert. Es ist aber nur ein kleiner Teil der Milch, der sich zwischen den Mahlzeiten sammelt. Die hauptsächliche Produktion entsteht dadurch, dass das Baby saugt und die Milchdrüsen dadurch anregt, Milch zu sekretieren. Die Zusammensetzung der Milch ändert sich während des Saugvorgangs. Damit das Baby alle Bestandteile der Muttermilch ausreichend bekommt, ist es wichtig, dass Sie das Baby so lange, wie es möchte, saugen lassen. Sie müssen nicht jedes Mal beide Seiten anlegen. Viele Frauen legen bei jeder Mahlzeit nur eine Seite an. Das Baby saugt nicht die ganze Zeit, sondern es macht kleine Pausen. Auch das ist normal und gesund.

Manche Frauen glauben, dass zu langes Saugen oder häufiges Anlegen wunde Brustwarzen verursacht. Das stimmt nicht. Wunde Brustwarzen sind meist ein Zeichen für Fehler in der Anlegetechnik. Da das schon beim ersten Anlegen passieren kann, lassen Sie sich das richtige Anlegen zeigen. Manche Hebammen und Stillberaterinnen bieten schon in der Schwangerschaft Stillberatung und Stillkurse an. Es ist normal, wenn das Stillen erst nach 3 bis 6 Wochen wirklich problemlos funktioniert.

Wann gehe ich wieder zum Frauenarzt?

Sechs bis acht Wochen nach der Geburt ist eine Abschlussuntersuchung bei Ihrem Gynäkologen vorgesehen. Meist erhält er von der Klinik einen Brief mit allen ihren Daten zugesandt. Nehmen Sie den Mutterpass mit zu dieser Untersuchung. Auf der vorletzten Seite sind unter der Überschrift „Abschluss-Untersuchung/Fpikrise" die Daten der Geburt und der Abschlussuntersuchung im Krankenhaus eingetragen.

Wann kann ich mit Rückbildungsgymnastik anfangen?

Rückbildungsgymnastik beginnt am Tag nach der Geburt, indem Sie sich eine halbe Stunde auf den Bauch legen. Das regt die Gebärmutter an, sich gut zusammenzuziehen. In den ersten Tagen geht es bei dieser Gymnastik vor allem darum, dass sich alle Organe zurückbilden und wieder an ihren Platz kommen.

Die Beckenbodenmuskeln sollten Sie erst trainieren, wenn alles verheilt ist. Auch wenn äußerlich alles heil geblieben ist und nichts genäht wurde, gibt es doch winzige Muskelfaserrisse im Gewebe, die erst heilen müssen. Wenn Sie den Beckenboden zu früh trainieren, droht ein schlimmer Muskelkater. Nach fünf bis sieben Tagen ist alles so weit verheilt, dass Sie versuchen können, den Beckenboden zu bewegen. Kneifen Sie die Schließmuskeln von Blase-Scheide und After zusammen und lassen Sie wieder locker. Dies nennt man „Kegel-Übung", weil ein Dr. Kegel entdeckte, dass sich Inkontinenz durch diese einfache Gymnastik positiv beeinflussen lässt.

Es gibt zwei Fragen, mit denen Sie selbst beurteilen können, ob es jetzt Zeit ist, einen Rückbildungskurs zu besuchen. Die erste Frage ist: „Ist alles geheilt und tut nichts mehr weh?" Die andere Frage lautet: „Hat sich der Alltag schon so eingependelt, dass ich einen regelmäßigen Termin wahrnehmen kann?"

Wenn Sie beide Fragen mit Ja beantworten, dann sind Sie reif für den Rückbildungskurs, gleichgültig ob die Geburt zwei Wochen oder vier Monate zurückliegt.

Die Krankenkasse übernimmt zehn Stunden Rückbildungsgymnastik bei einer Hebamme. Der Kurs sollte innerhalb von vier Monaten nach der Geburt begonnen werden. Wenn Sie Probleme mit der Wirbelsäule haben oder mehr für Ihren Beckenboden tun müssen, können Sie mit einer ärztlichen Verordnung außerdem bei einer Krankengymnastin trainieren.

Übungen für die Tage nach der Geburt

Wichtig sind:
▶ Bequeme Kleidung
▶ Aufrichten und Hinlegen immer über die Seite
▶ Vor der Gymnastik Darm und Blase entleeren
▶ Täglich üben
▶ Feste Unterlage benutzen

Beckenbewegung

Um in den ersten drei Tagen nach der Geburt die Rückbildung der Gebärmutter anzuregen, sollten Sie das Becken bewegen.

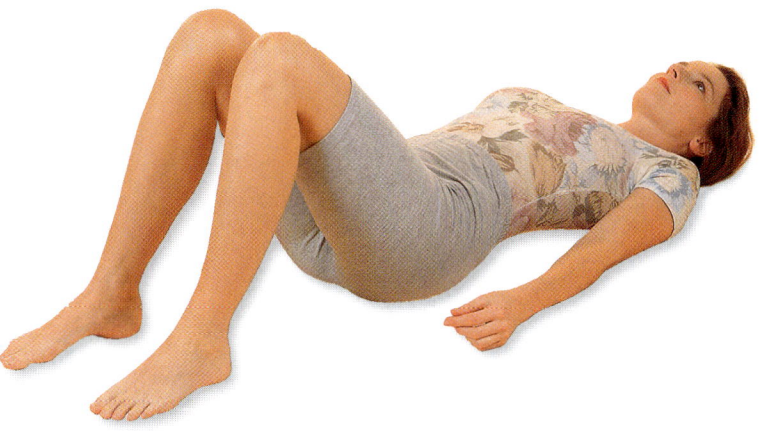

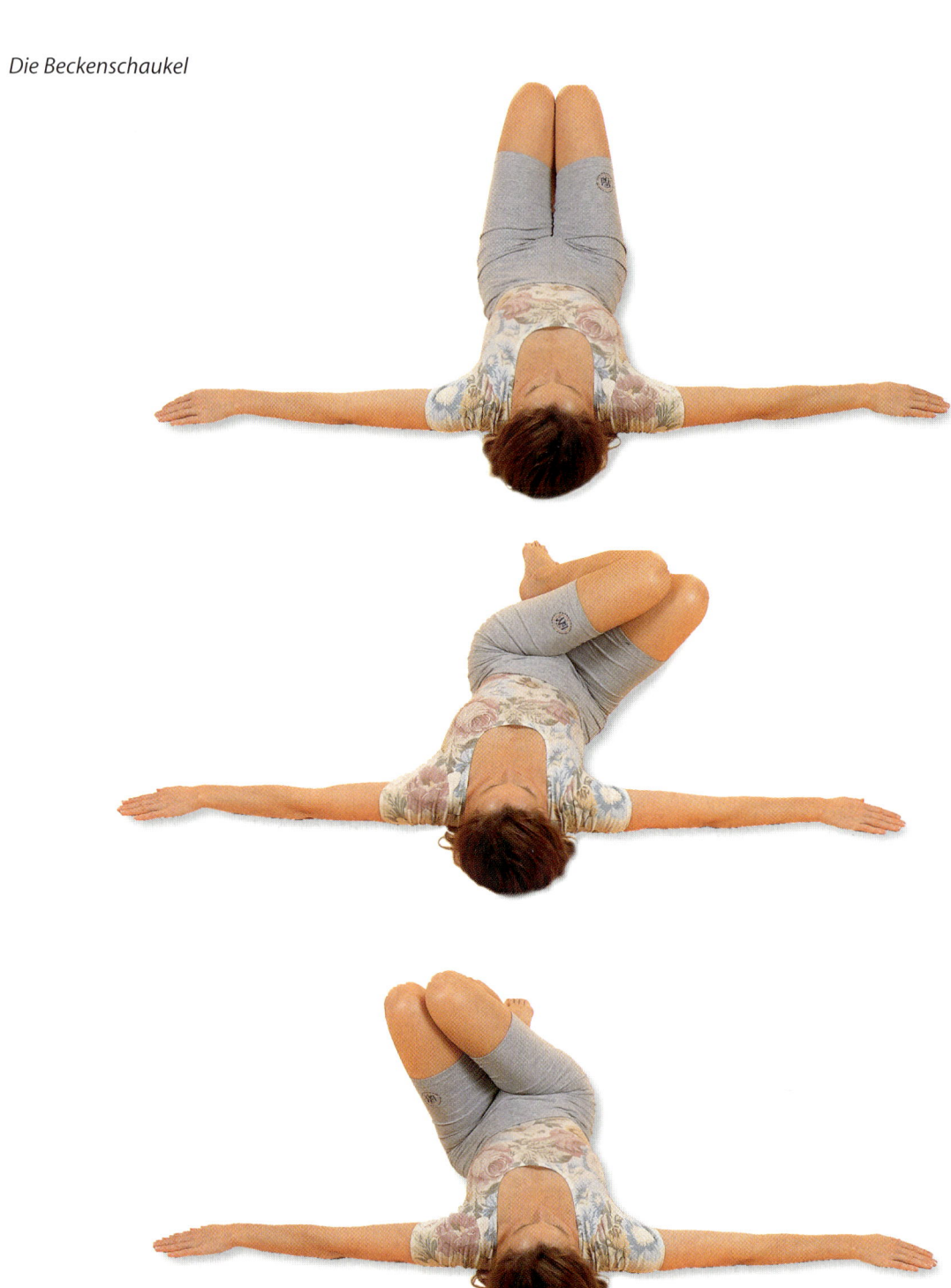

Legen Sie sich auf den Rücken, Beine angestellt. Heben Sie das Becken sanft ein wenig an, sodass die Lendenwirbel gedehnt werden. Dann lassen Sie es zurücksinken. Das Becken dreht sich um die beiden Kugeln der Oberschenkelknochen. Je deutlicher Sie diese Bewegung der Hüftgelenke erspüren, desto besser können sich alle Muskeln im Becken entspannen. Wiederholen Sie diese kleine Bewegung in den ersten Tagen sehr oft.

Beckenschaukel
Ab dem vierten oder fünften Tag gehen Sie über zur Beckenschaukel. Legen Sie sich auf den Rücken, breiten Sie die Arme aus und ziehen Sie die Beine so weit an, dass die Füße in der Luft hängen und die Oberschenkel senkrecht sind. Dann lassen Sie die Beine sacht auf eine Seite fallen. Mit dem nächsten Ausatmen bewegen Sie die angewinkelten Beine langsam zur anderen Seite. Setzen Sie diese Bewegung für etwa zehn Minuten fort.

Vierfüßlerstand
Wenn es durch den Milcheinschuss unangenehm wird, auf dem Bauch zu liegen, gehen Sie auf alle viere. Bleiben Sie zehn Minuten auf allen vieren und bewegen Sie die Wirbelsäule, krabbeln Sie, machen Sie einen Katzenbuckel und eine Delle, kreisen Sie mit dem Brustkorb und mit dem Becken.

Venenübung
Diese Übungen werden langsam und kräftig ausgeführt. Sie liegen entspannt auf dem Rücken und stellen die Beine auf. Strecken Sie ein Bein so in die Luft, dass beide Oberschenkel parallel sind. Zehn Mal die Fußspitze strecken und anziehen, dann den Unterschenkel baumeln lassen, den Fuß abstellen und das andere Bein in die Luft strecken. Zweite Runde: Malen Sie mit der Fußspitze Kreise Richtung Decke. Wenn Sie es schwierig finden, den Beckenboden zu spüren und zu bewegen, ist es nützlich, den Bauch in eine ganz entspannte Verfassung zu bringen. Zum Beispiel durch eine Bauchmassage.

Bauchmassage
Kneten Sie die Bauchdecke vom Rippenrand zum Schambein, von der einen Seite zur anderen, fünf Minuten kräftig durch. Dann atmen Sie sanft aus, als wollten Sie Seifenblasen in die Luft pusten, warten Sie ab, bis die Luft durch die Nase in den Körper zurückströmt und die Bauchdecke sich hebt (10 Mal).

Beckenbodenübung
Ziehen Sie die Schließmuskeln von Blase, Scheide und After, anfangs im Liegen, später auch im Sitzen oder Stehen, so kräftig und so schnell wie möglich zusammen und lassen Sie wieder los. Beginnen Sie mit zehn Mal und steigern Sie mit der Zeit auf 300 Mal. Das erscheint viel, aber wenn Sie geübt sind, dauert das nicht länger als 5 Minuten.

Spannen Sie den Beckenboden an, halten Sie die Spannung und zählen Sie langsam bis drei, dann lassen Sie langsam los. Machen Sie eine Pause, denn in der Pause wachsen die Muskelfasern, und wiederholen Sie die Übung (5 bis 10 Mal).

Gebärmutterbänder stärken

Rollen Sie das Becken und die Wirbelsäule ganz nach oben, bis Körper und Oberschenkel eine Linie bilden. Spüren Sie, ob Arme, Hände und Gesicht entspannt sind, atmen Sie gut aus. Dann rollen Sie von oben nach unten sorgfältig Wirbel für Wirbel ab, legen das Becken ab und entspannen. Wenn die Lendenwirbel schmerzen, legen Sie die Unterschenkel während dieser Übung auf einen Stuhl. Das Becken wieder nach oben rollen und abwechselnd das rechte und das linke Bein in die Luft strecken. Achten Sie darauf, dass beide Seiten des Beckens auf gleicher Höhe bleiben. Wenn das Becken sinkt und wenn es anstrengend wird, machen Sie eine Pause und ruhen Sie sich aus.

Wiederholen Sie die gleiche Bewegung in Seitenlage: Liegen Sie mit angezogenen Beinen auf der Seite, der obere Arm ruht ausgestreckt auf dem Körper, der andere Unterarm ist aufgestützt. Auf Unterschenkel und Unterarm gestützt Becken abheben und nach vorne rollen, sodass Körper und Oberschenkel eine Linie bilden und nur der untere Unterschenkel und Unterarm auf der Erde sind.

Bauchmuskeln trainieren

Bei manchen Frauen verbreitert sich die Bindegewebsverbindung zwischen den geraden Bauchmuskelhälften. Das nennt man Rektusdiastase. Sie können herausfinden, ob das bei Ihnen der Fall ist, wenn Sie sich entspannt auf den Rücken legen. In dem Moment, in dem Sie den Kopf heben, wölbt sich in der Mitte des Bauches von den Rippen bis zum Schambein eine Wulst hervor. Das ist eine Rektusdiastase. Sie ist entstanden durch die starke Dehnung der Bauchmuskeln in der Schwangerschaft. Damit sie sich schließen kann und der Bauch wieder klein wird, ist es gut, nur die schrägen Bauchmuskeln zu trainieren. In den meisten Fällen bildet sich die Rektusdiastase innerhalb von zwei bis sechs Monaten von selbst zurück. Vermeiden Sie alle Bewegungen, bei denen diese Wulst sichtbar wird. Stehen Sie bauch- und rückenschonend über die Seite auf. Viele Frauen sind nach der Geburt entsetzt, wie weich und groß der Bauch noch ist. Bedenken Sie, dass die Bauchmuskelfasern länger und mehr geworden sind. Es dauert eine Weile, bis sie sich zurückgebildet haben.

Die schrägen Bauchmuskeln trainieren

Sie liegen auf dem Rücken und ziehen die Beine an, sodass die Fußsohlen auf der Erde ruhen. Legen Sie die Hände hinter den Kopf (Abb. rechts oben).
Jetzt bewegen Sie ein Knie und die gegenüberliegende Schulter so nah wie möglich aufeinander zu. Gehen Sie wieder in die Ausgangsposition zurück und wiederholen Sie die Bewegung mit der anderen Knie-Schulter-Diagonalen. Damit die Nackenmuskeln nicht überanstrengt werden, achten Sie darauf, dass Sie die Arme ganz ausgebreitet lassen und nicht am Kopf ziehen. Richten Sie den Blick zur Decke, sodass das Kinn nicht auf die Brust gedrückt wird. Rollen Sie die obere Wirbelsäule auf und peilen mit dem gegenüberliegenden Knie nicht den Ellenbogen, sondern die Schulter an. Machen Sie zwischen den Übungen eine Pause, in der Sie sich entspannen, denn in der Pause wachsen die Muskeln (Abb. rechts Mitte).

Bleiben Sie in der Rückenlage mit angezogenen Knien. Ziehen Sie die rechte Hand zur rechten Ferse, ohne dabei den Oberkörper anzuheben. Machen Sie dann die gleiche Bewegung mit der linken Hand und der linken Ferse (Abb. unten).

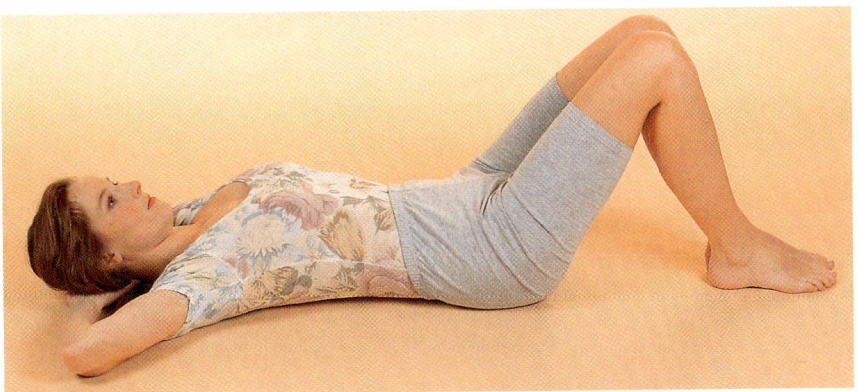

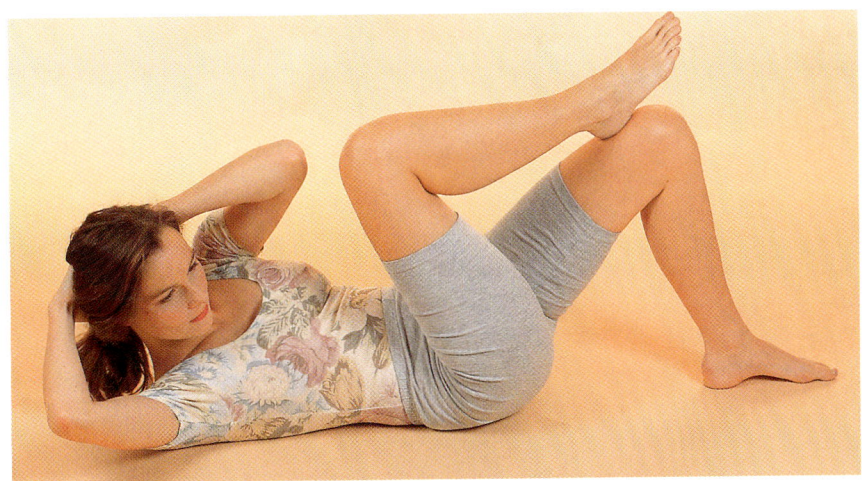

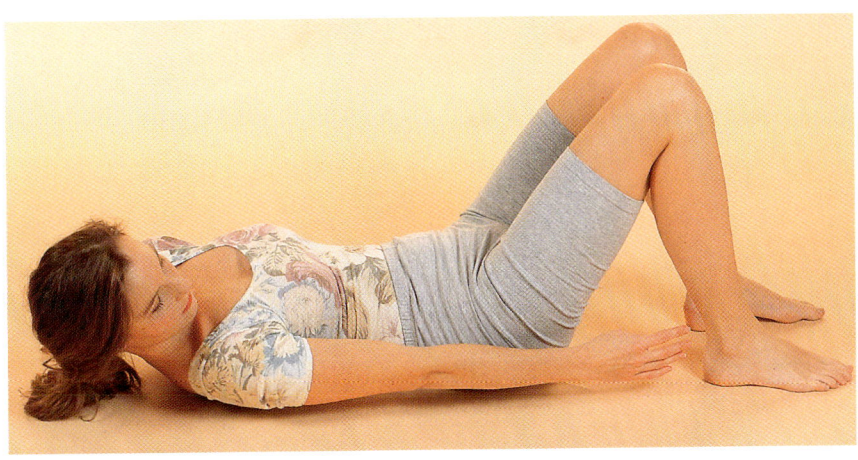

Für den oberen Rücken

Legen Sie sich auf den Bauch mit den Händen auf dem Rücken. Unter den Bauch und das Becken können Sie ein Kissen schieben. Atmen Sie ein und heben Sie dabei die Arme an. Beim Ausatmen legen Sie die Arme wieder auf den Rücken.

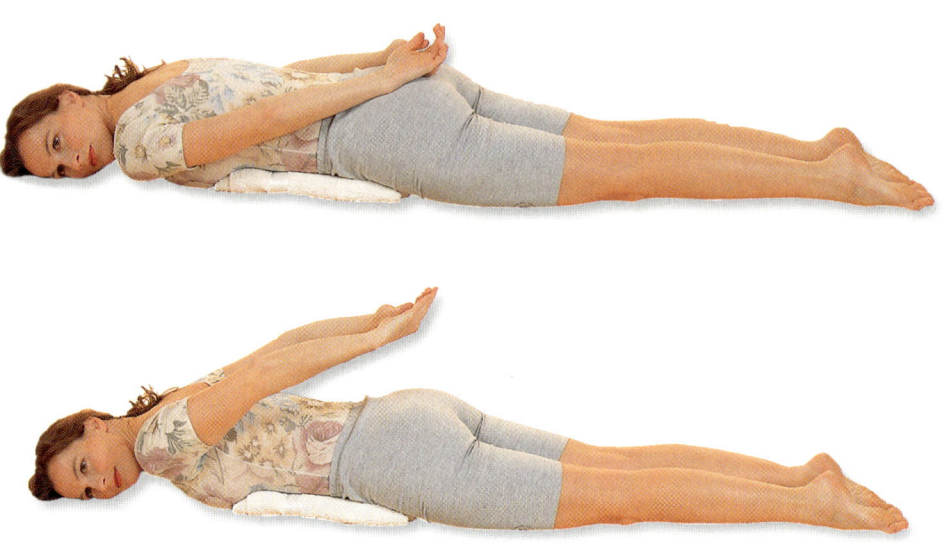

Für die Taille

Setzen Sie sich mit geradem Rücken in den Schneidersitz und strecken Sie die Arme nach oben, sodass sich die Handflächen berühren. Neigen Sie nun den Oberkörper nach links und nach rechts und atmen Sie dabei gleichmäßig.

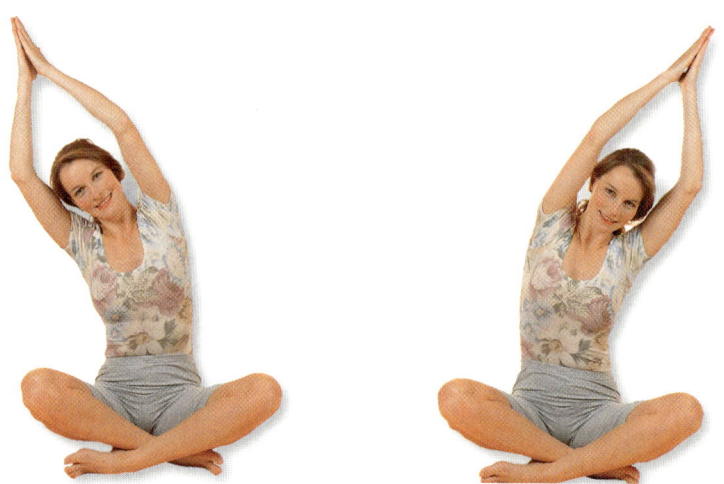

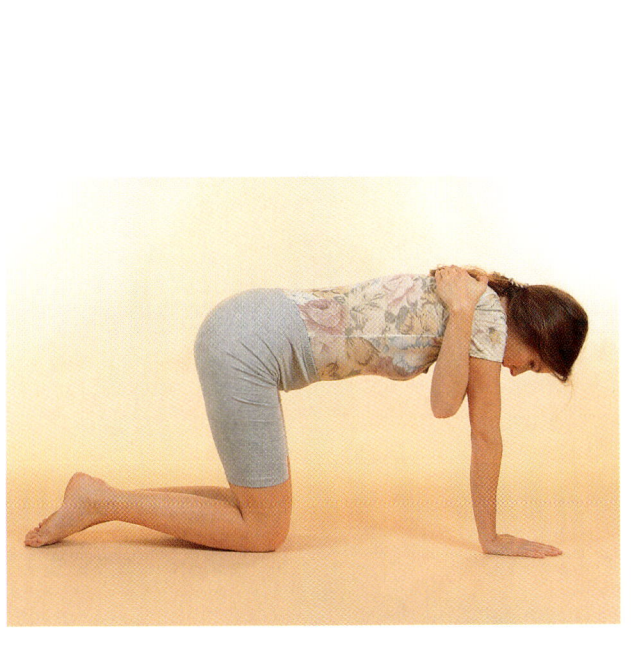 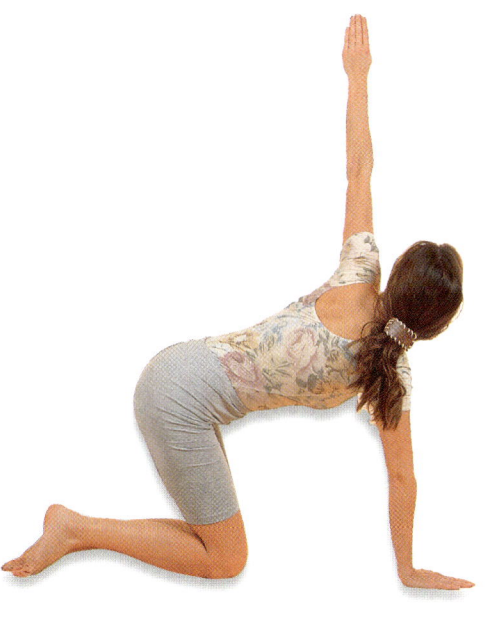

Übung im Vierfüßlerstand

Auf allen vieren führen Sie den linken Arm unter dem Körper her bis auf Ihre rechte Brustkorbseite (Abb. oben links).

Dann bewegen Sie den Arm zurück bis hoch über den Kopf. Folgen Sie der Hand mit dem Blick und bewegen Sie den Arm nur so weit, wie er sich leicht und mühelos bewegen lässt. Achten Sie darauf, dass die Gelenke, Handgelenk, Ellenbogengelenk und Schultergelenk, ganz entspannt sind (Abb. oben rechts).

Im Vierfüßlerstand bewegen Sie den Kopf zum Knie und das Knie Richtung Kopf und wieder zurück. Achten Sie darauf, dass die Bewegung von einer Buckel-Delle-Bewegung der Wirbelsäule ausgeht (Abb. unten links).

Ziehen Sie mit dem Ausatmen die linke Beckenseite zu den Rippen und schauen Sie gleichzeitig zur linken Hüfte. Machen Sie das Gleiche zur rechten Seite (Abb. unten rechts). Diese Variante trainiert die Taille und entlastet den Rücken.

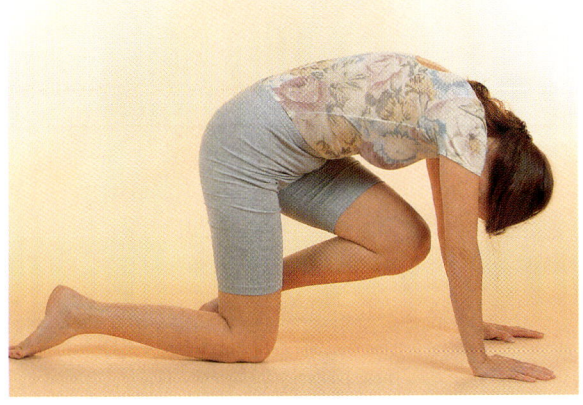 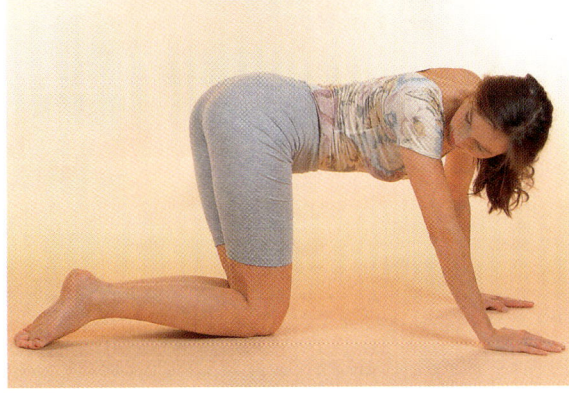

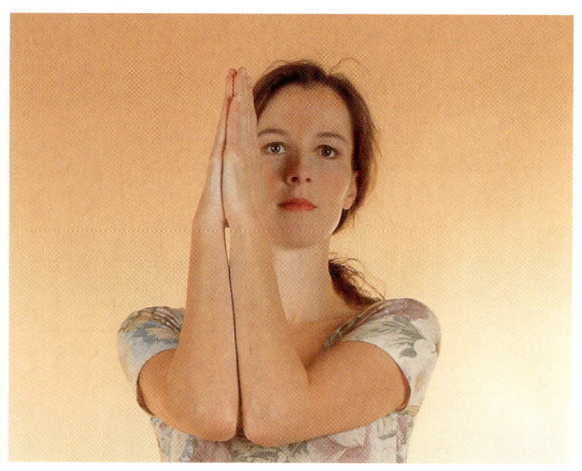 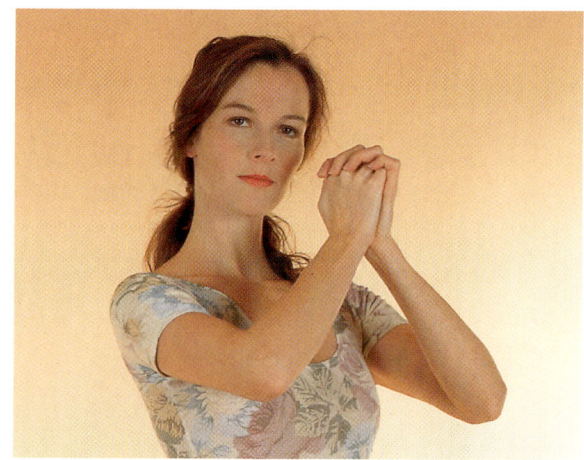

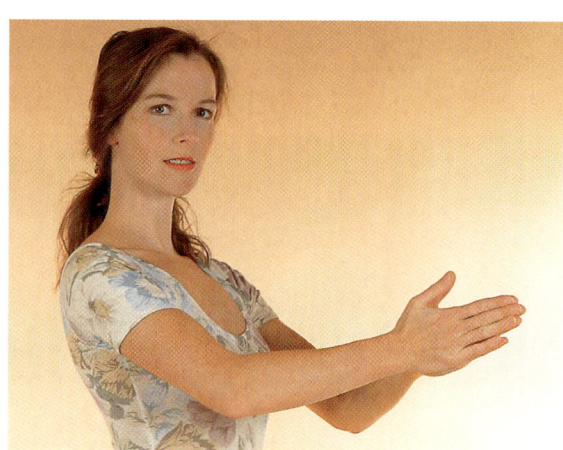 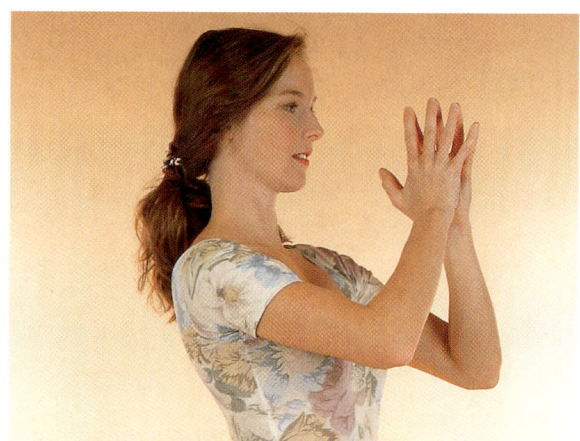

Für den Busen

Abb. oben links: Stehen oder sitzen Sie mit geradem Rücken. Die Arme sind in Schulterhöhe angewinkelt, Unterarme und Handflächen aneinander gelegt. Beim Ausatmen drücken Sie die Handflächen einige Sekunden lang gegeneinander. Beim Einatmen lösen Sie die Anspannung.

Abb. oben rechts: Sie winkeln die Arme in Schulterhöhe an, verschränken die Finger ineinander und pressen die Hände zusammen. Halten Sie die Anspannung einige Sekunden. Atmen Sie beim Pressen aus und beim Entspannen ein.

Abb. unten links: Die Arme sind vor der Brust leicht angewinkelt, die Handflächen aneinander gepresst, die Finger zeigen nach vorne. Atmen Sie ein und drücken dabei die Handflächen gegeneinander und die Arme nach vorne, so als wollten Sie gegen einen Widerstand antreten. Beim Ausatmen entspannen Sie sich wieder.

Abb. unten rechts: Die Arme sind vor der Brust leicht angewinkelt. Drücken Sie die Hände mit gespreizten Fingern gegeneinander. Beim Ausatmen zusammenpressen, beim Einatmen lockern.

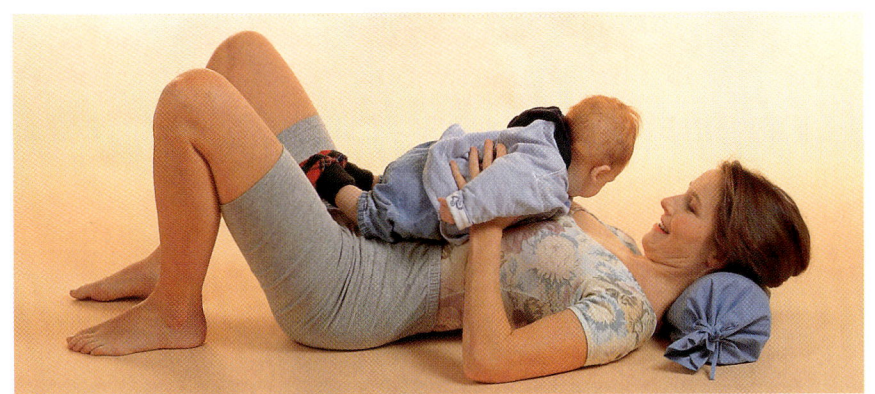

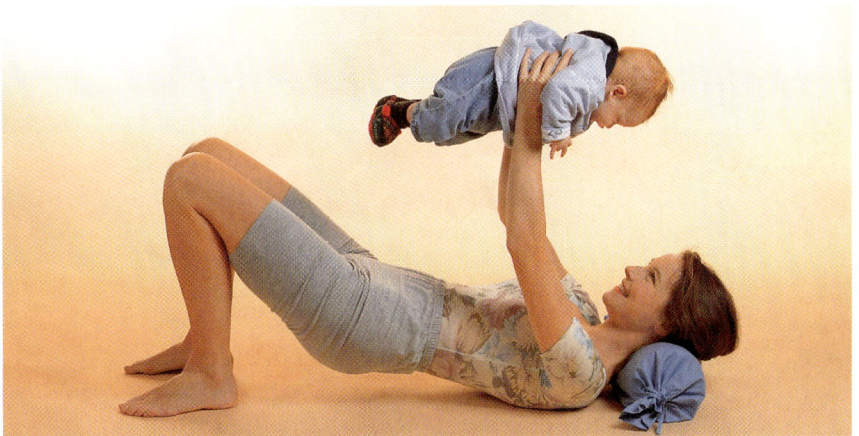

Übungen mit Baby

Wenn das Baby einige Wochen alt ist, können Sie es in die Rückbildungs-gymnastik mit einbeziehen. Legen Sie sich auf den Rücken und winkeln Sie die Beine an, sodass die Füße auf dem Boden aufliegen. Das Baby liegt mit seinem Bauch auf Ihnen. Umfassen Sie es am Oberkörper und stemmen Sie es nach oben, während Sie Beckenboden-, Bauch- und Gesäßmuskeln anspannen und ausatmen. Versuchen Sie dabei Ihr Becken etwas vom Boden abzuheben. Entspannen Sie sich wieder, legen das Baby auf Ihren Bauch und atmen ein (Abb. oben und Mitte).

Wie häufig sollte jede Übung wiederholt werden?

Grundsätzlich gilt: Je öfter, je besser. Sie können jede Bewegung so oft wieder-holen, wie es Ihnen Spaß macht. Je mehr Sie trainieren, desto größer ist auch die Wirkung. Fangen Sie an mit 5 oder 10 Mal und steigern Sie im Laufe von Tagen oder Wochen. Dann kommt es darauf an, wie fit Sie sind. Wie gesagt, Pausen sind wichtig, damit die Muskelfasern wachsen können. Wenn eine Bewegung anstrengend wird, ist eine Pause angesagt. Bei Schmerzen machen Sie die Bewegung sehr langsam und behutsam. Finden Sie heraus, was Ihnen gut tut.

Was mache ich bei Inkontinenz?

Durch Schwangerschaft und Geburt ist die Beckenbodenmuskulatur belastet und gedehnt worden. Eine lange und anstrengende Austreibungsphase oder ein großes Baby können die Muskeln strapazieren. Nach der Geburt tritt oft eine vorübergehende Inkontinenz auf. Beim Husten oder Niesen kommt unwillkürlich Stuhl oder Urin heraus, und wenn Sie auf die Toilette müssen, müssen Sie sich sehr beeilen, damit nichts in die Hose geht. In den ersten sechs Wochen sollte man noch keine endgültige Aussage über den Zustand des Beckenbodens machen. Es kommt vor allen Dingen darauf an, dass er genug Schonung erfährt, um sich zu regenerieren. Das heißt genug ausruhen, nichts Schweres heben, sich beckenbodenschonend bewegen. Sobald alle Verletzungen geheilt sind, fünf bis sieben Tage nach der Geburt, können Sie Beckenbodengymnastik machen. Bei der Abschlussuntersuchung durch den Gynäkologen sollten der Zustand der Beckenbodenmuskulatur und die Lage der Gebärmutter ein Thema sein. Inkontinenz kann dadurch entstehen, dass die Schließmuskeln des Beckenbodens nicht richtig arbeiten, dass die Harnblase nicht mehr daran gewöhnt ist, größere Mengen Urin zu halten oder dass die Gebärmutterbänder gedehnt sind und die Gebärmutter auf die Blase, die Scheide und den Beckenboden drückt. Das bezeichnet man als Gebärmuttersenkung. 5 % aller 20- bis 60-jährigen Frauen leiden unter Inkontinenz. Wenn Sie dieses Problem haben, gibt es die Möglichkeit, dem mit gezielter Gymnastik entgegenzuwirken. Das ist eine lebenslange und tägliche Aufgabe. Das Ergebnis lohnt die Mühe. Es gibt Untersuchungen darüber, dass Beckenbodengymnastik die Stimmung hebt und das Sexualleben verbessert. Die Gesellschaft für Inkontinenzhilfe (siehe Anhang) bietet weiterführende Literatur, Adressen und Selbsthilfegruppen dazu an.

Wie bewege ich mich so, dass der Beckenboden geschont wird?

In der Türkei leiden weniger Menschen unter Harninkontinenz. Das erklärt man sich damit, dass die dortigen Toiletten so konstruiert sind, dass man sich hinhocken muss. Dadurch wird der Beckenboden gedehnt. Im Aufstehen zieht er sich wieder zusammen. Diese Bewegung trainiert den Beckenboden und hält ihn elastisch. Sich mit geraden Knien zu bücken strengt den Beckenboden genauso an wie die Lendenwirbel. Wenn Sie Inkontinenzprobleme haben, versuchen Sie sich 24 Stunden lang nicht zu bücken, sondern hinzuhocken. Das ist anstrengender für die Oberschenkel, aber die können sich daran gewöhnen und kräftiger werden. Unter Umständen erleben Sie in diesen 24 Stunden schon eine Verbesserung Ihrer Beschwerden. Wenn Sie lange stehen, kreuzen Sie die Beine und stehen Sie sehr aufrecht, so als hätten Sie Stöckelschuhe und einen engen Rock an. Gewöhnen Sie sich an, regelmäßig Wasser zu lassen. Warten Sie nicht, bis es nicht mehr geht. Wenn Ihre Blase nicht mehr gewohnt ist, größere Mengen zu fassen, und Sie dauernd Harndrang spüren, trainieren Sie die Blase, bis sie wieder große Mengen und längere Abstände aushält. Lassen Sie sich auf der Toilette Zeit. Üben Sie keinen zusätzlichen Druck aus. Spüren Sie, wie der Schließmuskel sich öffnet. Warten Sie, bis die Blase ganz leer ist, verfolgen Sie, wie der Schließmuskel wieder schließt. Damit der Beckenboden sich regeneriert, ist es wichtig, die Bauchmuskeln locker zu lassen. Die Bauchmuskeln sind die Gegenspieler des Beckenbodens. Die Spannung der Bauchmuskeln übt Druck auf den Beckenboden aus. Besonders wenn der Beckenboden noch nicht gut funktioniert, sollte man anstrengende Bauchmuskelübungen sein lassen. Wichtiger als der Waschbrettbauch ist ein gut funktionierender Beckenboden. Manche Frauen bekommen erst Probleme mit dem Beckenboden, wenn sie Sport treiben, der den Beckenboden belastet. Alle Sportarten, bei denen heftige Auf- und Abbewegungen gefragt sind, können in den Monaten nach der Geburt schaden. Zum Beispiel Joggen, Galoppreiten, Aerobic, Tennis und Übungen an Kraftmaschinen, die den Bauch trainieren. Dagegen ist Schwimmen eine wunderbare Ganzkörperbewegung, die den Beckenboden nicht belastet. Wenn der Wochenfluss versiegt ist, können Sie schwimmen gehen. Wenn Sie stillen, schützen Sie die Brustwarzen mit einer dünnen Schicht Vaseline.

Wie kann ich während der Stillzeit verhüten?

Stillen ist kein Empfängnisschutz. Immer wieder werden Frauen im Wochenbett schwanger, entweder weil sie einer Fehlinformation aufsitzen und glauben, das Stillen sei ein Empfängnisschutz, oder weil sie denken, dass sie erst mit dem Einsetzen der Periode schwanger werden können. Aber der Eisprung kommt vor der Periode und im Prinzip können Sie ab Geburt wieder schwanger werden, weil Sie nicht wissen, wann der erste Eisprung ist. Ein Orgasmus kann einen Eisprung auslösen. Das kann zwischen zwei Wochen und sechs Monaten nach der Geburt der Fall sein. Deshalb ist, wenn Sie nicht schwanger werden wollen, ein guter Empfängnisschutz wichtig. Grundsätzlich lässt sich sagen, je vertrauter Sie mit einer Methode sind, je präziser Sie informiert sind und je besser die Methode zu Ihnen und Ihren Bedürfnissen passt, umso sicherer ist die Methode. Die Sicherheit wird nach dem Pearl-Index angegeben, der besagt, wie viele Frauen im Laufe eines Jahres unter Verwendung dieses Verhütungsmittels schwanger wurden. Ein Pearl-Index von 99 % bedeutet, das eine von hundert Frauen innerhalb von einem Jahr schwanger wurde.

Barrieremethoden
Kondome sind ein einfaches Verhütungsmittel, das man sofort einsetzen kann. Solange der Wochenfluss noch fließt, sind Kondome zugleich ein Schutz für die noch im Heilungsprozess befindliche Gebärmutter. Ihre empfängnisverhütende Wirkung wird verstärkt, wenn man sie mit Spermien abtötendem Gel oder Schaum kombiniert.

Portiokappe, Diaphragma und Lea Contraceptivum sind bei richtiger Anwendung sichere, nicht eingreifende Verhütungsmittel. Ihre Sicherheit liegt, je nach Studie, zwischen 93 und 98 %. Portiokappe und Diaphragma müssen nach einer Geburt neu angepasst werden.

Hormonelle Verhütungsmittel

Die Minipille ist eine Antibabypille, die die Ovulation beeinträchtigt und den Zervixschleim für Spermien undurchlässig macht. Sie verlangt ein hohes Maß an Disziplin, weil sie täglich um die gleiche Zeit genommen werden muss. Schon wenn die Einnahme um 2 bis 3 Stunden verschoben ist, ist der Empfängnisschutz nicht mehr sicher. Die Sicherheit beträgt 97 %. Ab vier Wochen nach der Geburt kann die Minipille eingesetzt werden. Auch andere, östrogenarme Pillenpräparate können in der Stillzeit eingesetzt werden. Ihre Sicherheit beträgt 99 %.

Intrauterinpessare (Hormonspirale) können gegen Ende der Wochenbettzeit, 6 Wochen nach der Geburt, vom Frauenarzt eingesetzt werden. Sie haben eine Sicherheit von 95 bis 99,7 %.

Sterilisation

Die Sterilisation des Mannes ist ein einfacher, generell nicht rückgängig zu machender Eingriff. Die Samenleiter werden durchtrennt. Danach dauert es noch einige Zeit, bis keine Spermien im Ejakulat mehr nachzuweisen sind.

Eine Sterilisation der Frau wird mittels Bauchspiegelung in Vollnarkose durchgeführt. Die Eileiter werden abgeklemmt oder verschmort. Dieser Eingriff ist kaum rückgängig zu machen. Inzwischen wird von Sterilisationen bei Frauen abgeraten, weil sich herausgestellt hat, dass die Wechseljahre früher einsetzen. Die Sicherheit beträgt 99,9 %. Die Kosten übernimmt die Krankenkasse.

Kostenübernahme

Nur bis zum 20. Lebensjahr erstatten die Kassen, danach bezahlt bei geringem Einkommen das Sozialamt die Kosten von Verhütungsmitteln. Nur Sterilisationen werden von den gesetzlichen Krankenkassen übernommen.

Verhütungsberatung

Umfassende Beratung bei der Wahl des für Sie richtigen Verhütungsmittels finden Sie in den Frauengesundheitszentren oder den Pro-Familia-Beratungsstellen.

Was kann ich tun, wenn die Narbe am Damm immer noch wehtut?

Um die Narbe weicher werden zu lassen, ist alles nützlich, was die Durchblutung verbessert. Das heißt, Kegel-Übungen sind nützlich, Dampfbäder für den Beckenboden und Dammmassage. Massieren Sie die Narbe mit Johanniskrautöl. Die Vernarbung ist ein lang dauernder Prozess, die Narbe wird im Lauf von Monaten und Jahren weicher und weniger unangenehm. Sehr selten ist es notwendig, die Narbe wieder zu öffnen und ein zweites Mal zu nähen. In schwierigen Fällen kann man die Narbe bei der nächsten Geburt wieder öffnen und besser neu nähen. Wenn alles verheilt ist und die Narbe nach Wochen immer noch schmerzt und Beschwerden verursacht, lassen Sie sich von Ihrem Gynäkologen beraten.

Wann kann ich wieder Geschlechtsverkehr haben?

Dafür gibt es keine Regel. Die Frage ist eher, wann Sie wieder miteinander schlafen wollen. Viele Frauen können sich nach der Geburt nicht vorstellen, wieder Sex zu haben. Wenn alles schmerzt und empfindlich ist, wenn alle Energie durch Stillen, Schlafmangel und Verarbeiten der neuen Situation gebunden ist, bleibt die Lust schnell auf der Strecke. Besprechen Sie Ihre Wünsche und Gefühle mit Ihrem Partner. Prinzipiell können Sie auch im Wochenbett Sex haben. Bis der Wochenfluss versiegt ist, werden Kondome empfohlen, um die Gebärmutter zu schützen, und damit Sie nicht gleich wieder schwanger werden. Früher war auch dieses Thema durch strenge Regeln festgelegt. In verschiedenen Kulturen wurde eine Zeit der Abstinenz empfohlen, die von sechs Wochen nach der Geburt bis zum Ende der Stillzeit reichte. Sicher spielte der Schutz der Frauen dabei eine wichtige Rolle.

Wie lange sollte ich warten bis zur nächsten Schwangerschaft?

Zu dieser Frage gibt es wenig gesichertes Material. Es gibt Untersuchungen, die zeigen, dass das Risiko einer Frühgeburt steigt, wenn Schwangerschaften schnell aufeinander folgen. Ich habe Frauen erlebt, die ganz kurze Abstände zwischen ihren Kindern planten, „um alles in einem Aufwasch zu erledigen", oder auch weil sie fanden, dass die Kinder so besser miteinander spielen können. Besonders wenn die erste Geburt sehr anstrengend war, wollen Sie vielleicht lange Zeit kein zweites Baby in Erwägung ziehen. Wenn das Kind größer wird und nicht mehr so viel Betreuung und Zeit braucht, ungefähr nach ein bis zwei Jahren, taucht der Gedanke an ein weiteres Baby immer öfter auf. Bei einer Untersuchung kam heraus, dass kleine Kinder am besten von einer 4 Jahre älteren Schwester gefördert werden.

Wann kommt meine Menstruation wieder?

Es kann sein, dass Sie vier Wochen nach der Geburt wieder anfangen zu bluten. Zuerst denken Sie vielleicht, dass der Wochenfluss zurückgekehrt sei. Aber das ist unwahrscheinlich. Sie haben Ihre erste Periode. Andere Frauen warten Monate auf das Wiedereinsetzen der Menstruation. Nach 24 Monaten haben 90 % der Frauen wieder ihren normalen Zyklus.

Glossar

µl = Mikroliter	1 Millionstel Liter
Abdomen	Bauch
Abort	Fehlgeburt unter 500 g Gewicht
Abruptio	Ausschabung
Abusus	Missbrauch
AIDS	Acquired Immune Deficiency Syndrome (erworbenes Immunschwäche-Syndrom)
Allergen	allergieauslösende Substanz
Alphafetoprotein	Hormon, das im Fruchtwasser nachweisbar ist. Bei erhöhten Werten Verdacht auf Spina bifida
Alvarez-Wellen	nicht muttermundwirksame Schwangerschaftswehen
Amnioszentese	Fruchtwasserentnahme durch die Bauchdecke oder durch den Muttermund zur Untersuchung auf genetische Defekte
Analgesie	Schmerzbeseitigung
Anämie	Absinken der roten Blutkörperchen unter 10 %
Anamnese	Vorgeschichte
Ante Partum	vor der Geburt
Antigen	Substanz, die von einem lebenden Organismus als fremd erkannt wird und dadurch eine Reaktion des Immunsystems in Form einer Antikörperbildung auslöst
AP	Austreibungsperiode
APD	Abdominal-anterior-posteriorer Durchmesser (Durchmesser des Bauches von vorn nach hinten)
Apgar-Zahl 5'/10'	Apgar-Wert 5 und 10 Minuten nach der Geburt
Asphyxie	Atemlähmung
ATD	Abdominal-transversaler Durchmesser (Durchmesser des Bauches von einer Seite zur anderen
AU	Abdomenumfang (Bauchumfang)
Bakteriurie	Ausscheidung von Bakterien im Urin
Botulinumsporen	Toxine in rohen Lebensmitteln, die eine schwere Erkrankung des Babys hervorrufen können
BPD	Biparietaler Durchmesser (Kopfdurchmesser von Schläfe zu Schläfe)
Braxton-Hicks-Kontraktionen	nicht muttermundwirksame Schwangerschaftswehen
BS	Blasensprung
Chorionzottenbiopsie	Methode der genetisch-vorgeburtlichen Diagnostik, bei der Plazentagewebe durch die Scheide oder durch die Bauchdecke der Schwangeren entnommen wird. Ab der 9. Woche möglich. Die Methode birgt das Risiko einer Fehlgeburt (1–1,5 %), kann, wenn sie vor der 9. Woche gemacht wird, Fehlbildungen auslösen und ist in ihrer Aussagefähigkeit nicht zu 100 % sicher
CM	Cisterna magna (mit Hirnwasser gefüllter Raum zwischen Kleinhirn und verlängertem Rückenmark)

Einstellungsanomalie	Das Baby beugt während der Geburt seinen Kopf nicht richtig ins Becken
EP	Eröffnungsperiode
Epikrise	zusammenfassender Abschlussbericht
Episiotomie	Dammschnitt
Erys	Erythrozyten (rote Blutkörperchen)
EU	Extrauteringravidität (Eileiterschwangerschaft)
Fetal Distress	Kindlicher Stress durch Sauerstoffmangel
FL	Femurlänge (Länge des Oberschenkels)
FOD	Fronto-occipitaler Durchmesser (Kopfdurchmesser vom Hinterkopf zur Stirn)
Forceps	Zangengeburt
FS	Fruchtsack
Fundus	oberer Abschnitt der Gebärmutter
Geburtsmodus	auf welche Art das Kind zur Welt gekommen ist
Glucosetoleranztest	Test, um verzögerten Zuckerabbau im Blut zu ermitteln
Gravida	Anzahl der Schwangerschaften einer Frau
Gravidogramm	Dokumentation des Schwangerschaftsverlaufs
HA-Nahrung	Hypoallergene Milch. Kuhmilcheiweiß-Bausteine sind weitgehend so aufgeschlüsselt, dass sie keine allergische Reaktion hervorrufen. Geeignet zur Vorbeugung von Kuhmilchallergien.
Hb	Hämoglobingehalt (Anzahl der roten Blutkörperchen im Blut)
HELLP	H = Hämolyse (Blutgerinnungsstörung), EL = Elevated Liver enzymes (erhöhte Leberwerte), LP = Low Platelet count (Niedrige Thrombo-zytenzahl)
Hepatitis	Leberentzündung
HIV	Human Immunodeficiency Virus (Erreger der AIDS-Erkrankung)
HL	Humeruslänge (Länge des Oberarms)
Hydramnion	vermehrte Fruchtwassermenge über 2 l
Hypertonie	Bluthochdruck (über 135/90 mmHg)
Hypotonie	niedriger Blutdruck (unter 100/60 mmHg)
Hypoxie	niedriger Sauerstoffgehalt im kindlichen Blut (pH-Wert unter 7,15)
Immunglobuline	Eiweißkörper, die für Immunität gegen Krankheit sorgen
Indirekter Coombstest	Test zum Nachweis von RH-Antikörpern im Blut der Mutter
Inkubationszeit	Zeitspanne, die zwischen dem Kontakt mit Krankheitserregern und dem Ausbruch der Krankheit liegt
Invasiv	in den Körper eindringend
Isthmozervikale Insuffizienz	Der untere Gebärmutterteil und der Muttermund sind zu weich
Isthmus	unteres Drittel der Gebärmutter
Karpaltunnelsyndrom	Gefühllose Finger und Daumen, die dadurch entstehen, dass der Karpaltunnel, der den Nervus medianus umbettet, durch Ödeme anschwillt. Dadurch wird der Nerv gedrückt. Bessert sich spontan nach der Geburt
Klinikroutine	Maßnahmen der Klinik, die routinemäßig durchgeführt werden
Kolostrum	Vormilch
Konsiliaruntersuchung	Überprüfung der Ergebnisse durch einen zweiten Arzt

Konzeption	Empfängnis
Kretinismus	Schwachsinn
KU	Kopfumfang
Laktation	Milchproduktion
Linea fusca	schwangerschaftsbedingter Pigmentstreifen auf dem Bauch
Lochien	Wochenfluss
MBU	Mikroblutuntersuchung
Mekonium	Kindspech, der erste Stuhl des Babys
Meridiane	Energiebahnen, die durch den Körper laufen und den Organen zugeordnet sind
Moxa, Moxibustion	Verbrennung von Beifuß, um Akupunkturpunkte zu erwärmen
Nabelschnurarterie	Blutgefäß, das das Blut zum Kind hin transportiert
Nabelschnurpunktion, Cordocentese	Blutentnahme aus der Nabelvene zum Nachweis von Chromosomenanomalien und Infektionen. Ab der 16. Schwangerschaftswoche durchführbar. Risiko einer Fehlgeburt.
Nitrit	im Urin nachweisbares Abfallprodukt von Bakterien, die eine Harnwegsinfektion verursachen
OBT	Oxytocinbelastungstest
Ödeme	Wasseransammlung im Gewebe
Oligohydramnion	stark verminderte Fruchtwassermenge
Para	Anzahl der Geburten
Perineum	Damm
pH-Wert (Nabelarterie)	Sauerstoffgehalt des Blutes in der Nabelschnurarterie
Plazenta-Insuffizienz	Die Plazenta arbeitet nicht so, dass das Baby ausreichend versorgt wird
Phimose	Verengung der Penisvorhaut
Placenta praevia	Die Plazenta liegt ganz oder teilweise vor dem Muttermund
Plazentalok	Plazentalokalisation
Portio	Muttermund
PP	Post Partum (nach der Geburt)
Präeklampsie	schwangerschaftsbedingte Erkrankung mit erhöhtem Blutdruck, auch Schwangerschaftshypertonie
Pränatal	vor der Geburt
Pränataldiagnostik	Untersuchungen, um pränatal Krankheiten des Babys festzustellen
Priming	Reifung des Muttermundes durch Prostaglandingel, welches in den Zervixkanal eingeführt wird
Pruritus gravidarum	Hautjucken in der Schwangerschaft
S = Sectio	Kaiserschnitt
Serologische Untersuchung	Untersuchung in den wässrigen Bestandteilen des Blutes
Serum	Blut ohne seine festen Bestandteile
Small for gestational age = SFA	Das Baby ist für die Schwangerschaftswoche zu klein
Small for date Baby = SFD	Das Baby ist für sein Alter zu klein
Soor	Candidamykose (Pilzinfektion)
Sp = spontan	Das Baby kam ohne Zange, Saugglocke oder Kaiserschnitt
SSL	Steiß-Scheitel-Länge
SSW	Schwangerschaftswoche

Symphyse	Schambein
Syndrom	mehrere für eine Erkrankung typische Zeichen
Thrombose	Blutgerinnsel in der Blutbahn
Thrombozyten	Blutkörperchen, wichtig für die Blutgerinnung
Titer	Konzentration der Antikörper im Blut
Tokolyse	medikamentöse Wehenhemmung
Transabdominal	durch die Bauchdecke
V. a. Mehrlinge	Verdacht auf Mehrlinge
Vag. Op. = vaginale Operation	Saugglocke oder Zange
Vaginal	durch die Scheide
Vakuumextraktion	Saugglockengeburt
Varikosis	Krampfadern
Zerebralparese	Hirnschädigung
Zervikalkanal	Inneres des Gebärmutterhalses, zwischen äußerem und innerem Muttermund
Zervix	Gebärmutterhals
Zervixinsuffizienz	s. Isthmozervikale Insuffizienz
ZNS	Zentralnervensystem

Adressen

Schwangerschaft und Geburt

Arbeitsgemeinschaft Gestose-Frauen e. V.
Kapellener Straße 67a
47661 Issum
Tel.: 0 28 35/26 28
Internet: http://www.arcos.de/gestose/

Bund Deutscher Hebammen e. V.
Postfach 17 24
76006 Karlsruhe
Tel.: 07 21/9 81 89-0
Fax: 07 21/9 81 89-20
E-Mail: info@hebammenverband.de

**Bund freiberuflicher Hebammen
Deutschlands e. V.**
Am alten Nordkanal 9
41748 Viersen
Tel.: 0 21 62/35 21 49
Fax: 0 21 62/35 85 92
E-Mail: bfhd@hebamme.de

**CARA e. V. – Beratungsstelle zur
vorgeburtlichen Diagnostik**
Große Johannisstraße 110
28199 Bremen
Tel.: 04 21/59 11 54
Fax: 04 21/5 97 84 95
E-Mail: cara-ev@t-online.de

**Doula (Geburtsbegleiterin)
Kontakte vermittelt die Gesellschaft für
Geburtsvorbereitung e. V. (GfG)**
Dellestraße 5
40627 Düsseldorf
Tel.: 02 11/25 26 07
Fax: 02 11/20 29 19
E-Mail: gfg@gfg-bv.de
Internet: www.gfg-bv.de

Netzwerk der Geburtshäuser e. V.
c/o Elke Löffler
Tizianstraße 23b

53844 Troisdorf
Tel.: 0 22 41/39 57 67
E-Mail: elkeloeffler@t-online.de
Internet: www.geburtshaus.de

Internetkontakte
www.babyzimmer.de

Internetkontakte
www.pregnancycalendar.com/first9months/

Anbieter von Haushaltshilfen, Kursen und Beratung

Arbeiterwohlfahrt – Bundesverband e. V.
Oppelner Straße 130
53119 Bonn
Tel.: 02 28/6 68 50
Fax: 02 28/6 68 52 09
E-Mail: info@awobu.awo.org
Internet: www.awo.org

**Bundesarbeitsgemeinschaft der evangelischen
Familien-Bildungsstätten e. V. (bag)**
Deutenbacher Straße
90547 Stein
Tel.: 09 11/67 04 60
Fax: 09 11/67 04 68
E-Mail: bag@familienbildung-ev-bag.de

Deutsches Rotes Kreuz
Friedrich-Ebert-Allee 71
53113 Bonn
Tel.: 02 28/5 41-1
Fax: 02 28/5 41-12 90
E-Mail: drk@rotkreuz.de
Internet: www.drk.de

Deutscher Caritasverband
Karlstraße 40
79104 Freiburg i. Br.
Tel.: 07 61/2 00-0
Fax: 07 61/20 05 72
E-Mail: presse@caritas.de
Internet: www.caritas.de

Diakonisches Werk der EKD
Stafflenbergstraße 76
70184 Stuttgart
Tel.: 07 11/21 59-0
Fax: 07 11/21 59-2 88
Internet: www.diakonie.de

Eltern und Kinder

ABC-Club (Internationale Drillings- und Mehrlingsinitiative)
Sitz:
Strohweg 55
64297 Darmstadt
Tel.: 0 61 51/5 54 30
Fax: 0 61 51/59 63 88
Büro:
Bethlehemstraße 8
30451 Hannover
Tel. + Fax: 05 11/2 15 19 45
Internet: www.abc-club.de

Anlaufstelle für Zwillingseltern im deutschsprachigen Raum
Marion von Gratkowski
Redaktion Zwillinge
Postfach 17 17
86887 Landsberg am Lech
Tel.: 0 81 91/966 739
Fax: 0 81 91/96 67 40
E-Mail: Zeitschrift_Zwillinge@t-online.de
Internet: www.twins.de

Bundesverband „Das frühgeborene Kind" e. V.
Von-der-Tann-Straße 7
69126 Heidelberg
Tel.: 0 62 21/31 50 65
E-Mail: fruehgeborene@selbsthilfe-forum.de
Internet: www.selbsthilfe-forum.de/fruehgeborene

Deutscher Kinderschutzbund e. V.
Schiffgraben 29
30159 Hannover
Tel.: 05 11/30 48 50
E-Mail: Wichert@dksb.de
Internet: www.dksb.de

Deutsche Gesellschaft für Babymassage e. V. (DGBM)
Schlüsselblumenweg 30
30880 Laatzen
Tel.: 0 51 02/91 66 27
Fax: 0 51 02/91 66 29
E-Mail: Info@dgbm.de
Internet: www.dgbm.de

Deutsche Liga für das Kind in Familie und Gesellschaft e. V.
Chausseestraße 17
10115 Berlin
Tel.: 0 30/28 59 99 70
Fax: 0 30/28 59 99 71
E-Mail: Liga.Kind@liga-kind.de
Internet: www.liga-kind.de

Mütterzentren Bundesverband e. V.
Müggenkampstraße 30a
20257 Hamburg
Tel.: 0 40/40 17 06 06
Fax: 0 40/4 90 38 26
E-Mail: Muetterzentren.bv@t-online.de

Prager Eltern-Kind-Programm (PEKIP)
Heltorfer Straße 71
47269 Duisburg
Tel.: 02 03/71 23 30
Fax: 02 03/71 23 95
E-Mail: pekip@t-online.de
Internet: www.pekip.de

Tagesmütter Bundesverband für Kinderbetreuung in Tagespflege e. V.
Breite Straße 2
40670 Meerbusch
Tel.: 0 21 59/13 77
Fax: 0 21 59/20 20
E-Mail: tagesmuetterbv@t-online.de
Internet: www.tagesmuetter-bundesverband.de

**Bundesverband allein erziehender Mütter
und Väter e. V. (VAMV)**
Beethovenallee 7
53173 Bonn
Tel.: 02 28/35 29 95
Fax: 02 28/35 83 50
E-Mail: vamv-bv@netcologne.de
Internet: www.vamv.de

**Verband der Deutschen Windeldienste
Bundesgeschäftsstelle**
Varreler Straße 20
49419 Wagenfeld-Ströhen
Tel.: 01 80/5 34 15 16
Fax: 0 57 74/14 42
Internet: members.aol.com/vdwev/index.html

Verein berufstätiger Mütter e. V.
Corneliusstraße 2
50678 Köln
Tel.: 02 21/32 65 79
Fax: 02 21/31 22 54
E-Mail: vbm@gmx.de
Internet: www.is-koeln.de/vbm

Gesundheit

Bundeszentrale für gesundheitliche Aufklärung
51101 Köln
Tel.: 02 21/8 99-2
Internet: www.BZGA.de

Deutsche Gesellschaft für Ernährung (DGE)
Postfach 93 02 01
60457 Frankfurt/Main
Tel.: 0 69/9 76 80 30
Fax: 0 69/97 68 03 99
Internet: www.dge.de

**Nakos – Nationale Selbsthilfe Kontakt und
Informationsstelle**
Albrecht-Achilles-Straße 65
10709 Berlin
Tel.: 0 30/8 91 40 19
Fax: 0 30/8 93 40 14
Internet: www.nakos.de

Verhütung

Feministisches Frauen Gesundheits Zentrum e. V.
Bamberger Straße 51
10777 Berlin
Tel.: 0 30/2 13 95 97
Fax: 0 30/2 14 19 27
E-Mail: ffgzberlin@snafu.de
Internet: www.snafu.de/~ffgzberlin

**PRO FAMILIA
Deutsche Gesellschaft für Familienplanung,
Sexualpädagogik + Sexualberatung e. V.**
Stresemannallee 3
60596 Frankfurt/Main
Tel.: 0 69/63 90 02
Fax: 0 69/63 98 52
E-Mail: PROFAMILIA.INFO@t-online.de

Tod und Trauer

**GEPS Deutschland e. V.
Bundesverband Gemeinsame Elterninitiative
plötzlicher Säuglingstod**
Rheinstraße 26
30519 Hannover
Tel.: 05 11/8 38 62 02
Fax: 05 11/8 38 62 02
E-Mail:Schlaud@epi.mh-hannover.de
Steinerta@aol.com
Internet: www.epi.mh-hannover.de/~schlaud/

**Initiative Regenbogen – Glücklose
Schwangerschaft e. V.**
In der Schweiz 9
72636 Frickenhausen
Tel.: 0 55 65/13 64
E-Mail: BV@initiative-regenbogen.de
Internet: www.initiative-regenbogen.de

**Verwaiste Eltern Hamburg e. V.
Bundesweite Kontaktstelle**
Esplanade 15
20354 Hamburg
Tel.: 0 40/35 50 56, Apparat -43 oder -44
Fax: 0 40/35 71 87 67

Stillen

Arbeitsgemeinschaft Freier Stillgruppen (AFS)
Gertraudgasse 4
97070 Würzburg
Tel.: 09 31/57 34 93
Fax: 09 31/57 34 94
E-Mail: AFS-Stillgruppen@t-online.de
Internet: www.stillen.org

LLL – La Leche Liga Deutschland e. V.
Stillgruppen und Stillberatung
Postfach 65 00 96
81214 München
Tel. + Fax: 0 68 51/25 24
E-Mail: EvaStroh@lalecheliga.de
Internet: www.lalecheliga.de

Stillbeauftragte des BDH
(zu erfragen über den BDH)

Krankheit und Behinderung

AKIK – Aktionskomitee Kind im Krankenhaus
Bundesverband e. V.
Kirchstraße 34
61440 Oberursel
Tel.: 06172/303 600
Internet: www.akik-bundesverband.de

Arbeitsgemeinschaft allergiekrankes Kind e. V.
Hilfen für Kinder mit Asthma, Ekzem und
Heuschnupfen
Bundesverband
Nassaustraße 32
35745 Herborn
Tel.: 0 27 72/9 28 70
Fax: 0 27 72/92 87 48
E-Mail: aak-ev@t-online.de
Internet: www.aak.de

Arbeitsgemeinschaft Spina bifida und
Hydrocephalus e. V.
Münsterstraße 13
44145 Dortmund
Tel.: 02 31/8 61 05 00

E-Mail: Asbh@asbh.de
Internet: www.asbh.de

Arbeitskreis Down-Syndrom e. V.
Gadderbaumer Straße 28
33692 Bielefeld
Fax: 05 21/94 29 04
E-Mail: ak@down-syndrom.org
Internet: www.down-syndrom.org

Arbeitskreis Kunstfehler in der Geburtshilfe e. V.
Zentrale Beratungs- und Dokumentationsstelle
Münsterstraße 261
44145 Dortmund
Tel.: 02 31/52 58 72
Fax: 02 31/52 60 48
E-Mail: AKGeV@web.de

Berliner AIDS-Hilfe e. V.
Meineckestraße 12
10719 Berlin
Tel.: 0 30/8 85 64 00
E-Mail: Info@berlin.aidshilfe.de
Internet: www.das-berlin.de

Deutscher Allergie- und Asthmabund e. V.
Hindenburgstraße 110
41061 Mönchengladbach
Tel.: 0 21 61/1 02 07
Fax: 0 21 61/20 85 02
E-Mail: info@daab.de
Internet: www.daab.de

Deutsche Gesellschaft für Muskelkranke e. V.
Im Moos 4
79112 Freiburg
Tel.: 0 76 65/94 47-0
Fax: 0 76 65/94 47-20
E-Mail: dgm_bgs@t-online.de
Internet: www.dgm.org

Deutsche Zöliakie Gesellschaft
Filderhauptstraße 61
70599 Stuttgart
Tel.: 07 11/45 45 14
Fax: 07 11/4 56 78 17

E-Mail: dzg.e.v.@t-online.de
Internet: www.dzg-online.de

Lebenshilfe für geistig Behinderte GmbH
Bundesvereinigung
Raiffeisenstraße 18
35043 Marburg
Tel.: 0 64 21/49 11 32
Fax: 0 64 21/49 11 67
E-Mail: Bundesvereinigung@lebenshilfe.de
Internet: www.lebenshilfe.de

Mein Kind ist anders e.V.
Westerburger Straße 35
56470 Bad Marienberg-Langenbach
Doris Seiler Tel.: 0 26 61/94 95 19
Carmen Kray 0 26 61/6 10 41
Michaela Steirer-Klees 0 26 63/25 83
Fax: 0 26 61/94 90 10

Mukoviszidose e.V.
Bendenweg 101
53121 Bonn
Tel.: 02 28/9 87 80-0
Fax: 02 28/9 87 80-77
E-Mail: Mukoviszidose@t-online.de
Internet: www.meb.uni-bonn.d\mukoviszidose

Netzwerk gegen Selektion durch Pränataldiagnostik
c/o Bundesverband für Körper- und mehrfach Behinderte e.V.
Brehmstraße 5–7
40239 Düsseldorf
Tel.: 02 11/6 40 04-11
E-Mail: BV-KM@t-online.de
Internet: www.bvkm.de

Selbsthilfevereinigung für Lippen-Gaumen-Fehlbildungen e.V.
(Wolfgang-Rosenthal-Gesellschaft)
Hauptstraße 184
35625 Hüttenberg
Tel.: 0 64 03/55 75
Fax: 0 64 03/92 67 27

Internet: www.t-online.de/home/wrg-huettenberg
E-Mail: wrg-Huettenberg@t-online.de

Inkontinenz

Gesellschaft für Inkontinenzhilfe e.V.
Friedrich-Ebert-Straße 124
34119 Kassel
Tel.: 05 61/78 06 04
Fax: 05 61/77 67 70
E-Mail: GIH-Kassel@t-online.de
Internet: www.gih.de

Wochenbettdepression

Schatten & Licht
Krise nach der Geburt e.V.
Hans-Fischer-Straße 4
86368 Gersthofen
Tel.: 08 21/49 96 06
Internet: www.schatten-und-licht.de

Therapie

Craniosacraltherapie
Verband der Craniosacral-Therapeuten/innen e.V. (DVCST)
Dr.-Eisenmann-Straße 5
85305 Jetzendorf
Tel.: 0 81 37/9 26 79
Fax: 0 81 37/9 20 59
E-Mail: DVCST@csi.com
Internet: www.cranioverband.org

Akupunkt-Massage nach Penzel
Willy-Penzel-Platz 2
37619 Heyen
Tel.: 0 55 33/97 37-0
Fax: 0 55 33/97 37-67
Internet: www.apm-penzel.de

Im Notfall

Notruf: 112
Giftnotruf Berlin (nur bei akuten Kindervergiftungen)
Tel.: 0 30/30 68 67 80
Informationsnummer Giftnotruf: Tel.: 0 30/1 92 40

Bezugsquellen

Dr. Hanuschka Seidenpuder
Firma Wala
D-73085 Eckwälden/Bad Boll
Auch in Apotheken und Reformhäusern

Dammmassageöl und andere
Aromaölmischungen
Bahnhof Apotheke
Bahnhofstraße 12
87435 Kempten
Tel.: 08 31/5 22 66-11
Fax: 08 31/5 22 66-26

Österreich:

Bundesministerium für Arbeit und Soziales –
BMAS
Sozialservice des BMAS
Geigergasse 5–9
1050 Wien
Tel.: 01/54 41 59 70
E-Mail: sozialservice.bmsg@apanet.at

Hebammenzentrum
Lazarettgasse 6/2/1
1090 Wien
Tel.: 01/4 08 80 22

Geburtshaus Nußdorf
Heiligenstädter Str. 217
1190 Wien
Tel.: 01/37 04 93 70
Fax: 01/3 70 62 22 81
Internet: www.geburtshaus.at

Österreichisches Hebammengremium
Wallensteinstr. 65
1200 Wien
Tel.: 01/3 32 77 07
E-Mail: schachner@hebammen.at

Regenbogen – Verein zur Hilfestellung bei glück-
loser Schwangerschaft
c/o Elisabeth Widensky
Canisiusgasse 17/10
1090 Wien
Tel.: 01/3 19 19 23
Internet: e.widensky@gmx.at

Säuglingspsychosomatik mit integrierter
Schreiambulanz im Wiener Wilhelminenspital
(Zentrum für Fütterungs-, Schlaf- und
Schreiprobleme)
Montleartstraße 37
1160 Wien
Tel.: 01/4 91 50-29 12
Fax: 01/4 91 50-29 09
E-Mail: christinerankl@gla.wil.magwien.gv.at

Österreichische Plattform für Alleinerziehende
Carnerigasse 34
8010 Graz
Tel.: 03 16/67 53 44
E-Mail: oepa@sime.com

Österreichische Lungen Union
(Für Allergiker)
Obere Augartenstraße 26–28
1020 Wien
Tel.: 01/3 30 42 86
E-Mail: spranger@chello.at

IBCLC
Verband der Still- und Laktationsberaterinnen
Österreichs
Lindenstraße 20
2362 Biedermannsdorf
Tel. + Fax: 0 22 36/7 23 36
E-Mail: e.kern@online.edvg.co.at

Schweiz

Eltern-Notruf
0 61/2 61 10 60

Schweizerischer Hebammenverband
Flurstraße 26
3000 Bern 22
Tel.: 0 31/3 32 63 40
Fax: 0 31/3 32 76 19
E-Mail: hebammen@bluewin.ch

Ecole des Parents
Rue de la Servette
1202 Genève
Tel. 022/733 12 00

IBCLC
Schweizerischer Berufsverband der Still- und
Lakatationsberaterinnen
Postfach 686
3000 Bern 25
Tel.: 0 41/6 71 01 73
Fax: 0 41/6 71 01 71
Internet: www.stillen.ch
E-Mail: office@stillen.ch

Regenbogen Schweiz
Eltern, die um ein verstorbenes Kind trauern
Krähenbergstr. 13
2543 Lengau
Tel.: 0 32/6 52 11 81
Fax: 0 32/6 52 22 44
E-Mail: roman.maire@besonet.ch

Register